药食同源

中药材的作用与宜忌

主编◎余　香　陈小龙

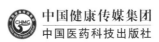

中国健康传媒集团

中国医药科技出版社

内 容 提 要

　　本书分总论和各论，总论部分重点介绍了"药食同源"的发展历史和基本理论；"药食同源"中药材的配伍禁忌和用药剂量与用法；药膳食物材料的功效归类以及因人因时合理使用药膳的理论知识等。各论部分从性味归经、功效、性能特点、用法用量、使用注意、方剂、药膳等方面详细介绍了国家发布的110种"药食同源"中药材的作用与宜忌。本书采用书网融合形式，将每味中药材的"现代研究"和"相关知识"以二维码的形式呈现，方便读者阅读使用。全书集科学性、系统性、实用性于一体，对人们养生保健、防病治病具有重要参考价值。

　　本书可供全国高等中医药院校、医疗机构及相关养生机构作为培训教材使用，也可供中医药院校师生、中医药工作者及中医药爱好者参考使用。

图书在版编目（CIP）数据

药食同源中药材的作用与宜忌/余香，陈小龙主编.— 北京：中国医药科技出版社，2022.4（2024.12重印）.
ISBN 978-7-5214-3123-0

Ⅰ.①药…　Ⅱ.①余…②陈…　Ⅲ.①中药材–食物疗法　Ⅳ.①R282②R247.1

中国版本图书馆CIP数据核字（2022）第051465号

美术编辑　陈君杞
版式设计　友全图文
出版　**中国健康传媒集团**｜中国医药科技出版社
地址　北京市海淀区文慧园北路甲22号
邮编　100082
电话　发行：010-62227427　邮购：010-62236938
网址　www.cmstp.com
规格　889×1194 mm $\frac{1}{16}$
印张　15 $\frac{1}{2}$
字数　515千字
版次　2022年4月第1版
印次　2024年12月第3次印刷
印刷　天津市银博印刷集团有限公司
经销　全国各地新华书店
书号　ISBN 978-7-5214-3123-0
定价　**55.00元**

获取新书信息、投稿、为图书纠错，请扫码联系我们。

编委会

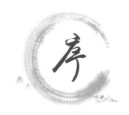

在国家鼓励中医药文化发展，提倡未病先防的大健康背景下，《药食同源中药材的作用与宜忌》一书应运而生，它的正式出版，对于我国普及中医药文化，科普大众养生保健知识，促进"药食同源"行业发展具有重要意义。

早在上古时代，我国便有了"药食同源"的说法。《淮南子·修务训》中载："神农尝百草之滋味，水泉之甘苦，令民知所避就。"《新修本草》《千金要方》《食疗本草》《圣济总录》《饮膳正要》《景岳全书》等著作把"药食同源"理论逐渐发展成熟。人们已经可以在中医药理论的指导下，灵活应用"药食同源"中药材的方剂和药膳，且品种丰富、剂型繁多。现今，我国为规范管理中药材，先后明确发布"药食同源"中药材的名单，确定了"药食同源"中药材的范围，但未对这些药材进行具体介绍。

本书详尽介绍了国家发布的110种"药食同源"中药材的来源、功能主治、使用注意、方剂、现代研究、药膳、相关知识等内容，将每味"药食同源"中药材的作用与宜忌都叙述得非常清楚，还不乏这些药材的历史文化知识和典故，使这本专业书籍变得不枯燥乏味。并在开篇概述了"药食同源"理论及历史发展概况，阐述了不同人群、不同体质、不同节气的药膳应用特点，对人们合理使用"药食同源"中药材有重要的指导价值。同时，为让本书更具实用性，书中第三章专门选取内科、妇科、儿科、外伤科及五官科的常见病证，根据具体中医辨证，将书中收载的方剂和药膳推荐给大家。全书集科学性、系统性、实用性于一体，对人们养生保健、防病治病具有重要的参考价值。

本书是一本适合全国高等中医药院校、医疗机构及相关养生机构培训的好教材，也是为大众科普中医药养生保健知识，弘扬我国传统中医药文化的好书，希望广大师生、中医药工作者、"药食同源"行业从业者积极参阅。相信该书能成为祖国药苑圃中的一朵奇葩，故乐之为序。

龚千锋

2021 年 11 月

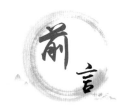

前言

    我国"药食同源"文化有着悠久的历史，是古人在食物和药物发现中总结的智慧，是中医药学宝库的一份珍贵遗产。为传承和发扬中医药文化，规范和促进"药食同源"行业发展，原国家卫生部在2002年《卫生部关于进一步规范保健食品原料管理的通知》（卫法监发〔2002〕51号）公布了"既是食品又是药品物品名单"的87种中药材。2014年，原国家卫生和计划生育委员会将"按照传统既是食品又是药品的物品"更改为"按照传统既是食品又是中药材的物质"，对药食两用物质名单进行了修订（国卫办食品函〔2014〕975号），增补了14种中药材，2018年国家卫生健康委员会发布《关于征求将党参等9种物质作为按照传统既是食品又是中药材物质管理意见的函》增补了9种中药材，目前国家规定的"药食同源"中药材为110种。

    在《黄帝内经》《神农本草经》《本草纲目》和《食疗本草》等古籍中，均有关于这110种"药食同源"中药材的本草论述、方剂运用及药膳食疗的零散文献记载。中华人民共和国成立后，在《中华人民共和国药典》《中药志》《中药大辞典》《中华本草》《方剂大辞典》和《中医养生大全》等现代著作中，也有关于这110种"药食同源"中药材相关内容的收集和研究。但随着人民生活水平和健康水平的提高，中医药养生保健、防病治病逐渐深入人心，由此，我们在前人研究的基础上，遵循中医药理论体系，保持和发扬中医药特色，以临床实践为基础，通过系统总结，全面阐述"药食同源"理论及"药食同源"中药材的作用与宜忌，为人们养生保健、防病治病提供参考。

    全书共二十章，收录了556个方剂和446个药膳，从绪论部分阐述"药食同源"历史及中药材的理论知识，到药膳的应用、常见病证的方剂选择及药膳调理等理论实践知识，再根据"药食同源"中药材的功效分类，从来源、采收加工、性味归经、功效、性能特点、用法用量、使用注意、方剂、药膳等内容对每味中药材进行全面阐述。本书采用书网融合形式，书中每味中药材的"现代研究"和"相关知识"均以二维码的形式呈现，读者可扫描下方二维码阅读学习。本书力求做到集科学性、系统性、实用性和先进性于一体，可作为全国高等中医药院校、医疗机构及相关养生机构的培训教材，亦可供中医药院校师生、中医药工作者、"药食同源"行业从业者及广大中医药爱好者参考使用。

　　本书由江门市新会区中医院组织编写，得到了"江门市新会区科学技术新协会：2020年新会区第二批科普经费资助项目"的资助，及江门市各级领导和同行专家的支持，在此表示衷心感谢！为了编纂好本书，编委会尽心尽力，主编负责完成本书理论部分的撰写，编委们各负责7~15种中药材的撰写，但因学术水平有限，书中纰缪和疏漏之处在所难免，敬请专家和读者提出宝贵意见，以便再版时进一步修正和完善。

扫一扫
查看本书"现代研究"

扫一扫
查看本书"相关知识"

编　者

2022年4月

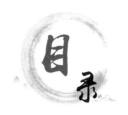

总论

各论

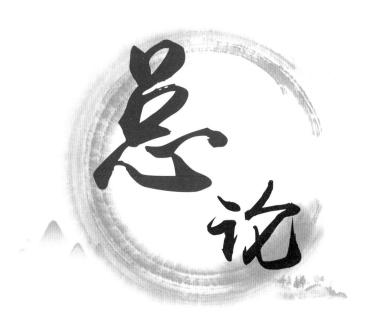

第一章

绪论

第一节 "药食同源"的历史发展概况

我国素有"药食同源"之说，其意义主要是说药物与食物是相通的，某些药物本身是食物，而某些食物也具有一定的治疗功能。在中国，大概在公元前104年至公元1~2世纪，随着最早的一部本草著作《神农本草经》的出现，标志着食物与药物的分化已经有了明确的界定与范围。这是历史的必然，唐朝《黄帝内经太素》中所说的"空腹食之为食物，患者食之为药物"就充分反映出"药食同源"的思想。"药食同源"的形成是经历了一个漫长而逐步演变的过程。

早在上古时代，我们的祖先逐渐分清食物与药物的区别，将有治疗功效的物质均归于药物；而将用于饱腹充饥，对人体有利的物质归纳为食物，因此便有了"药食同源"的说法。《淮南子·修务训》中载："神农尝百草之滋味，水泉之甘苦，令民知所避就"就是最好的依据。

夏商周时期，"药食同源"理论已初见端倪。商朝伊尹烹制的"紫苏鱼片"，可能是我国最早运用中药紫苏来制做的药膳。而西周朝廷设有专职的膳夫和食医，这为"药食同源"理论的发展奠定了基础。长沙马王堆出土的医药书籍众多，相传成书均为战国以前，其中与"药食同源"理论相关的帛书有《却谷食气》《导引图》《养生方》《杂疗方》等。《黄帝内经》是该时期最重要的医学著作，对后世医家有着不可替代的意义。

秦汉时期，战争连绵，但是也不乏一些著作的出刊，它们为"药食同源"理论做了蓄势待发的准备。如《吕氏春秋·本味篇》《南淮子》等，而以东汉末期的《神农本草经》名声最大，书中详尽介绍了365种药物，包括木、米、兽、谷、草、鱼、禽、果等，分成上、中、下三品，为"药食同源"理论提供了坚实的物质基础。

晋隋时期，人们非常重视"食养"之道。虽然葛洪的《肘后备急方》没有明确提及"药食同源"理论，但它和大多数医籍一样都离不开"防微杜渐""未病先防"的养生思想，均为"药食同源"理论的深入人心做了铺垫。雷敩的《雷公炮炙论》、虞悰的《食珍录》、陶弘景的《本草经集注》等均涉及到养生的理论。隋朝太医巢元方所著《诸病源候论》中详细阐述了"养生方导引法"和"养生方"，继承和发扬了《黄帝内经》的"药食同源"思想，把食疗、食治的措施落实到日常生活中。

唐宋时期，医药保健刊物如雨后春笋一般，唐早期苏敬等编撰的《新修本草》，陈藏器所著的《本草拾遗》，孙思邈的《千金要方》《千金翼方》均为重量级巨著，特别是《千金要方》在食疗、食养、药膳等方面做出了巨大贡献。孟诜的《食疗本草》是全世界最早的一部药膳学方面的专著，它集古代"药食同源"理论之大成，与当今营养学相联系，为"药食同源"的发展做出了巨大的贡献，因此孟诜也被誉为食疗学的鼻祖。陈仕良的《食性本草》、郑樵所著《食鉴》、陈直所著的首部老年养生书《养老奉亲书》、娄居中所著的《食治通说》、蒲虔贯的《保生要录》都对药膳食疗起到承传与引领。而宋徽宗下旨编写的《圣济总录》，在突出药膳的制做方法和类型方面有所创新。王焘的《外台秘要》、王怀隐的《太平圣惠方》《诸病源候论》、孟钺的《东京梦华录》也都通过自己的方式在诠释着"药食同源"。该时期已经出现了一定量的药膳方，但制作还较为简单，依旧以食养、食疗为主。但不能否认本时期的著作对"药食同源"理论的发展有着不可替代的意义。

元明清时期，元朝大量蒙医思想进入，加速了中医学的创新，药膳文化也在其中大放光彩，如元朝饮膳太医忽思慧所著《饮膳正要》，可谓是药膳学的百科全书。明朝医药家们留下了大批的著作，如卢和的《食物本草》，宁原的《食鉴本草》及《养生食忌·养生导引法》均有多个版本行于当代；李时珍著的《本草纲目》可以说是这个时期最为璀璨的明珠，其包涵诸多养生保健内容，被认为是集前朝养、疗本草之大成，是前人的"药食同源"理论和实践的总结，并在该基础上衍生出自己独特的理论体系，有力地证实了中医"药食同源"理论。清朝中医药与养生的文献史料极多，有尤乘的《食治秘方》、沈李龙的《食物本草会纂》、龙柏的《脉药联珠药性食物考》、文晟《食物常用药物》及《本草饮食谱》等。其中龙柏的《脉药联珠药性食物考》对于临床施膳有重要指导意义。本时期成熟的药膳方已经大量出现，"药食同源"理论已经成熟，人们可以灵活地配伍出经典的药膳方，且品种丰富、剂型繁多。为后世挖掘食疗、药膳方提供广阔的空间。

民国时期至今，随着西方科学知识的引入，拓展了"药食同源"理论知识，大多的著作融入了现代医学知识，如张若霞《食物疗病新书》、程国树的《伤寒食养疗法》等等，均对中医食养、食疗及药膳的传承起到重要作用。中华人民共和国成立后，对中医药的发展十分重视，有诸多药膳、食疗类的著作，如1973年叶橘泉所著的《食物中药与便方》、1976年叶锦先所著的《实用食物疗法》、1982年翁维健教授所著的《食补与食疗》、1985年彭铭泉教授所著的《中国药膳学》、1987年孟仲法教授所著的《中国食疗学》，谭兴贵教授、谢梦洲教授主编的《中医药膳学》等都为"药食同源"理论与药膳学科开创了新的局面。当今，社会健康已成为人民幸福、社会稳定和经济进步的重要主题。我国政府非常重视药食同源产业的发展与进步，为药食同源产业的发展提供了机遇和助推力。

第二节　"药食同源"的基本理论

药食的分用是人类在不断实践和进化的结果。因此，在这一过程中必然是遵循同一法则和理念，凝集出同一种理论。在中国，运用药食的理论与古代朴素的哲学(易学)思想息息相关。中药的药性理论是这一理论的核心，主要包括四气、五味、归经、升降浮沉、毒性等。

四气包括寒热温凉四种药性，反映了药物在影响人体阴阳盛衰、寒热变化方面的作用倾向，是说明药物作用性质的重要概念之一。五味包括辛、甘、酸、苦、咸五种，一是标示药物作用的基本特征，二是提示药物的真实滋味。而五味的实际意义不一定是用以表示药物客观具有的真实滋味或气味，更主要的是用以反映药物功效在补、泄、散、敛等方面的作用特征。综合前人的论述和用药经验，五味的作用详见表1-1。

表1-1　五味的作用

五味	特点	作用
辛	能散、能行	有发散、行气、行血等作用
甘（淡）	能补、能和、能缓	有补益、和中、调和药性、缓急止痛的作用
酸（涩）	能收、能涩	有收敛固涩作用
苦	能泄、能燥	有清泄、燥湿作用
咸	能软、能下	有软坚散结和泻下作用

药性升降浮沉体现的是药物的作用趋势，升是上升，降是下降，浮表示发散，沉表示收敛固藏和泄利二便，因而，沉实际上包含着向内和向下两种作用趋向，升降浮沉之中，升浮属阳，沉降属阴。归经是药物作用的定位概念，即表示药物作用部位。归经是以经络理论为基础，以所治病证为依据而确定的。由于经络能沟通人体内外表里，所以体表病变可通过经络影响在内的脏腑，脏腑病变亦可反映到体表。通过疾病过程中出现的证候表现以确定病位，这是辨证的重要内容。毒性是指药物对机体的损害性，毒性反应与副作用不

同，它对人体的危害性较大，甚至可危及生命。为了确保用药安全，必须认识中药的毒性，了解毒性反应产生的原因，掌握中药中毒的解救方法和预防措施。2020年版《中国药典》中标注有毒性的中药饮片共计83种，其中大毒为10种，小毒为31种，有毒为42种，详见表1-2。

表1-2　有毒中药饮片的归类

毒性	品种数	中药饮片
大毒	10种	巴豆、巴豆霜、闹羊花、红粉、马钱子、马钱子粉、草乌、川乌、天仙子、斑蝥
小毒	31种	重楼、艾叶、水蛭、蒺藜、苦木、苦杏仁、蛇床子、北豆根、吴茱萸、川楝子、大皂角、飞扬草、猪牙皂、急性子、翼首草、小叶莲、草乌叶、榼藤子、红大戟、两面针、金铁锁、丁公藤、九里香、鸦胆子、地枫皮、鹤虱、南鹤虱、土鳖虫（䗪虫）、紫萁贯众、绵马贯众、绵马贯众炭
有毒	42种	附子、半夏、白果、仙茅、全蝎、蜈蚣、苍耳子、香加皮、制草乌、制川乌、白附子、土荆皮、木鳖子、蕲蛇、芫花、商陆、蟾酥、甘遂、狼毒、常山、朱砂、雄黄、轻粉、硫黄、干漆、蓖麻子、京大戟、千金子、山豆根、苦楝皮、两头尖、洋金花、华山参、牵牛子、三颗针、天南星、白屈菜、罂粟壳、制天南星、千金子霜、臭灵丹草、白花蛇舌草

中药的功效是对中药治疗作用高度概括的表述形式，中药功效的确定和功效系统的形成，与中医辨证论治体系的形成和发展过程有着密不可分的关系，是这一理论的重要组成部分。中药的主治是指其所主治的病证，又称为"应用"或"适应证"。功效与主治的关系，从认识方法而言，主治是确定功效的依据；从临床运用的角度来看，功效提示中药的适应范围。中药功效是联系中药主治(应用)和性味归经的枢纽，临床选用药物应尽量利用该味药物多种功效的综合作用，以取得更好的治疗效果。

中药与食物的共同点是来源相同，而且是与生俱来的，均可用来防治疾病。不同点是中药的治疗药劲大、疗效强，用药正确时效果满意，用药不当时会出现毒副作用；而食物的治疗效果不及中药那样突出和迅速，即使配食不当，也不至于立刻产生明显不良反应。但反过来说，药物虽然作用强但一般不会经常吃，食物虽然作用弱但每天都要吃，所以如果不按照自身情况长期乱吃或偏食，也会因食物的作用之偏或多或少对身体健康产生不利的影响，日积月累，从量变到质变，这种影响就变得很明显，甚至得病。因此，我们要根据自身体质情况，随时调整饮食的结构和数量，做到有的放矢，对证下"药"，才能达到最大食疗和药疗效果。

第三节　"药食同源"中药材的用药禁忌

用药禁忌，包括配伍禁忌、妊娠用药禁忌、服药食忌等内容。根据对患者造成不良影响的程度，又常分为忌用和慎用。

一、配伍禁忌

配伍是指有目的地按病情需要和药性特点，有选择地将两味以上药物配合使用。目前医药界共同认可的配伍禁忌，有"十八反"和"十九畏"。

十八反：甘草反甘遂、大戟、海藻、芫花；乌头反贝母、瓜蒌、半夏、白蔹、白及；藜芦反人参、沙参、丹参、玄参、苦参、细辛、芍药。

十九畏：硫黄畏朴硝，水银畏砒霜，狼毒畏密陀僧，巴豆畏牵牛，丁香畏郁金，川乌、草乌畏犀角，牙硝畏三棱，官桂畏石脂，人参畏五灵脂。

二、妊娠用药禁忌

妊娠禁忌药是指妇女妊娠期除中断妊娠、引产外，禁忌使用或须慎重使用的药物。2020年版《中国药典》中涉及到妊娠禁忌的中药饮片共计79种。

1.孕妇忌用的中药1种　天山雪莲。

2.**孕妇禁用的中药28种** 川乌、草乌、制草乌、土鳖虫（䗪虫）、千金子霜、水蛭、全蝎、两头尖、阿魏、莪术、商陆、蜈蚣、麝香、千金子、马钱子、马钱子粉、牵牛子、甘遂、芫花、京大戟、三棱、巴豆、巴豆霜、罂粟壳、斑蝥、轻粉、朱砂、红粉。

3.**孕妇慎用的中药50种** 红花、三七、苏木、桃仁、虎杖、蒲黄、益母草、牡丹皮、西红花、片姜黄、王不留行、桂枝、草乌叶、附子、白附子、制川乌、制天南星、川牛膝、芦荟、芒硝、番泻叶、郁李仁、卷柏、硫黄、漏芦、禹州漏芦、牛膝、通草、瞿麦、薏苡仁、天花粉、天南星、玄明粉、禹余粮、赭石、枳壳、枳实、黄蜀葵花、飞扬草、急性子、金铁锁、小驳骨、木鳖子、皂矾（绿矾）、蟾酥、牛黄、体外培育牛黄、冰片（合成龙脑）、天然冰片（右旋龙脑）、艾片（左旋龙脑）。

属禁用的多系剧毒药，或药性作用峻猛之品，以及堕胎作用较强的药。慎用药则主要是活血祛瘀药、行气药、攻下药、温里药中的部分药。总的来说，对于妊娠禁忌的，如无特殊必要，应尽量避免使用，以免发生事故。如孕妇患病非用不可，则应注意辨证准确，掌握好剂量与疗程，并通过恰当的炮制和配伍，尽量减轻药物对妊娠的危害，做到用药安全而有效。

三、服药食忌

服药食忌是指服药期间对某些食物的禁忌，简称食忌，也就是通常所说的忌口。一般而言应忌食生冷、辛热、油腻、腥膻、有刺激性的食物。此外，根据病情的不同，饮食禁忌也有区别。如热性病应忌食辛辣、油腻、煎炸类食物；寒性病应忌食生冷；胸痹患者应忌食肥肉、脂肪、动物内脏及烟、酒；肝阳上亢，头晕目眩、烦躁易怒等应忌食胡椒、辣椒、大蒜、酒等辛热助阳之品；脾胃虚弱者应忌食油炸黏腻、寒冷固硬、不易消化的食物；疮疡、皮肤病患者，应忌食鱼、虾、蟹等腥膻发物及辛辣刺激性食品。

在烹调药膳时，应当注意中药与食物、食物与食物的配伍禁忌，这些禁忌部分为古人的经验总结，其中有些禁忌虽还有待科学证明，但在没有得出可靠的结论以前还应参用传统说法，以慎重为宜，部分为现代营养学研究结果，应加以避免，详见表1-3。

表1-3 中药与食物之间常见禁忌

食物	禁忌	食物	禁忌
猪肉	反乌梅、桔梗、黄连、杏仁；合苍术食，令人动风；合荞麦食，令人落毛发，患风病；合鸽肉、鲫鱼、黄豆食，令人滞气	猪肝	忌山楂，同荞麦、豆酱食，令人发痼疾；合鲤鱼肠子食，令人伤神；合鱼肉食，令人生痈疽
猪血	忌地黄、何首乌；合黄豆食，令人气滞；合海带，令人便秘	猪心	忌吴茱萸
狗肉	反商陆；忌杏仁和茶	羊肉	反半夏、菖蒲；忌铜、丹砂和醋
鲫鱼	反厚朴；忌麦门冬、芥菜、猪肝	鲤鱼	忌朱砂、狗肉
鳝鱼	忌狗肉、狗血	龟肉	忌薄荷、酒、果、苋菜
鳖肉	忌薄荷、猪肉、兔肉、鸭肉、苋菜、鸡蛋	雀肉	忌白术、李子、猪肝
鸭蛋	忌李子、桑椹子	鸡肉	忌菊花、李子
海蟹	忌大枣	木耳	忌麦冬、萝卜、田螺和茶
白萝卜	忌蛇肉，不宜与人参、黄芪及党参等滋补类中药同食	胡萝卜	忌蛇肉、山楂，不宜与富含维生素C的蔬菜（如白萝卜、菠菜、番茄、辣椒等），水果（如柑橘、柠檬等）同食破坏维生素C，降低营养价值
绿豆	反榧子壳	豆腐	忌蜂蜜、竹笋、菠菜和茭白
柿子	忌螃蟹、土豆、红薯和醋	栗子	忌杏仁
牛奶	忌丹参、桔子、柠檬、山楂、菜花、韭菜和醋	蜂蜜	忌地黄、何首乌，不宜与葱、蒜、洋葱、韭菜、茴芦、豆腐同食，易引起腹泻

服用中药时应忌茶、酒。因为茶叶会影响人体对蛋白质的吸收，很多补益类中药如党参、黄芪、山药等都含有植物蛋白，两者反应会降低药效，而茶叶中含有鞣质等化学成分与部分中药的生物碱、重金属盐等成分也易发生化学反应，产生不溶性沉淀物，影响药物疗效，同时茶叶中含有的咖啡因具有兴奋作用，会与镇静、催眠、镇咳类药物药性相冲突，所以服用中药期间忌茶。而酒易伤肝败胃，能破坏和降低许多中药的功效，除祛风通络、活血化瘀的中药在肝胃无疾病的情况下可少量服用以增效外，服用中药当忌酒。建议服用中药期间最好是以喝白开水为主，其他饮料如咖啡、可乐、汽水都不宜饮用。

此外，运用中药时还应注重辨证，而辨证用药的根本宗旨是避免不良反应，确保临床疗效。故凡用药与证治相违，即属证药忌，如寒证忌用寒药，热证忌用热药，邪盛而正不虚者忌用补虚药，正虚而无邪忌用攻邪药等，皆属中药使用原则。

第二章
药膳的应用

第一节 药膳食物材料的功效归类

药膳中所用的食物原料非常丰富，人们通常习惯将其分为五大类：一是谷类及薯类，包括米、面、杂粮等；二是动物类，包括肉、禽、鱼、蛋、奶及奶制品等；三是豆类及其制品，包括大豆及其他干豆类；四是蔬菜水果类，包括鲜豆、根茎、叶菜、茄果等；五是纯能量类，包括动植物油、淀粉、食用糖、酒类等。这些食物原料不仅具有充饥果腹、营养保健等作用，还具有治疗疾病的作用，现将历代本草文献中所记载的具有治疗作用的食物归纳如下，详见表2-1。

表2-1 历代本草文献记载的食物功效归类

功效类型	食物材料
祛风散寒	生姜、葱、芫荽、肉桂、荠菜
祛风清热	淡豆豉、菊花、茶叶、薄荷
清热泻火	苦菜、苦瓜、蕨菜、茭白、百合、西瓜、松花蛋
清热生津	甘蔗、柠檬、柑、番茄、苹果、甜瓜、甜橙、荸荠
清热燥湿	荞麦、香椿
清热凉血	藕、黑木耳、茄子、葵花子、食盐、芹菜、丝瓜、蕹菜
清热解毒	赤小豆、绿豆、豌豆、苦瓜、马齿苋、蓟菜、南瓜、酱
清热化痰	冬瓜子、白萝卜、紫菜、荸荠、海带、海藻、海蜇、鹿角菜
清热利咽	橄榄、罗汉果、鸡蛋白、荸荠
清热解署	西瓜、绿茶、赤小豆、椰汁
温化寒痰	橘皮、生姜、杏子、洋葱、芥子、佛手、香橼、桂花
止咳平喘	梨、枇杷、百合、落花生、杏仁、白果、乌梅、小白菜
健脾和胃	山药、大枣、南瓜、包心菜、芋头、猪肚、牛奶、芒果、柚、木瓜、栗子、粳米、扁豆、玉米、无花果、胡萝卜、白鸭肉、芫荽、醋
健脾化湿	薏苡仁、香椿、蚕豆、大头菜
驱虫	大蒜、椰子、南瓜子、石榴、醋、椰子肉、榛子、乌梅
消食导滞	山楂、麦芽、鸡内金、神曲、萝卜、茶叶、薄荷叶
温里	花椒、辣椒、胡椒、八角、茴香、小茴香、干姜、香葱、韭菜、桂花、刀豆、羊肉、鸡肉
祛风湿	木耳、五加皮、薏苡仁、樱桃、鹌鹑、黄鳝、鸡血
利尿	玉米、赤小豆、西瓜、冬瓜、黑豆、葫芦、白菜、鲤鱼
通便	香蕉、菠菜、蜂蜜、竹笋、番茄
安神	百合、莲子、龙眼肉、小麦、秫米、酸枣仁、荞麦、菠菜、刀豆、白萝卜、韭菜、茴香菜、大蒜、火腿
活血	山楂、桃仁、茄子、黑木耳、乌梅、香蕉、刺菜、枇杷、莴苣、猪肠

续表

功效类型	食物材料
收涩	乌梅、芡实、石榴、莲子、高粱、黄鱼、鲶鱼
平肝	绿茶、芹菜、番茄
补气	小米、粳米、糯米、黄米、山药、大麦、荞麦、籼米、马铃薯、大枣、胡萝卜、香菇、豆腐、牛肉、兔肉、狗肉、鸡肉、鹅肉、鹌鹑、青鱼、鲢鱼
补血	桑椹、黑木耳、菠菜、荔枝、松子、胡萝卜、猪肉、羊肉、猪血、牛肝、甲鱼、海参
助阳	枸杞子、核桃、豇豆、韭菜、丁香、刀豆、羊肉、羊乳、狗肉、鹿肉、鸽蛋、雀肉、鳝鱼、海虾、枸杞菜
滋阴	黑木耳、银耳、大白菜、梨、葡萄、桑椹、牛奶、鸡蛋黄、甲鱼、乌贼鱼、猪皮

第二节 常见偏颇体质的药膳调理

中医体质是指人体生命过程中，在先天禀赋和后天获得的基础上所形成的形态结构、生理功能和心理状态方面综合的、相对稳定的固有体质。偏颇体质属于亚健康的范畴，揭示了亚健康状态与疾病发展的内在本质特征，能够揭示亚健康状态与疾病发展的内在本质特征。我们在运用药膳时应根据人们的偏颇体质和不同病证特点进行调理。

一、常见偏颇体质的药膳调理

中医学强调个体体质存在差异，如《灵枢.论痛》说："筋骨之强弱，肌肉之坚脆，皮肤之厚薄，腠理之疏密，各不同。"中医体质的分类有多种，根据阴阳学说可分为阴脏人、阳脏人和平脏人三种体质类型；根据五行学说可分为木形人、火形人、土形人、金形人、水形人五种体质类型。2009年中华中医药学会发布的《中医体质分类与判定》将人体体质划分为9种类型，分别为平和质（A型）、气虚质（B型）、阳虚质（C型）、阴虚质（D型）、痰湿质（E质）、湿热质（F型）、血瘀质（G型）、气郁质（H质）、特禀质（I型）。除平和质为理想的正常体质外，其余的八种体质都属于偏颇体质。以辨体施膳为药膳调理偏颇体质的原则，因人制宜，通过不同药效的药膳对偏颇体质进行调理，以达到阴平阳秘的平衡状态。详见表2-2。

表2-2 常见偏颇体质的药膳调理

体质类型	体质特征	药膳方案
气虚质	①体型偏虚胖或胖瘦均有，肌肉松软。平素气短懒言，语言低怯，精神不振，肢体容易疲乏，易出汗，舌淡红，舌体胖大，边有齿痕，脉象虚缓。面色萎黄或淡白，目光少神，口淡，唇色少华，毛发不泽，头晕，健忘，大便正常，或虽有便秘但不结硬，或大便不成形，便后仍觉未尽，小便正常或偏多 ②偏于肺气虚者易喷嚏，流清涕，舌质淡，脉细弱，常自汗，易患感冒，哮喘、眩晕或兼有体质过敏。偏于脾气虚者多见胃口欠佳，疲倦乏力等症。偏于心气虚者多见失眠等症	①饮食宜忌：宜选择性平偏温、健脾益气的药材和食材，如山药、莲子、白果、大枣、土豆、红薯等，粥较易被人体吸收，对气虚质者最适合。由于气虚者多有脾胃虚弱，因此饮食不宜过于滋腻，应选择营养丰富而易于消化的食品。尽量少吃或不吃空心菜、槟榔、生萝卜等耗气的食物。不宜多食生冷苦寒、辛辣燥热的食物。补应根据寒热虚实和脾胃功能而补，否则可导致脾胃呆滞，出现腹胀、食欲下降 ②推荐药膳：洋参粥、人参燕窝汤、山药薏仁茶、归参山药炖腰花、黄芪蒸鸡等
阳虚质	形体白胖或面色淡白无华、平素怕寒喜暖、四肢倦怠；小便清长或夜尿频多、大便时稀或常溏泻；或口唇清淡、口不易渴或喜热饮；或易自汗出、精神不振，睡眠偏多；或阳痿滑精、宫寒不孕，脉沉迟而弱、舌淡胖。或见腰脊冷痛、夏立清谷；或咳清稀的泡沫样痰，常吐清水	①饮食宜忌：宜多食用甘温补脾阳、肾阳为主的食物，常用的有羊肉、小茴香、大枣、核桃、生姜、花椒、腰果等。吃生姜对缓解阳虚作用明显。宜少吃生冷、苦寒、黏腻食物，如螃蟹、海带、苦瓜、绿豆等，既使在盛夏也不要过食寒冷之品，减少食盐的摄入，以避免肥胖、肿胀、小便不利、高血压，少用抗菌药物和清热解毒类中药，以保护阳气 ②推荐药膳：杜仲腰花、壮阳狗肉汤、枸杞羊肾粥等

体质类型	体质特征	药膳方案
阴虚质	形体消瘦，皮肤弹性差，毛发枯焦，口干舌燥，口渴咽干，眩晕耳鸣，大便秘结，小便短赤，或五心烦热，盗汗，腰膝酸软，性格急躁，情绪亢奋，男子遗精，女子经少，甚则出现鼻衄、倒经等症。舌质红，苔少，脉细。或见胁痛眼涩，视物模糊；或见心悸健忘，失眠多梦；或见干咳少痰，咽痛音哑；或见饥不欲食	①饮食宜忌：宜多食滋阴潜阳食物。常见的有绿豆、鸭肉、乌贼、龟、鳖、螃蟹、牡蛎、海参、银耳等。蜂蜜可滋阴养颜，平时可以多喝蜂蜜水。山药、荸荠、莲子、百合平时可以多吃。应忌吃煎炸炒爆食品和脂肪含量过高食物，及温燥、辛辣、香浓的食物如花椒、茴香、辣椒、姜、韭菜、羊肉等易伤阴。酸甘可化阴，甘寒可清热，因此多数水果都适合阴虚体质，但荔枝、龙眼肉、樱桃、杏、大枣、核桃、栗子等不宜 ②推荐药膳：石斛玉竹粥、石斛玉竹甘蔗饮、灵芝煲乌龟、桑椹苁蓉汤等
痰湿质	体形肥胖、腹部肥满松软。面部皮肤油脂较多，多汗且黏，胸闷，痰多。或面色淡黄而暗，眼胞微浮，容易困倦，或舌体胖大，舌苔白腻，口黏腻或甜，身重不爽，脉滑，或喜食肥甘甜黏，大便正常或不实，小便不多或微混	①饮食宜忌：戒除肥甘厚味，戒酒，忌暴饮暴食、进食速度过快和饱食。宜食温补脾胃，化痰祛湿，健脾利湿，化瘀祛痰的食物，常见的有薏苡仁、玉米、芡实、柠檬、佛手等；不宜进食肥甘油腻、酸涩食品、寒凉水果。忌食海鲜、甜饮料、砂糖、饴糖等，应限制食盐的摄入 ②推荐药膳：山药冬瓜汤、荷叶冬瓜汤
湿热质	形体中等或偏瘦。面垢油光，易生痤疮，口苦口干，身重困倦，大便黏滞不畅或燥结，小便短黄，男性易阴囊潮湿，女性易带下增多，舌质偏红，苔黄腻，脉滑数	①饮食宜忌：宜食用清利化湿的食物，如赤小豆、绿豆、海带、花茶、意苡仁、莲子、茯苓等。体质内热较盛者，禁忌辛辣燥烈、大热大补的食物，如辣椒、生姜、鹿肉、狗肉、荔枝、芒果、酒等。少吃肥甘厚腻的食物以及温热食品和饮品。最忌讳食用经过油炸、煎炒、烧烤等高温加工烹制而成的食物 ②推荐药膳：桔梗鱼腥草汤、栀仁莲子粥、白果蒸鸡蛋、砂仁荷叶饼
血瘀质	以瘦人居多，往往性格内郁，易心情不快甚至烦躁健忘，平素面色晦暗，皮肤干燥，偏暗或色素沉着，易出现瘀斑。女性多见痛经、闭经，或经血中多凝血块，或紫黑有块、崩漏，或有出血倾向，舌质紫暗，有瘀点或片状瘀斑，舌下静脉可有曲张	①饮食宜忌：应选择具有活血化瘀功效的食物，如生山楂、番木瓜、芒果、红糖、黄酒等。酒虽有活血作用，但易伤肝，因此不宜饮用烈性酒，少量饮用葡萄酒、糯米甜酒比较适合女性。不宜食用收涩、寒凉、冰冻之物，如乌梅、柿子、石榴、苦瓜等。不可多吃高脂肪、高胆固醇、油腻食物，如蛋黄、虾、猪头肉、猪脑、奶酪等 ②推荐药膳：桃花白芷酒、山楂内金散、桃红水酒、桃仁山楂粥
气郁型	形体无特殊，面色晦暗或黄，对精神刺激适应能力差，平时容易忧郁寡欢，喜叹息，易于激动，多烦闷不乐。或有胸胁胀满，或胸腹部走窜疼痛。食量偏少，食后常感胀满不适，多呃逆，睡眠较差，大便多干且无规律，妇女常有月经不调和痛经，经前乳胀，舌质偏暗，苔薄白，脉弦	①饮食宜忌：多食用具有理气解郁、调理脾胃功能的食物，如刀豆、萝卜、丁香、生姜、丝瓜等。应少吃收敛酸涩的食物，如石榴、乌梅、杨桃、酸枣、柠檬等，以免阻滞气机，因气滞而血凝。亦不可多食冰冷食物，如雪糕、冰淇淋、冰冻饮料等 ②推荐药膳：陈皮木香肉、鲜橘皮肉汤、草果豆蔻煲乌骨鸡
特禀质	常有先天性缺陷、或有和遗传相关疾病的表现。如先天性、遗传性的生理缺陷，先天性、遗传性疾病，过敏性疾病，原发性免疫缺陷等。若为过敏体质者，常表现为对季节气候适应能力差，皮肤易出现划痕，易形成风团、隐疹等，易患花粉症、哮喘等，并易引发宿疾及药物过敏	①饮食宜忌：应多进食含维生素丰富的新鲜蔬菜、水果。适当补充高蛋白膳食如瘦肉、动物肝脏、蛋及豆制品等优质蛋白质。避免食用容易致敏和刺激的食物，包括冰冷、油腻、辛辣刺激的食品和虾、蟹等咸寒食品。过敏原若是食物，应尽量设法确定是哪种食物并严格禁食该种食物 ②推荐药膳：归芪蒸鸡、固表粥、苁蓉羊肉粥

第三节 顺应不同时节 合理使用药膳

　　春温、夏热、秋凉、冬寒，一年四季气候不同，养生之道各不相同。我们要根据各个季节、各个节气的特点，或升发，或清热，或润燥，或藏阳。《黄帝内经》中"人与天气相参也，与每日月相应也"，只有顺时养生，才能使五脏和谐，只有顺应时节用药膳，才能达到养生保健、防病治病的目的。

　　睿智的中国人将一年四季分为二十四节气，而二十四节气是在华夏祖先根据太阳在黄道（即地球围绕太阳公转的轨道）上的位置及地面气候演变的次序，将全年分为二十四个阶段，每个阶段相隔15天左右。每个节气的气候特点不一样，药膳调理也有差别，遵循节气养生调药膳，能扬长避短，事半功倍获得健康，详见表2-3。

表2-3 顺应二十四节气的药膳原则

季节	节气	天文位置	时间（公历）	药膳原则
春季	立春	太阳位于黄经315°	2月3~5日（日）	①宜"省酸增甘"，多吃"升发"食物 ②巩固肾阳，宣发阳气。防风邪，平肝火
	雨水	太阳位于黄经330°	2月18~20日（日）	①以平性食物为主，"省酸增甘"以养脾气，多吃蔬果少吃油腻 ②注意饮食，预防上火
	惊蛰	太阳位于黄经345°	3月5~7日（日）	①平肝火，养脾胃，适当进补，提高免疫力 ②清淡饮食，少吃油腻生冷食物
	春分	太阳位于黄经0°	3月20~22日（日）	①根据体质适当进补，养阳是关健 ②多吃时令蔬果，清淡饮食，让肠胃休息，少喝酒，多喝茶
	清明	太阳位于黄经15°	4月4~6日（日）	①滋肾阴，平衡阴阳 ②清淡饮食，不吃发物，避免接触过敏原
	谷雨	太阳位于黄经30°	4月19~21日（日）	①保肝护阳，平肝火，防生内热，扶正固本，增强体质 ②多吃蔬果，少吃燥热物
夏季	立夏	太阳位于黄经45°	5月5~7日（日）	①养阴润燥，排毒，养护肠胃，多吃瓜果 ②少吃油腻、易上火的食物
	小满	太阳位于黄经60°	5月20~22日（日）	①清热祛火，健脾除湿，多吃蔬果 ②少吃辛辣食品及海鲜
	芒种	太阳位于黄经75°	6月5~7日（日）	①清补健脾，多吃新鲜蔬果 ②少吃辛辣，注意卫生，预防腹泻
	夏至	太阳位于黄经90°	6月21~22日（日）	①清淡可口，养护脾胃，多喝汤水 ②避免吃容易上火的食物
	小暑	太阳位于黄经105°	7月6~8日（日）	①健脾和胃防暑湿，多吃瓜果，多喝粥 ②饮食清淡、易消化
	大暑	太阳位于黄经120°	7月22~24日（日）	①清热消暑，养护肠胃，多吃蔬果 ②不吃辛辣食物
秋季	立秋	太阳位于黄经135°	8月7~9日（日）	①清热滋阴，润肠通便，适当进补 ②注意平衡饮食
	处暑	太阳位于黄经150°	8月22~24日（日）	①清热润燥，清凉润肺，适当清补 ②少吃辛辣刺激性食物
	白露	太阳位于黄经165°	9月7~9日（日）	①养阴生津，收敛肺气，保养肾气 ②保护肠胃，切莫贪凉
	秋分	太阳位于黄经180°	9月22~24日（日）	①养阴润燥，适当温补，多吃蔬果 ②预防燥邪，保持阴阳平衡
	寒露	太阳位于黄经195°	10月8~9日（日）	①润燥补脾胃，适当温补以御寒凉 ②注意保暖脾肺
	霜降	太阳位于黄经210°	10月23~24日（日）	①养阴生津，益肺润肺，防秋燥，多吃新鲜蔬果 ②疏肝理气，防秋郁，温补以防秋冻
冬季	立冬	太阳位于黄经225°	11月7~8日（日）	①平和进补以"封藏" ②少咸增苦，预防流感
	小雪	太阳位于黄经240°	11月22~23日（日）	①适当食用温性或热性食物，喝热汤清火气 ②清润饮食防燥邪

季节	节气	天文位置	时间（公历）	药膳原则
冬季	大雪	太阳位于黄经255°	12月6~8日（日）	①温补加清润，补而不燥，多吃富含维生素C的食物，苦味食物不能少 ②活血通脉，促进血液循环，改善怕冷状况
	冬至	太阳位于黄经270°	12月21~23日（日）	①阳气萌芽，补阳很关键，补阴食物不能少 ②滋阴润燥防感冒
	小寒	太阳位于黄经285°	1月5~7日（日）	①养肾为先，多吃暖胃食物和温热食物 ②时刻注意肠胃健康
	大寒	太阳位于黄经300°	1月20~21日（日）	①补肾，固护脾胃，进补的同时要清肝火 ②润燥，防风寒，防过敏

　　需要注意的是，由于我国古代的主要政治、经济活动中心多集中在黄河流域，二十四节气也就是以这一带的气候、物候为依据建立起来的。而我国幅员辽阔、地形多变，故二十四节气对于很多地区来讲只是一种参考，并不是唯一的依据，还应结合当地民俗、气候合理调膳养生。

第三章
常见病证的方剂选择及药膳调理

第一节 内科病证的方剂选择及药膳调理

中医强调辨证论治，不同的病证药膳调理的方法也不相同，而中医内科常见的病证有感冒、咳嗽、哮喘、胃痛、腹痛、便秘、胆石症、阳痿、健忘、眩晕、中风、消渴、高脂血症、单纯性肥胖症、肺癌、胃癌、肝癌等。本文将这些病证的中医辨证和药膳原则归类汇总，并根据具体辨证，将本书收载的方剂和药膳推荐给大家参考。具体详见表3-1。

表3-1 内科病证的方剂选择及药膳调理

病证	中医辨证	方剂	药膳	药膳原则
感冒	风寒表证	麻黄汤、桂枝汤	青椒豆豉、淡豉葱白煲豆腐、紫苏陈皮葱饮	①宜多饮水或菜汤、果汁、豆浆等饮料 ②饮食宜清淡，忌油腻、黏滞、燥热之物 ③以辛散为治疗原则，忌食酸涩食品 ④感冒初愈应遵照循序渐进的进食原则，由少渐多，由细软食物到普通饮食
	风热表证	银翘散、桑菊饮	银花淡豉粥、桑菊竹叶茶、薄荷粥	
	暑湿感冒	香薷散、新加香薷饮	香薷茶、扁豆清暑汤、藿香粥、白扁豆花粥、加减三花茶	
咳嗽	风寒袭肺证	小青龙汤	苏杏汤	①饮食宜清淡，不可过食肥甘，及炙烧厚味 ②咳嗽痰多者应忌食酸涩之品，多食化痰清肺之品 ③咳嗽气急较重，甚至有喘促者，应忌食海腥
	风热犯肺表证	桑菊饮	桑菊杏仁饮	
	风燥伤肺证	杏苏散、桑杏汤	蜂蜜蒸梨、玉露糕	
	痰湿蕴肺证	二陈汤、导痰汤	橘红茶、蜜饯余甘子	
	痰热郁肺证	清气化痰丸	鱼腥枇杷饮	
	肺气虚弱证	麦门冬汤	党参百合猪肺汤	
	肺肾阴虚证	百合固金汤	百合芦笋汤、罗汉果肉汤	
哮喘	冷哮	苓桂术甘汤、白果定喘汤	紫苏子粥、白果小排汤	①哮证发作期当辨明冷哮与热哮，冷哮宜温肺散寒，豁痰利窍。热哮宜宣肺清热，化痰降气为主 ②哮证缓解期辨明脏器损伤，扶正治本，补益肺、脾、肾三脏 ③宜冬病夏治，在夏季未明显发病时，补益肺、脾、肾
	热哮	杏苏散、泻白散	桑菊杏仁饮	
	缓解期（肺虚、脾虚、肾虚）	麦门冬汤、百合固金汤	百合芦笋汤、党参百合猪肺汤、白果鸭脯、罗汉果肉汤、杏仁燕窝、人参鸽蛋汤	
胃痛	肝气犯胃证	柴胡疏肝散	萝卜陈皮炒肉	①饮食宜清淡，易消化 ②禁食腐味、不鲜及不洁食物，亦不宜食用粗纤维、刺激性强之食品 ③对脾胃虚寒者，宜服用温中散寒食品。忌进生冷及产气食品
	脾胃虚寒证	理中丸	姜糖饮、豆蔻粥、生姜胡椒红糖水、草果煲牛肉	

续表

病证	中医辨证	方剂	药膳	药膳原则
腹痛	寒积腹痛	温脾汤	木香姜糖羹	①以细、软、烂、嫩为宜 ②寒痛、虚痛患者宜服温中散寒食物,禁忌生冷及产气食品 ③禁食腐味变质的食物,也不宜服用粗纤维、刺激性强之食品,忌饮浓茶、酒等饮料
	热结腹痛	润肠丸	栀子仁粥	
	虚寒腹痛	真人养脏汤	良姜粥、姜椒煨鸡块、当归牛肉胶	
	食积腹痛	大山楂丸、白术和中汤	鸡橘粉粥	
便秘	燥热证	郁李仁饮	松子滋阴煎、桑椹芝麻糕	①宜食清淡滑润之品,少食甘腻之品 ②药膳结构要合理,应适当增加润肠食物,以及含粗纤维食物,并可多食产气食品 ③切不可单食泻下之品以通为快,应辨证用药
	气滞证	五仁丸、槟榔丸	陈皮木香肉	
	气虚证	润肠丸	参菠肉饺	
	血虚证	益血润肠丸	桃仁牛血羹	
	阳虚证	济川煎	锁阳桑椹蜜糖水	
胆石症	肝胆气郁证	柴胡疏肝散	小茴枳壳散、鸡内金炒米粉	①少食富含胆固醇的食物,及油腻食物 ②坚持早吃饱、午吃好、晚餐少的三餐原则,绝不可废除早餐,杜绝晚上暴饮暴食 ③养成良好的排便习惯
	肝胆郁热证	菊花菖蒲饮	双花饮	
	肝胆湿热证	龙胆泻肝汤	玉米须白茅根汤	
阳痿	肾气不足证	天雄丸	杜仲腰花	①应因势利导,缓以图功。不可因患者治病心切而给予服食大量壮阳助火药物,造成更大失误 ②平时膳食可选用营养丰富、易于消化的食物 ③服用补气类药膳时,应忌食破气消积的药物或食物
	肾阳虚弱证	右归丸	苁蓉羊肉粥、枸杞菟丝蒸雀蛋、雀儿药粥	
	阴虚火旺证	知柏地黄丸	枸杞苦瓜粥	
健忘	心脾两虚证	归脾汤、归脾合剂、党参养荣丸	龙眼丹参汤、麻桃蜜糕	①健忘与神经系统、脑血管病及中医之心、脾、肾有关,治疗宜辨病与辨证相结合 ②应长期调养,同时避免劳伤心神和精神抑郁,保持精神愉快,生活规律
	肾虚神衰证	天王补心丹	枸杞核桃炖羊肉、桑椹冰糖汤	
眩晕	肝阳上亢证	珍珠母丸、羚羊角汤	决明子茶、菊藤茶、夏枯草煲猪肉	①饮食宜清淡易消化,忌食助湿生痰生热之品 ②应避免食用高胆固醇食物及过多的动物脂肪,而应多服富含维生素C及植物蛋白食物 ③肥胖患者,应节制饮食,采用低热能饮食 ④忌烟酒
	肝肾不足证	六味地黄丸、延寿丹	杜仲腰花、杜仲龟肉汤、补肾壮筋汤	
	气血亏虚证	八珍汤	归芪蒸鸡	
	痰浊中阻证	半夏白术天麻汤	杏陈薏米粥、天麻陈皮炖猪脑	
中风	中风后遗症	防风天麻丸、补阳还五汤、益气活血通脉汤、辰砂天麻丸、不换金丹、羊肾丸、涤痰汤	人参粥、葛粉索饼方、天麻灵脾酒、大枣粥、菊花粥	①宜节制饮食,防止肥胖;忌食肥甘厚味,以免助湿生痰;多吃清淡食物 ②重症昏迷患者,应以鼻饲流质饮食为主。有内热者,可加甘寒清热之品;有湿热痰浊者,可清热化湿之品 ③不宜吸烟饮酒,急性期尚应忌食一切刺激性饮食
消渴	阴虚燥热证	玉液汤、维甜美降糖茶、知柏地黄丸	乌梅清暑饮、黄精煲猪胰、枸杞炖兔肉、茯苓豆沙寿桃	①应节制每日谷麦食量,善饥难忍者,可用豆类、蔬菜充饥 ②忌食肥甘厚味,辛辣炙煿之品,宜选用清淡易消化之物 ③消渴而尿甜者,除忌食白、红、冰糖外,也不宜再食甘甜之物
高脂血症	痰湿内壅证	香砂六君子汤	荷叶减肥茶、三花橘皮茶	①控制食量,避免形体过于肥胖 ②饮食宜清淡,忌食肥甘厚味及辛辣、酒类诸物 ③忌食肥肉和动物内脏 ④可多食消脂通脉之品
	虚阳上亢证	维甜美降糖茶	芹菜黑枣汤	
	气滞血瘀证	山楂化滞丸	山楂决明汤、山楂消脂饮	

续表

病证	中医辨证	方剂	药膳	药膳原则
单纯性肥胖症	痰湿困脾证	香砂六君子汤	荷叶减肥茶	①控制饮食，遵循低热量、低糖、低脂肪的饮食原则。蛋白质摄入量不宜少于每天1000克。减少食盐的摄入 ②戒烟、戒啤酒，少饮白酒与果酒。限制零食，规律用餐 ③饮食以清淡为主，不宜吃甜、咸、辛、酸等刺激食欲之品。 ④增加运动量
	气滞血瘀证	山楂化滞丸	山楂荷叶茶	
	脾胃热盛证	石斛清胃散	石斛玉竹粥	
肺癌	痰热蕴肺证	清气化痰丸、清膈煎	鱼腥草拌莴笋、桔梗鱼腥草汤	①肺癌早期，应及时地补充各种营养素 ②术后饮食宜以补气养血食品为主 ③放疗时宜吃滋阴养血食品，并以新鲜蔬菜和多汁水果为主 ④化疗时应予大补气血 ⑤肺癌晚期，应给予清淡易消化的高营养食品，少食多餐
	毒热伤阴证	生脉散	杏仁燕窝	
	肺肾两虚证	人参蛤蚧散、人参胡桃汤	人参猪肚、灵芝大枣汤	
胃癌	气滞血瘀证	加味和胃止痉汤	荸荠烧黄鱼	①应多食酸甜类食物，忌辛辣、含淀粉多的食物及烟酒，进食切勿过凉、过热、过饱 ②宜食开胃降逆的清淡食物，及易于消化的食物 ③术后应以益气养血为主，忌食坚硬生冷、肥甘滋腻食物。 ④胃癌晚期以扶正为主
	脾胃虚寒证	理中丸	豆蔻粥、生姜胡椒红糖水	
	气血双亏证	八珍汤、两仪膏、内补黄芪汤	黄芪猴头汤、灵芝大枣汤	
肝癌	脾虚肝郁证	逍遥散、滋水清肝饮	刀豆香菇粥	①应增强患者食欲，采用少食多餐的进餐方式 ②肝癌患者胆汁分泌和排泄发生障碍时，应适当减少脂肪入量 ③术后宜健脾理气 ④放疗时以营养丰富而又滋润生津的食品为宜，辅以健脾开胃之品 ⑤化疗时应选用益气健脾、养血解毒之品
	湿热结毒证	龙胆泻肝汤	蒲公英银花粥、栀仁莲子粥、六味红枣粥	
	气血亏损证	八珍汤、两仪膏、内补黄芪汤	黄芪猴头汤、阿胶羊肝、灵芝大枣汤	

第二节 妇科病证的方剂选择及药膳调理

中医妇科常见的病证有月经前期、月经后期、崩漏、闭经、痛经、带下、妊娠恶阻、妊娠贫血、妊娠水肿、胎漏、胎动不安等。本文将这些病证的中医辨证和药膳原则归类汇总，并根据具体辨证，将本书收载的方剂和药膳推荐给大家参考。具体详见表3-2。

表3-2 妇科病证的方剂选择及药膳调理

病证	中医辨证	方剂	药膳	药膳原则
月经先期	血热证	十灰散、清化饮、四生丸、胶艾汤	小蓟速溶饮	①应以清热凉血为主，多食滋阴清热之品 ②不宜服用辛燥之品 ③月经先期患者经净后，应调滋阴养血之品 ④应尽量少食过于肥腻之品，予开胃健脾药膳
	气不摄血证	固冲汤、归脾汤、引血归经汤、八珍汤、当归补血汤	乌梅金樱膏、归芪蒸鸡	
月经后期	寒实证	温经汤	当归肉桂酒、壮阳狗肉汤	①应以温补散寒为主，勿食寒凉之品 ②月经后期而属血虚者，应多食补血益气富有营养之品 ③月经后期属肝郁气滞者，应多服食疏肝解郁之品。禁食或少食辛辣之品及油炸食品
	血虚证	四物汤、当归补血汤、四二五合方	当归生姜羊肉汤、阿胶白皮粥	
	气滞血瘀证	桃红四物汤	山楂红糖饮、桃红水酒	

续表

病证	中医辨证	方剂	药膳	药膳原则
崩漏	血热证	十灰散、清化饮、四生丸、胶艾汤	阿胶白皮粥、小蓟速溶饮	①应以清热、凉血、止血之品为主，尽量不食辛燥之品 ②血瘀引起崩漏者，初期宜饮服红糖及云南白药之类活血而又能止血之品 ③在膳食方面应配以鱼、肉、鸡、鸭等血肉有情之品 ④崩漏愈后，应充其血，补先天，养后天，以固其本
	肾阴虚证	引血归经汤	玉竹薄荷饮	
	肾阳虚证	十全大补汤	蒸龙眼西洋参	
	血瘀证	桃红四物汤	桃仁莲藕汤	
闭经	肝肾不足证	右归丸、十全大补汤	阿胶羊肝、杜仲煲猪肚	①经闭属阴血亏虚者，要以滋阴养血之膳为主，以促其血海充盈，月事以时下 ②经闭属气滞血瘀者，虽然应予活血行瘀，但要注意不能攻伐太过，攻后又当补虚 ③宜选择容易消化吸收的食物，忌食生冷
	气血两虚证	八珍汤，当归补血汤	归芪蒸鸡	
	气滞血瘀证	桃红四物汤、桂枝茯苓丸、桃仁煎	桃仁牛血羹	
痛经	气滞血瘀证	桂枝茯苓丸	山楂红糖饮、桃红水酒、坤草童鸡	①应平时辨证求因治本，经期调血止痛治标 ②宜食清淡、易于消化、寒温适中的食物 ③痛经分虚实，补虚应滋养适宜，不可滋腻太过，泻实不可过于辛热、寒凉
	寒湿凝滞证	温经汤	生姜胡椒红糖水	
	湿热郁结证	宣郁通经汤	清化湿热止痛粥	
	气血虚弱证	八珍汤，当归补血汤	当归生姜羊肉汤	
	肝肾亏损证	当归芍药散、六味地黄丸、十全大补汤	桑椹里脊	
带下	脾虚湿注证	完带汤	苡米莲子粥、白果蒸鸡蛋、白果莲肉粥	①应以健脾补肾为主，尽量避免油炸及辛燥之品 ②白带清稀如水，四肢不温者，应多用壮阳之品，尽量少食生冷、寒凉食物 ③施膳时应适当添加芳香理气调料
	肾阳亏虚证	易黄汤、秘元煎	莲子芡实糯米鸡、莲子枸杞酿猪肠、龙眼红枣木耳羹	
	湿热下注证	龙胆泻肝汤、滴虫汤	鸡冠花冰糖饮	
妊娠恶阻	脾胃虚弱证	四君子汤、丁萸理中汤、吴茱萸汤	丁香肉桂红糖煎、山药炒肉片	①以清淡爽口，容易消化为原则，减少油腻，供给足够的糖类以及丰富维生素 ②顺应患者的饮食爱好，少食多餐。吞酸时少食汤饮 ③忌食刺激性太大的食物
	肝胃不和证	调胃升阳汤、解肝煎	紫苏姜橘饮	
	气阴两虚证	阿胶补血膏	洋参西瓜汁	
妊娠水肿	脾虚湿滞证	白术散、补气运脾汤	赤小豆炊鲤鱼	①应选择健脾益肾之品 ②以低盐食物为宜，水肿严重者应限用食盐，若长期限盐须注意发生低钠血症 ③勿过施用滑利、峻下、逐水耗散之品
	肾阳亏虚证	补肾固冲丸	杜仲羊肾汤	
妊娠贫血	血虚证	四物汤	阿胶葱白煮蜜糖	①应选择健脾和胃，易于消化且有安胎作用之品 ②应多食血肉有情之品，荤素结合 ③多食高蛋白、含铁量较多的食物 ④尽量少食刺激性食物，如辛辣之品、酒类及浓茶
	气虚证	四君子汤	黄芪大枣粥	
	阴虚证	六味地黄丸	红枣煨肘	
	阳虚证	右归丸、肾气丸	山药羊肉汤	
胎漏、胎动不安	脾肾亏虚证	补肾固冲丸、护胎饮	杜仲川断煲鸡蛋	①饮食应富有营养，易于消化 ②脾胃素弱者，应多服一些健脾补气之品 ③忌食薏苡仁、肉桂、干姜、桃仁、螃蟹、姜、韭菜之品
	气血虚弱证	八珍汤	阿胶龙骨粥	

第三节 儿科病证的方剂选择及药膳调理

中医儿科常见的病证有小儿发热、小儿惊风、麻疹、疳积、小儿多动症、小儿夜啼、小儿五迟等。本文将这些病证的中医辨证和药膳原则归类汇总，并根据具体辨证，将本书收载的方剂和药膳推荐给大家参考。具体详见表3-3。

表3-3 儿科病证的方剂选择及药膳调理

病证	中医辨证	方剂	药膳	药膳原则
小儿发热	风寒表证	麻黄汤、桂枝汤、红绵散	淡豉葱白煲豆腐	①应及时补充水分，宜多饮水或流质饮食 ②宜予营养丰富又易于消化的流质或半流质，忌食不易消化、易引动肝风或味酸且具收敛作用的食物 ③小儿发热初退，应遵照循序渐进的原则，由清淡细软易消化的饮食开始，逐步恢复正常饮食
	风热表证	银翘散、桑菊饮、化风丹	薄荷粥	
	食滞发热	健脾丸、复苏散	消食散	
	疳积发热	灵脂丸	鸡胗粉粥	
	气虚发热	补中益气汤	鸡蛋红枣羹	
	阴虚发热	知柏地黄丸	当归甲鱼、石斛粥、石斛玉竹甘蔗饮	
	小儿夏季热	清络饮、香薷散、藿香正气散	荷叶冬瓜汤、扁豆清暑汤、藿香粥、白扁豆花粥	
小儿惊风	急惊风（风温惊风、暑热惊风、痰食惊风）	清络饮、天麻防风丸	桑菊竹叶茶、清络饮、槟榔陈皮饮	①应及时补充水分，宜多饮水及果汁 ②应用清热化痰之品 ③饮食宜清淡，忌食油腻、燥热等。病情好转后，适当增加容易消化、吸收并富有营养的食品
	慢惊风（脾阳亏虚证、脾肾阳虚证、脾胃阴虚证）	观音全蝎散、当归龙荟丸	益脾饼、山药羊肉汤	
麻疹	初热期	银翘散、升麻葛根汤	银花葛根粥、薄荷粥	①应及时补充水分，注意保护胃气。忌食辛辣、煎炸之品 ②在初期宜服香菜、薄荷、葛根等解肌透疹之膳食 ③出疹期持续高热，亦不宜过早服用苦寒之品 ④回疹期，仍以清淡容易消化的食物为主 ⑤麻疹后期宜服滋阴养胃，益气生津之品，忌服滋腻碍胃之物
	透疹期	宣毒发表汤	银蝉茶、芫荽马蹄水	
	收疹期	石斛清胃散	芦根茅根茶	
疳积	脾虚夹积证	肥儿丸	粟米山楂粥	①应选择既能健脾养胃，又容易消化之品 ②当加强营养，配高蛋白饮食，又应当配以消食化积之品 ③要建立良好的饮食习惯，做到定时、定量，增加辅食要掌握先素后荤，先少后多的原则
	脾胃虚弱证	三仁化虫汤	茯苓煮鸡肝、鲫鱼健脾汤	
	气血两亏证	八珍汤	归参鳝鱼羹	
小儿多动症	阴虚阳亢证	六味地黄丸	百合熟地黄龙齿汤	①应以补养肝肾安神为主，佐以滋阴潜阳、清化痰火之品为适宜，注意配伍健脾和中之品 ②膳食应以清淡为主，忌食辛辣、油腻 ③忌饮咖啡、浓茶水等具有兴奋作用的饮料
	心脾气虚证	归脾汤、归脾合剂、党参养荣丸	参枣桂圆粥	
	痰热扰心证	百合竺簧汤	百合芦笋汤	
小儿夜啼	脾胃虚寒证	理中丸	姜糖饮	①膳食当以乳类、粥类为主，少吃辛辣厚味及不易消化的食物 ②宜予清淡少油，温暖脾胃之物 ③心热者多见尿赤便结，可加用少量果汁及清凉之品
	心经积热证	凉膈散	淡竹叶粥	
	惊恐不安证	安神定志丸	冰糖百合龙齿饮	

病证	中医辨证	方剂	药膳	药膳原则
小儿五迟	肝肾亏损证	六味地黄丸	地黄煮鹌鹑蛋	①主要为发迟，宜食桑椹子、黑芝麻；立迟、行迟，宜食蛋类、虾米、熟地黄、山萸肉；语迟，宜食石菖蒲、龙眼肉等 ②应服用健脾益胃的食品 ③在增加营养食品时不可过急，要逐渐增加食品的种类和数量。忌食油炸、爆炒的食物
	心血不足证	归脾汤、归脾合剂、党参养荣丸	猪心枣仁汤	

第四节　外伤科病证的方剂选择及药膳调理

中医外伤科常见的病证有冻疮、骨折、痹症、前列腺增生症、酒渣鼻、痤疮、腰肌劳损等。本文将这些病证的中医辨证和药膳原则归类汇总，并根据具体辨证，将本书收载的方剂和药膳推荐给大家参考。具体详见表3-4。

表3-4　外科病证的方剂选择及药膳调理

病证	中医辨证	方剂	药膳	药膳原则
冻疮	寒湿证	鸡鸣散、五加皮丸	壮阳狗肉汤	①宜温通血脉、调和气血，以温性食品为佳，忌寒凉饮食 ②如局部红肿，灼痛或瘙痒，宜清热解毒、消肿止痛，佐以通络散瘀，饮食以清凉淡素为佳 ③平素气血虚弱者，应注意调补气血
	气血两虚证	八珍汤，当归补血汤	归芪蒸鸡	
骨折	气滞血瘀证（初期）	血府逐瘀汤	桃红水酒	①初起宜选用活血化瘀之品 ②中期宜选用活血消肿、补骨、通筋络之品 ③后期宜选用补肝肾、益气养血之品，兼食积停滞者加健胃消食之品
	筋骨不续证（中期）	壮筋续骨丹	壮筋补血酒	
	肝肾不足证（后期）	续断丸	杜仲川断煲鸡蛋、杜仲煲猪肚	
	气血亏虚证（后期）	肢伤三方、麻桂温经汤	当归杞子汤、归芪蒸鸡	
痹症	风邪偏盛证	五痹汤、蠲痹汤	苡米防风茶、三蛇酒	①食疗多选用祛风、散寒、化湿、温通之品 ②痹证急性发作期，饮食宜选清凉之品，忌刺激、油腻、辛辣之品 ③常用补气血、益肝肾与祛风湿之功为一体之食品 ④宜长期坚持，所选药膳亦应性味平和，不伤正，不碍胃
	寒湿偏盛证	身痛逐瘀汤、肉苁蓉丸	壮阳狗肉汤	
	湿热痹阻证	宣痹汤	木瓜茶	
	肝肾亏虚证	独活寄生汤、三痹汤	枸杞菟丝蒸雀蛋、杜仲煲猪肚	
前列腺增生症	膀胱湿热证	十味导赤汤	鲜芦根苡仁粥	①实证患者，膳食宜清淡、松软易消化 ②虚证患者，膳食宜平补或温补之品 ③禁忌滋腻厚味、辛辣煎炒、洒类等
	血瘀阻滞证	桃红四物汤	癃闭茶	
	肾气亏虚证	加味地黄丸	羊脊骨羹	
酒渣鼻	肺胃热盛证	石斛清胃散	石斛玉竹粥	①临床上常分肺胃热盛证和血瘀阻滞证，宜分别选用清肺凉血和活血化瘀的药膳 ②宜清淡膳食，少吃肥甘厚味、辛辣炙煿之品 ③忌烟、酒
	血瘀阻滞证	桃红四物汤	桃仁莲藕汤	
痤疮	湿热上蒸证	槐花散、榆槐脏连丸	枇杷薏苡粥	①饮食宜清淡，少用或不用辛辣炙烧、肥甘厚味等物 ②痤疮患者宜保持大便通畅，宁稀勿干，平时可多食味甘寒的含纤维素食物
	瘀血阻滞证	桃红四物汤	桃仁莲藕汤	

续表

病证	中医辨证	方剂	药膳	药膳原则
腰肌劳损	肾虚腰损证	独活寄生汤、续断丸、六味地黄丸、右归丸	当归猪胫骨汤、杜仲煲猪肚、杜仲杞鹑汤、雀儿药粥、木瓜汤	①多吃补肾壮腰之物 ②适当配合食用具有活血、理气、通络作用的食物 ③膳食宜偏温燥，不宜生冷多湿，可饮少量低度酒、黄酒，忌烟

第五节 五官科病证的方剂选择及药膳调理

中医五官科常见的病证有目痛、耳聋、耳鸣、慢性咽炎、鼻渊、口臭等。本文将这些病证的中医辨证和药膳原则归类汇总，并根据具体辨证，将本书收载的方剂和药膳推荐给大家参考。具体详见表3-5。

表3-5 五官科病证的方剂选择及药膳调理

病证	中医辨证	方剂	药膳	药膳原则
目痛	肝火上炎证	将军定痛丸	决明子粥	①应以清肝明目、滋阴降火为原则 ②宜以富含多种营养成分、有明目作用的饮食或药膳为主 ③少食辛辣刺激、肥甘厚腻之品，忌烟、酒
	阴虚火旺证	石斛夜光丸	枸杞决明汤	
耳聋、耳鸣	肝火上炎证	龙胆泻肝汤	菊花菖蒲饮	①全身或局部病变引起耳聋、耳鸣者，宜针对原发疾病进行辨证施膳 ②老年性机能衰退所引起的耳聋、耳鸣，其病机多责之于肾精亏损，宜施用补肾填精类药膳，或选用一些具有补肾填精作用的食物 ③忌辛辣刺激类食物
	痰浊壅结证	半夏白术天麻汤、二陈汤	消痰下气凉菜	
	肾精亏损证	左慈丸	益肾明目酒、羊肾黑豆杜仲汤	
慢性咽炎	阴虚火旺证	沙参麦冬汤、金果饮、罗汉果玉竹颗粒	青果芦根茶、玄参青果茶罗汉果速溶饮、胖大海茶、罗汉果速溶饮	①阴虚火旺者，宜用滋阴清热利咽的药膳；痰气搏结者，宜用理气化痰利咽的药膳 ②宜吃清淡，具有酸、甘养阴作用的一些食物，平时亦可每日泡沙参、麦冬等代茶饮，亦可含服喉片、碘含片、薄荷喉片等 ③忌食辛辣而具有温燥、刺激性的食品
	痰气搏结证	二陈汤、海藻玉壶汤	陈草蜜膏	
鼻渊	风热蕴结证	桑菊饮	辛夷马齿苋粥、苍耳子茶	①实证病机多责之于火，饮食宜清淡，可选用些清肺热之品 ②虚证病机多责之于虚，药膳宜补，以助祛邪，常选用补益脾肺之药食 ③忌辛辣刺激、油腻厚味，禁止吸烟、饮酒
	肺脾气虚证	参芪膏	蜂蜜蒸百合、参芪鸡丝冬瓜汤、黄精河车汤	
口臭	胃热口臭证	石斛清胃散、如神汤	鲜芦根炖冰糖	①膳食宜清淡，可选用清热生津和胃之品 ②忌辛辣刺激及温热、肥甘食品

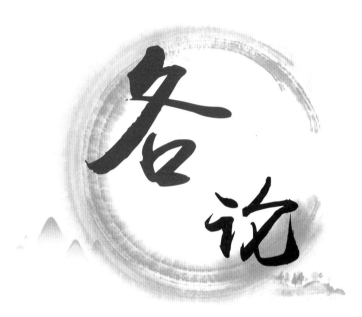

第四章
解表药

解表药是以发散表邪，解除表证为主要功效，用于治疗外感表证的药物，又名发表药。本类药物分为发散风寒药剂发散风热药两类，又称辛温解表药与辛凉解表药。使用发汗力较强的药物时，用量不宜过大，以免发汗太过，耗伤阳气，损及津液。表虚自汗、阴虚盗汗以及疮疡日久、淋证、失血患者，虽有表证，也应慎用。注意因时因地而异，适当增减用量，如春夏腠理疏松，用量宜轻；秋冬腠理致密，用量宜重；北方地区用药宜重，南方地区用药宜轻。但本类药物多属辛散轻扬之品，入汤剂不宜久煎，以免有效成分挥发而降低药效。

◆◇ 紫苏 ◇◆

本品为唇形科一年生草本植物紫苏 *Perilla frutescens*（L.）Britt.的干燥叶（或带嫩枝）。中国大部分地区均产。夏季枝叶茂盛时采收。除去杂质，阴干，切段。生用。

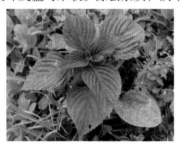

图4-1 紫苏植物图

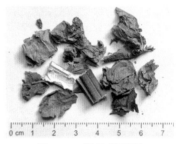

图4-2 紫苏药材图

一、性味归经

辛、温。归肺、脾经。

二、功效

解表散寒，行气和胃。

三、性能特点

本品辛温，主入肺、脾经，发汗解表散寒之力较为缓和，轻证可以单用，重证须与其他发散风寒药合用。既能发汗解表，用治风寒表证，又善行气宽中而止呕、安胎，治脾胃气滞，胸闷呕吐，妊娠呕吐。尤善治风寒表证兼有脾胃气滞者。此外，能解鱼蟹毒，用于进食鱼蟹中毒之腹痛吐泻者。

四、用法用量

煎服，5~10克，不宜久煎。

五、方剂

1.杏苏散《温病条辨》

【组成】苏叶9克　半夏9克　茯苓9克　甘草3克　前胡9克　桔梗6克　枳壳6克　生姜3片　橘皮6克　大枣3枚　苦杏仁9克

【功效】轻宣凉燥，理肺化痰。

【主治】外感凉燥证。恶寒无汗，头微痛，咳嗽痰稀，鼻塞咽干，苔白，脉弦。

【用法】水煎服。

2.鸡鸣散《类编朱氏集验方》

【组成】槟榔30克　陈皮30克　木瓜30克　吴茱萸6克　桔梗15克　生姜15克　紫苏9克

【功效】行气降浊，温化寒湿。

【主治】湿脚气，症见足胫肿重无力，行动不便，麻木冷痛，或挛急上冲，甚则胸闷泛恶，舌淡苔白腻，脉沉细无力。

【用法】水煎服。

3.抱龙丸《太平惠民和剂局方》

【组成】茯苓50克　赤石脂25克　藿香38克　法半夏31克　陈皮25克　厚朴25克　薄荷后下31克　紫苏叶31克　僵蚕31克　山药25克　天竺黄38克　檀香25克　白芷25克　砂仁25克　防风31克　荆芥38克　白附子31克　独活31克　白芍25克　诃子25克　荜茇25克　白术38克　川芎31克　木香25克　朱砂47克　天麻25克　四制香附25克

【功效】祛风化痰，健脾和胃。

【主治】脾胃不和，风热痰内蕴所致的腹泻，症见食乳不化、恶心呕吐、大便稀、有不消化食物。

【用法】以上二十七味，朱砂水飞成极细末；其余茯苓等二十六味粉碎成细末，与朱砂粉末配研，过筛，混匀，即得。每100克粉末加炼蜜120~130克制成大蜜丸，即得。

4.香苏散《太平惠民和剂局方》

【组成】香附120克　紫苏叶120克　陈皮60克　甘草30克

【功效】理气解表。

【主治】外感风寒，内有气滞。形寒身热，头疼无汗，胸脘痞闷，不思饮食，舌苔薄白。

【用法】水煎服。

5.半夏厚朴汤《金匮要略》

【组成】半夏12克　厚朴9克　茯苓12克　生姜15克　苏叶6克

【功效】行气散结，降逆化痰。

【主治】梅核气。咽中如有物阻，咯吐不出，吞咽不下，胸膈满闷，或咳或呕，舌苔白润或白滑，脉弦缓或弦滑。

【用法】水煎服。

6.正气天香散《医学纲目》

【组成】乌药60克　香附240克　陈皮30克　苏叶30克　干姜30克

【功效】行气止痛。

【主治】治妇人诸气作痛，或上冲心胸，或攻筑胁肋，腹中结块，发渴刺痛，月水不调，或眩晕呕吐，往来寒热。

【用法】上药研为细末，每服9克，水调服。

六、药膳

1.紫苏陈皮葱饮《疾病的食疗与验方》

【材料】紫苏叶9克　陈皮15克　葱15克

【做法】水煎服。

【功效】温散寒邪，和胃。适用于外感风寒兼胃气不和，胀满，恶心等症。

2.苏叶生姜茶《常见病验方研究参考资料》

【材料】紫苏叶4.5克　生姜汁数滴

【做法】将苏叶揉碎，与姜汁用沸水冲泡。代茶频饮。

【功效】适用于妊娠恶阻症轻者。

3.苏杏汤《百病饮食自疗》

【材料】杏仁10克　紫苏10克　生姜10克　红糖10克

【做法】杏仁去皮尖捣泥，与紫苏、生姜片水煎取汁，调入红糖，煮片刻温服。每日2~3次。

【功效】疏风散寒，宣肺止咳。适用于风寒咳嗽，咳吐稀痰，鼻塞流清涕，头痛恶寒，发热无汗，舌质正常，苔薄白等症。

4.苏藿茶《常见病验方研究参考资料》

【材料】紫苏叶4.5克　藿香4.5克　薄荷4.5克　荆芥4.5克　茶叶3克

【做法】共为粗末，沸水冲泡。代茶频频饮。

【功效】适用于预防感冒。

生姜

本品为姜科多年生草本植物姜*Zingiber officinale* Rosc.的新鲜根茎。中国大部分地区均产。秋、冬两季采挖，除去须根和泥沙，鲜用或埋入砂中备用。切片，生用。

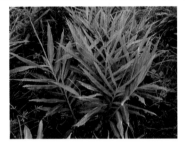

图4-3　生姜植物图

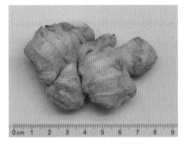

图4-4　生姜药材图

一、性味归经

辛，微温。归肺、脾、胃经。

二、功效

解表散寒，温中止呕，化痰止咳，解鱼蟹毒。

三、性能特点

本品辛微温，入肺、脾、胃经。能解表散寒，但作用较弱，多用于风寒感冒轻证；又能温胃散寒，和中降逆，为止呕良药，素有"呕家圣药"之称，随证配伍可治疗多种呕吐，尤以胃寒呕吐最宜；又能温肺散寒、化痰止咳，对于肺寒咳嗽，不论有无外感风寒，或痰多痰少皆宜。此外，还能解生半夏、天南星及鱼蟹中毒。

四、用法用量

煎服，3~10克，或捣汁服。

五、使用注意

阴虚内热及热盛者忌服。

六、方剂

1.小半夏汤《金匮要略》

【组成】半夏20克　生姜10克

【功效】化痰散饮，和胃降逆。

【主治】痰饮呕吐。症见呕吐痰涎，口不渴，或干呕呃逆，谷不得下，小便自利，舌苔白滑。

【用法】水煎服。

【注意】忌羊肉汤。

2．小柴胡汤《伤寒论》

【组成】柴胡30克　黄芩9克　半夏9克　人参9克　生姜9克　大枣4枚　甘草9克

【功效】和解少阳。

【主治】①伤寒少阳病证。邪在半表半里，症见往来寒热，胸胁苦满，默默不欲饮食，心烦喜呕，口苦，咽干，目眩，舌苔薄白，脉弦者。②妇人伤寒，热入血室。经水适断，寒热发作有时。③疟疾，黄疸等内伤杂病而见以上少阳病证者。

【用法】水煎服。

【注意】阴虚血少者忌用。

3．玉屏风散《究原方》

【组成】防风30克　黄芪60克　白术60克

【功效】益气固表止汗。

【主治】表虚自汗。汗出恶风，面色㿠白，舌淡苔薄白，脉浮虚。亦治虚人腠理不固，易感风邪。

【用法】上药研为粗末，大枣汤送服，每服6~9克；或水煎服，用量按原方比例酌减。

4．平胃散《太平惠民和剂局方》

【组成】苍术15克　厚朴9克　陈皮9克　甘草6克　生姜2片　大枣2枚

【功效】燥湿运脾，行气和胃。

【主治】脾胃湿滞证。治脾胃不和，不思饮食，心腹胁肋胀满刺痛，口苦无味，胸满短气，呕哕恶心，噫气吞酸，面色萎黄，肌体瘦弱，怠惰嗜卧，体重节痛，常多自利，或发霍乱，及五噎八痞，膈气反胃，并宜服。常服调气暖胃，化宿食，消痰饮，辟风、寒、冷、湿四时非节之气。

【用法】上药研为细末，每次6~9克，姜枣煎汤送服。

5．八珍汤《正体类要》

【组成】人参3克　白术10克　茯苓8克　炙甘草5克　熟地黄15克　当归10克　川芎5克　白芍8克　生姜3片　大枣2枚

【功效】补益气血。

【主治】气血两虚证。症见面色苍白或萎黄，头晕眼花，四肢倦怠，气短懒言，心悸怔忡，食欲减退，舌质淡，苔薄白，脉细虚。

【用法】水煎服，饭前服用。

6．大柴胡汤《金匮要略》

【组成】柴胡15克　黄芩9克　芍药9克　半夏9克　生姜15克　枳实9克　大枣4枚　大黄6克

【功效】和解少阳，内泻热结。

【主治】少阳阳明合病。往来寒热，胸胁苦满，呕不止，郁郁微烦，心下痞硬，或心下满痛，大便不解或协热下利，舌苔黄，脉弦数有力。

【用法】水煎服。

7．旋覆代赭汤《伤寒论》

【组成】旋覆花9克　人参6克　生姜15克　代赭石6克　甘草9克　半夏9克　大枣4枚

【功效】降逆化痰，益气和胃。

【主治】胃虚痰阻气逆证。胃脘痞闷或胀满，按之不痛，频频嗳气，或见纳差、呃逆、恶心，甚或呕吐，舌苔白腻，脉缓或滑。

【用法】水煎服。

8．温经汤《金匮要略》

【组成】吴茱萸9克　当归6克　芍药6克　川芎6克　人参6克　桂枝6克　阿胶烊化6克　牡丹皮6　生姜6克　甘草6克　半夏6克　麦冬9克

【功效】温经散寒，养血祛瘀。

【主治】冲任虚寒、瘀血阻滞证。漏下不止，血色暗而有块，淋漓不畅，或月经超前或延后，或逾期不止，或一月再行，或经停不至，而见少腹里急，腹满，傍晚发热，手心烦热，唇口干燥，舌质暗红，脉细而涩。亦治妇人宫冷，久不受孕。

【用法】水煎服。

七、药膳

1.生姜胡椒红糖水《中国药膳学》

【材料】生姜10克　胡椒10粒　红糖适量

【做法】水煎服。

【功效】适用于受寒胃痛、腹痛、痛经。

2.壮阳狗肉汤《华夏药膳保健顾问》

【材料】狗肉200克　菟丝子5克　附片3克　葱5克　姜5克　食盐适量　味精适量　绍酒适量

【做法】取新鲜狗肉冲洗干净，整块投入锅内焯透，捞出，于冷水中洗净血沫，沥干，切成约3cm×2cm的肉块。菟丝子、附片用纱布合包；姜、葱洗净，姜切片、葱切段备用。锅置旺火上，投入狗肉、姜片煸炒，烹入绍酒炝锅，然后一起倒入砂锅内，并将菟丝子、附片放入，加入清汤、食盐、味精、葱，以武火烧沸，撇净浮沫，再用文火炖2小时，待狗肉熟烂，除去姜、葱，装入汤碗内即成。

【功效】温脾暖肾、益精祛寒。适用于脾肾阳虚见有畏寒肢冷，小便清长，脘腹冷痛，大便溏泄，肢节重着酸痛，体弱气短等症。

3.姜糖饮《中医药膳学》

【材料】生姜3片　红糖15克

【做法】先将生姜洗净切丝，放入瓷杯内，以沸水冲泡，盖上盖浸约5分钟，再调入适量红糖搅匀服饮，或煮沸热饮。

【功效】温中散寒，健脾和胃。适用于脾胃虚寒证。

4.紫苏姜橘饮《中医药膳学》

【材料】苏梗5克　生姜6克　陈皮10克　大枣10枚　红糖15克

【做法】上诸药煎水取汁，当茶饮。

【功效】抑肝和胃，降逆止呕。适用于肝胃不和证。

∽ 香薷 ∾

本品为唇形科多年生草本植物石香薷 *Mosla chinensis Maxim.* 或江香薷 *Mosla chinensis* 'Jiangxiangru' 的干燥地上部分。前者习称"青香薷"，后者习称"江香薷"。青香薷主产于广西、湖北、湖南等地；石香薷以江西分宜县，产量大而质量佳。夏、秋两季茎叶茂盛、花盛时采割，除去杂质，阴干。切段，生用。

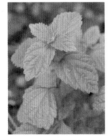

图4-5　香薷植物图

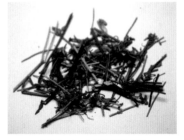

图4-6　香薷药材图

一、性味归经

辛，微温。归肺、胃经。

二、功效

发汗解表，化湿和中，利水消肿。

三、性能特点

本品辛温气味芳香，入肺、胃经。外能发汗解表散寒，内能化湿和中祛暑，最宜于夏季外感风寒，内伤湿邪的阴暑证，《本草纲目》云："世医治暑病，以香薷饮为首药。"故前人称"香薷乃夏月解表之药"，善能发汗解暑，兼有利尿，颇似麻黄，有"夏月麻黄"之称。又能宣发肺气以奏利尿消肿之功，治水肿，小便不利。

四、用法用量

煎服，3~10克。利水消肿须浓煎服。

五、使用注意

表虚多汗当忌用。

六、方剂

1.香薷散《太平惠民和剂局方》

【组成】香薷500克　白扁豆250克　厚朴250克

【功效】祛暑解表，化湿和中。

【主治】阴暑。恶寒发热，头痛身重，无汗，腹痛吐泻，胸脘痞闷，舌苔白腻，脉浮。

【用法】上药研为细末，每服9克，水一盏，入酒一分，煎七分，去滓，水中沉冷。连吃二服，不拘时候。

2.新加香薷散《温病条辨》

【组成】香薷6克　厚朴6克　扁豆花9克　连翘6克　银花9克

【功效】祛暑解表，清热化湿。

【主治】暑温初起，复感风寒。证见恶寒发热，无汗，心烦面赤，口渴，苔白，脉右洪大左反小者。

【用法】水煎服。水五杯，煮取两杯，先服一杯，得汗，止后服，不汗再服，服尽不汗，再作服。

七、药膳

1.茵陈香芦茶《常见病验方研究资料》

【材料】茵陈30克　香薷30克　芦根45克

【做法】共为粗末，煎水，取汁。代茶饮。

【功效】适用于黄疸型肝炎。

2.扁豆清暑汤《中国药膳学》

【材料】扁豆15克　香薷6克　鲜荷叶半张　白糖适量

【做法】扁豆、香薷、荷叶同煮至扁豆熟，去渣取汁，加白糖，服用。

【功效】解暑清热，化湿和中。适用于伤暑头痛吐泻等症。为夏季家庭常备消暑饮料。

3.香薷茶《太平惠民和剂局方》

【材料】香薷10克　厚朴5克　白扁豆5克

【做法】将各药洗净，用剪刀将厚朴剪碎，白扁豆炒黄捣碎，同放入保温杯中，以沸水冲泡，盖严温浸1小时后。代茶频饮。

【功效】适用于发热恶寒，无汗或微汗，身重倦怠头胀如裹，心烦，口渴，小便短黄，舌红苔腻或黄腻，脉象濡数。

❦ 白芷 ❧

本品为伞形科多年生草本植物白芷 *Angelica dahurica*（Fisch.ex Hoffm）Benth.et Hook.f. 或杭白芷 *Angelica dahurica*（Fisch.ex Hoffm）Benth.et Hook.f.var.formosana（Boiss.）Shan et Yuan 的干燥根。主产于河南长葛、禹县者，习称"禹白芷"；产于河北安国者，习称"祁白芷"。此外，陕西和东北亦产。杭白芷产于浙江、福建、四川等省，习称"杭白芷"和"川白芷"。夏、秋两季间叶黄时采挖，除去须根和泥沙，晒干或低温干燥。切片，生用。

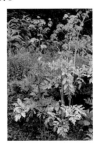

图4-7　白芷植物图

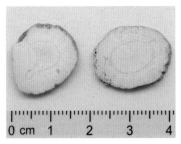

图4-8　白芷药材图

一、性味归经

辛，温。归胃、大肠、肺经。

二、功效

解表散寒，祛风止痛，宣通鼻窍，燥湿止带，消肿排脓。

三、性能特点

本品辛温，气味芳香，入胃、大肠、肺经。辛能发散，温可祛寒，性燥除湿，芳香走窜上达，祛风解表散寒之力较温和，既善散阳明经风寒湿邪，又善于宣通鼻窍，止痛，为治疗风寒感冒，头痛、牙痛、鼻塞、鼻渊等常用药物，且善入足阳明胃经，故阳明经头额痛及牙龈肿痛尤为多用；辛温香燥，又善除阳明经湿邪，能燥湿止带，消肿排脓，用治寒湿带下，疮疡肿痛，风湿瘙痒等证。

四、用法用量

煎汤，3~10克。

五、使用注意

阴虚血热者忌服。

六、方剂

1.九味羌活汤《此事难知》

【组成】羌活9克　防风9克　苍术9克　细辛3克　川芎6克　白芷6克　生地黄6克　黄芩6克　甘草6克

【功效】发汗祛湿，兼清里热。

【主治】外感风寒湿邪，内有蕴热证。恶寒发热，无汗，头痛项强，肢体酸楚疼痛，口苦微渴，舌苔白或微黄，脉浮或浮紧。

【用法】水煎服。若急汗，热服，以羹粥投之；若缓汗，温服，而不用汤投之。

2.玉真散《外科正宗》

【组成】天南星6克　防风6克　白芷6克　天麻6克　羌活6克　白附子6克

【功效】祛风化痰，定搐止痉。

【主治】破伤风。牙关紧急，口撮唇紧，身体强直，角弓反张，甚则咬牙缩舌，脉弦紧。

【用法】上药研为细末，每服6克，热酒一盏调服。外用适量，敷患处。若牙关紧急、腰背反张者，每服9克，用热童便调服。亦可作汤剂，水煎服。服药后，盖被取汗，避风。

3.仙方活命饮《校注妇人良方》

【组成】白芷6克　贝母6克　防风6克　赤芍6克　当归尾6克　甘草6克　炒皂角刺6克　炙穿山甲_{先煎}6克　天花粉6克　乳香6克　没药6克　金银花9克　陈皮9克

【功效】清热解毒，消肿溃坚，活血止痛。

【主治】痈疡肿毒初起。局部红肿焮痛，或身热凛寒，苔薄白或黄，脉数有力。

【用法】水煎服，或水酒各半煎服。

4.大秦艽汤《素问病机气宜保命集》

【组成】秦艽9克　甘草6克　川芎6克　独活6克　当归6克　白芍药6克　石膏_{先煎}6克　羌活3克　防风3克　白芷3克　黄芩3克　白术3克　茯苓3克　生地黄3克　熟地黄3克　细辛1.5克

【功效】祛风清热，养血活血。

【主治】风邪初中经络证。口眼㖞斜，舌强不能言语，手足不能运动，风邪散见，不拘一经者。

【用法】水煎服。

5.五积散《太平惠民和剂局方》

【组成】苍术15克　桔梗15克　枳壳9克　陈皮9克　芍药5克　白芷5克　川芎5克　当归5克　甘草5克　肉桂5克　茯苓5克　半夏5克　厚朴6克　干姜6克　麻黄6克

【功效】发表温里，顺气化痰，活血消积。

【主治】外感风寒，内伤生冷证。身热无汗，头痛身疼，项背拘急，胸满恶食，呕吐腹痛，以及妇女血气不和，心腹疼痛，月经不调。

【用法】上药研为细末，每服9克，生姜3片，水煎服。

6.川芎茶调散《太平惠民和剂局方》

【组成】薄荷_{后下}12克　川芎12克　荆芥12克　细辛3克　防风4.5克　白芷6克　羌活6克　甘草6克

【功效】疏风止痛。

【主治】外感风邪头痛。偏正头痛或巅顶头痛，恶寒发热，目眩鼻塞，舌苔薄白，脉浮。

【用法】上药研为细末，每服6克，每日2次，饭后清茶调服；亦可作汤剂，水煎服。

七、药膳

1.黄牛脑髓酒《家庭食疗手册》

【材料】黄牛脑髓1个　白芷15克　川芎15克　酒适量

【做法】白芷、川芎各为末，装纱布袋，扎口，与脑髓、酒共煮，待脑髓熟后乘热食之，同时尽量饮酒，醉后卧睡。

【功效】祛风止痛。适用于偏正头痛。

2.都梁茶《百病饮食自疗》

【材料】白芷10克　白糖少许

【做法】白芷煎汤，调入白糖。代茶饮。

【功效】适用于风湿头痛，头痛如裹，肢体倦重，胸闷食少，阴湿天气尤甚，小便不利，或大便溏，苔白腻，脉濡。

3.桃花白芷酒《浙江中医杂志》

【材料】桃花250克　白芷30克　白酒1000毫升

【做法】农历三月初三或清明节前后采摘桃花，特别是生长于东南方向枝条上的花苞及初放不久的花更佳。将采得的桃花与白芷、白酒同置入容器内，密封浸泡30日即可。

【用法】每日早晚各1次，每次饮服15~30毫升，同时倒少许酒于掌心中，两手掌对擦，待手掌热后涂擦按摩面部患处。

【功效】活血通络，祛斑润肤。适用于面色晦黯、黑斑或因妊娠产后面黯等症。

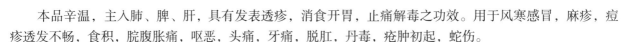

芫荽

本品为伞形科植物芫荽 *Coriandrum sativum* L. 的带根全草。现我国各地多有栽培。原产地中海地区。八月果实成熟时连根挖起，去净泥土。鲜用或晒干切段生用。

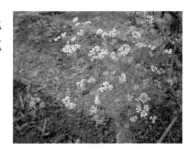

图4-9　芫荽植物图

一、性味归经

辛，性温。归肺、脾、肝经。

二、功效

发表透疹，消食开胃，止痛解毒。

三、性能特点

本品辛温，主入肺、脾、肝，具有发表透疹，消食开胃，止痛解毒之功效。用于风寒感冒，麻疹，痘疹透发不畅，食积，脘腹胀痛，呕恶，头痛，牙痛，脱肛，丹毒，疮肿初起，蛇伤。

四、用法用量

内服：煎汤，9~15克，鲜品15~30克；或捣汁。外用：适量，煎汤洗；或捣敷；或绞汁服。

五、使用注意

疹出已透，或虽未透出而热毒壅滞，非风寒外束者禁服。

六、方剂

1. 宣毒发表汤《活幼心法·痧疹》

【组成】升麻2.4克　粉葛2.4克　防风1.5克　桔梗1.5克　薄荷后下0.9克　甘草0.9克　牛蒡子1.8克　前胡1.8克　连翘1.8克　枳壳1.8克　木通1.8克　淡竹叶1.8克　芫荽0.9克

【功效】疏表透疹，清热解毒。

【主治】凡麻疹初起疹出不畅需助其透发者。

【用法】水煎服。天气大热，加黄芩2.4克；大寒，加麻黄2.4克。

2. 芫荽汤《福建中草药》

【组成】鲜芫荽全草30克

【功效】消食开胃。

【主治】消化不良，腹胀。

【用法】水煎服，虚寒者用酒水煎服。

3. 苏叶生姜芫荽汤《甘肃中草药手册》

【组成】苏叶6克　生姜6克　芫荽9克

【功效】发散风寒，止痛解毒。

【主治】风寒感冒，头痛鼻塞等证。

【用法】水煎服。

七、药膳

1. 坤草童鸡《华夏药膳保健顾问》

【材料】益母草15克　童子鸡500克　冬菇15克　火腿5克　芫荽2克　鲜月季花10瓣　绍酒30克　白糖10克

【做法】益母草加绍酒、白糖，上笼蒸1小时后取出，用纱布过滤，留汁备用。童子鸡宰杀洗净，入沸水烫透。捞出放砂锅内，加入鲜汤、绍酒、冬菇、火腿、葱、姜、芫荽，煮开后，转小火煨至熟烂。

【功效】活血化瘀，调经止痛。

2.丝瓜花鲫鱼《中医饮食疗法》

【材料】鲜丝瓜花10克　鲫鱼500克　樱桃10克　芫荽3克　味精5克　味素4克　绍酒50克　胡椒粉2克　葱白3克　鲜姜2克　鸡汤一大碗

【做法】鲫鱼洗净，在鱼身两侧剞花刀，加上盐、绍酒、胡椒粉、味精腌制。鱼下油锅冲炸，捞起，置砂锅内，加上葱、姜块、芫荽、绍酒、鸡汤、精盐，大火煮沸，转用文火煨熟。

【功效】健脾渗湿，利尿消肿。

3.芫荽马蹄水《饮食疗法》

【材料】芫荽15~30克　马蹄250~500克

【做法】水煎。代茶饮。

【功效】透发解毒，消食下气。适用于麻疹不透，食欲不振等症。

❧ 薄荷 ❧

本品为唇形科多年生草本植物薄荷 *Mentha haplocalyx* Briq.的干燥地上部分。主产于江苏的太仓以及浙江、湖南等省。夏、秋两季茎叶茂盛或花开至三轮时分次采割，晒干或阴干。切段，生用。

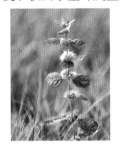

图4-10　薄荷植物图

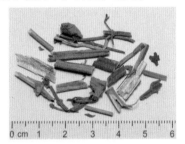

图4-11　薄荷药材图

一、性味归经

辛，凉。归肺、肝经。

二、功效

疏散风热，清利头目，利咽透疹，疏肝行气。

三、性能特点

本品辛凉，入肺、肝经。辛能发散，凉能清热，轻浮上升，芳香通窍，功善疏散上焦风热，清利头目，利咽喉，透疹毒，为治风热感冒，温病初起头痛目赤，喉痹口疮，麻疹不透，风疹瘙痒常用之品；入肝经，且能疏肝理气，芳香辟秽，治肝气郁滞，胸胁胀闷，月经不调及暑湿秽浊之痧胀，腹胀吐泻等证。

四、用法用量

煎服，3~6克，宜后下。

五、使用注意

阴虚血燥，肝阳偏亢，表虚汗多者忌服。

六、方剂

1.牙疳散《全国中药成药处方集》

【组成】煅人中白60克　方儿茶30克　黄柏18克　煅硼砂先煎18克　薄荷后下18克　青黛18克　黄连15克　冰片1.5克

【功效】清热解毒，祛腐敛疮。

【主治】小儿走马牙疳，口疳，牙龈腐烂臭黑。

【用法】上药研为极细末，先用水拭净牙齿，再以此散外敷。有虫者，加槟榔。

2. 竹叶柳蒡汤《先醒斋医学广笔记》

【组成】西河柳15克　荆芥3克　干葛4.5克　蝉蜕3克　薄荷_{后下}3克　鼠粘子4.5克　炙知母3克　玄参6克　甘草3克　麦冬9克　竹叶3克

【功效】透疹解表，清热生津。

【主治】痧疹初起，透发不出。喘嗽，鼻塞流涕，恶寒轻，发热重，烦闷躁乱，咽喉肿痛，唇干口渴，苔薄黄而干，脉浮数，小儿丘疹性肢端皮炎。

【用法】水煎服。

3. 苍耳子散《济生方》

【组成】苍耳子10克　辛夷10克　白芷10克　川芎10克　黄芩10克　薄荷_{后下}10克　川贝母10克　淡豆豉10克　菊花10克　甘草10克

【功效】疏风止痛、通利鼻窍。

【主治】鼻渊，鼻流浊涕不止。

【用法】水煎服。

4. 逍遥散《太平惠民和剂局方》

【组成】柴胡10克　当归10克　芍药10克　白术10克　茯苓10克　炙甘草5克　煨生姜3克　薄荷_{后下}3克

【功效】调和肝脾，疏肝解郁，养血健脾。

【主治】肝郁血虚脾弱证。两胁作痛，头痛目眩，口燥咽干，神疲食少，或月经不调，乳房胀痛，脉弦而虚者。

【用法】水煎服。

5. 凉膈散《太平惠民和剂局方》

【组成】大黄9克　朴硝9克　甘草9克　栀子仁5克　薄荷_{后下}5克　黄芩5克　连翘18克

【功效】养阴退阳，凉膈泻热，止渴除烦，泻火通便，清上泻下。

【主治】脏腑积热，烦躁多渴，面热头昏，唇焦咽燥，舌肿喉闭，目赤鼻衄，颔颊结硬，口舌生疮，痰实不利，涕唾稠黏，睡卧不宁，谵语狂妄，肠胃燥涩，便溺秘结。

【用法】加竹叶7片，蜂蜜少许，水煎服，饭后温服。

6. 羚羊角汤《医醇賸义》

【组成】羚羊角_{先煎}6克　龟板_{先煎}24克　生地黄18克　白芍3克　丹皮4.5克　柴胡3克　薄荷_{后下}3克　菊花6克　夏枯草4.5克　蝉衣3克　红枣10枚　生石决_{先煎}24克

【功效】壮水柔肝，以息风火。

【主治】肝阳上亢，头痛如劈，筋脉抽掣，痛连目珠。

【用法】水煎服。

七、药膳

1. 桑叶菊花饮《本草纲目》

【材料】桑叶10克　菊花10克　薄荷10克　甘草10克

【做法】开水冲泡。代茶饮。

【功效】辛凉解表。适用于外感风热，头痛发热，咽红肿痛，咳嗽少痰，口干微渴等症。

2. 桑菊竹叶茶《百病饮食自疗》

【材料】桑叶5克　菊花5克　苦竹叶30克　白茅根30克　薄荷3克　白糖20克

【做法】开水浸泡10分钟，或煎煮5分钟，加入白糖。频饮。

【功效】适用于恶寒发热，头痛身疼，或鼻塞流涕，腮部肿胀不甚，局部不红，舌苔薄白，脉浮数。

3.薄荷粥《**常见病食疗食补大全**》

【材料】新鲜薄荷30克　粳米30克　冰糖少许

【做法】将新鲜薄荷煎取浓汁；另取粳米加井水，共煮稀粥，兑入薄荷汁一半量，再煮1沸，加入冰糖令溶。早晚各1次，温热食。

【功效】适用于外感风热，头痛发热，目赤，咽喉肿痛，麻疹初起透发不畅，夏季风热感冒等。

【注意】忌用糯米。

⸙ 桑叶 ⸙

本品为桑科落叶乔木植物桑 *Morus alba* L.的干燥叶。中国大部分地区均产，以江南居多。初霜后采收，除去杂质，晒干。生用或蜜炙用。

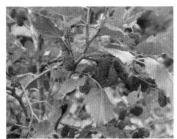

图4-12　桑叶植物图

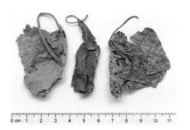

图4-13　桑叶药材图

一、性味归经

甘、苦，寒。归肺、肝经。

二、功效

疏散风热，清肺润燥，清肝明目。

三、性能特点

本品味甘苦，性寒。入肺、肝经。轻清疏散，甘寒清润，入肺经，疏散风热作用较为缓和，又能清肺热、润肺燥，故可治风热感冒，肺热燥咳《药性切用》云："入肺而清肃气化，除烦退热，为肺虚挟热专药。"入肝经，能清肝热，平肝阳，明目，凉血，用治肝阳上亢，头痛眩晕，肝火上炎，目赤涩痛，肝阴不足，目黯昏花及血热吐血之轻证。

四、用法用量

煎服，5~10克；或入丸散。外用煎水洗眼。

五、使用注意

1.胃肠虚寒者、阳虚体质者慎用。

2.风寒感冒、流清涕、咳嗽痰稀白者不宜服用。

3.用本品的制剂治银屑病时，引起全身皮肤弥漫性潮红、肿胀、大量脱屑、发热等反应。

4.外感风寒、肺寒咳嗽忌用。

5.肝燥者禁用。

六、方剂

1.桑杏汤《**温病条辨**》

【组成】桑叶3克　杏仁4.5克　象贝3克　沙参6克　香豉3克　栀皮3克　梨皮3克

【功效】清宣温燥，润肺止咳。

【主治】外感温燥证。身热不甚，口渴，咽干鼻燥，干咳无痰或痰少而粘，舌红，苔薄白而干，脉浮数而右脉大者。

【用法】水煎服。

2.桑菊饮《温病条辨》

【组成】桑叶7.5克　菊花3克　杏仁6克　连翘5克　薄荷_{后下}2.5克　桔梗6克　甘草2.5克　苇根6克

【功效】疏风清热，宣肺止咳。

【主治】风温初起。咳嗽，身热不甚，口微渴，苔薄白，脉浮数者。

【用法】水煎温服。

3.桑麻丸《寿世保元》

【组成】桑叶500克　黑芝麻120克　白蜜500克

【功效】补益肝肾，养血明目。

【主治】肝阴不足或肝肾阴虚所致头晕眼花，肌肤甲错，眼干以及皮肤干燥，须发早白或头发干枯、脱发，久咳不愈，津枯便秘。

【用法】将黑芝麻捣碎熬浓汁，加蜜炼成滴水成珠，加桑叶粉末制成丸子。每服9克，每日2次，温开水送服。

4.清燥救肺汤《医门法律》

【组成】桑叶9克　煅石膏_{先煎}8克　甘草3克　炒胡麻仁3克　阿胶_{烊化}3克　蜜炙枇杷叶3克　麦冬4克　人参2克　杏仁2克

【功效】清燥润肺，养阴益气。

【主治】温燥伤肺，气阴两伤证。身热头痛，干咳无痰，气逆而喘，咽喉干燥，鼻燥，心烦口渴，胸满胁痛，舌干少苔，脉虚大而数。

【用法】水煎服。

七、药膳

1.桑叶苦丁茶《百病饮食自疗》

【材料】冬桑叶15克　苦丁茶15克　冰糖适量

【做法】煎水，去渣，入冰糖。代茶饮。

【功效】适用于经前或经期有规律性的吐血、衄血，色红，量较多，头晕耳鸣，烦躁易怒，两胁胀痛，口苦，舌红苔黄，或有月经周期提前，甚或逐渐闭经。

2.桑叶猪肝汤《家庭药膳手册》

【材料】桑叶15克　猪肝100克　食盐少许

【做法】猪肝切片状，与洗净的桑叶同入锅内，加清水适量煲汤，调入食盐。饮汤食猪肝。每日2次。

【功效】疏风清热，养肝明目。适用于眼结膜炎，夜盲症等。

3.桑菊杏仁饮《百病饮食自疗》

【材料】桑叶10克　菊花10克　杏仁10克　白糖适量

【做法】前3味水煎取汁，调入白糖，代茶饮。

【功效】疏风清热，宣肺化痰。适用于风热咳嗽，音哑咽痛，口渴，或头痛，身热，恶风等症。

❤菊花❤

本品为菊科多年生草本植物菊 *Chrysanthemum morifolium* Ramat.的干燥头状花序。主产于浙江、安徽、四川等地。药材根据产地和加工方法不同，分为"亳菊""滁菊""贡菊""杭菊"等。以亳菊和滁菊品质最优。因花的颜色差异，又有黄菊花和白菊花之分。秋末花盛开时分批采收，阴干或焙干，或熏、蒸后晒干，生用。

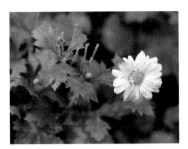

图4-14 菊花植物图

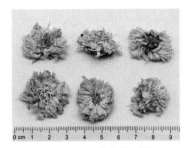

图4-15 菊花药材图

一、性味归经

辛、甘、苦，性微寒。归肺、肝经。

二、功效

散风清热，平肝明目，清热解毒。

三、性能特点

本品辛甘苦，性微寒。入肺、肝经。芳香疏散，甘寒益阴，苦寒泄降、平肝、清肝明目之力较强，为疏散风热之要药。用治风热、肝火所致诸疾；又入肝经。能平肝阳，用治肝阳上亢，头痛眩晕；又能清热解毒，用治疮痈肿毒，也有良效。

四、用法用量

5~10克，煎服或泡茶饮。

五、使用注意

气虚胃寒，食少泄泻者慎用。

六、方剂

1.羚角钩藤汤《通俗伤寒论》

【组成】羚角片先煎4.5克 钩藤后下9克 桑叶6克 菊花9克 生地黄15克 白芍9克 川贝母12克 淡竹茹15克 茯神9克 甘草3克

【功效】凉肝息风，增液舒筋。

【主治】肝热生风证。高热不退，烦闷躁扰，手足抽搐，发为痉厥，甚则神昏，舌绛而干，或舌焦起刺，脉弦而数。

【用法】水煎服。

2.川芎散《卫生宝鉴》

【组成】川芎15克 细辛15克 羌活15克 槐花15克 石膏先煎15克 香附子15克 炙甘草15克 荆芥30克 薄荷后下30克 茵陈30克 防风30克 菊花30克

【功效】疏风止痛。

【主治】偏正头疼。

【用法】上药研为细末。每服6克，食后用茶清调下，一日三次。

3.杞菊地黄丸《中国药典》2020年版

【组成】枸杞子40克 菊花40克 熟地黄160克 酒萸肉80克 牡丹皮60克 山药80克 茯苓60克 泽泻60克

【功效】滋肾养肝。

【主治】用于肝肾阴亏，眩晕耳鸣，羞明畏光，迎风流泪，视物昏花。

【用法】上药研为细末，每100克细末加35~50克炼蜜和适量水制成水蜜丸；或加80~110克炼蜜制成小蜜丸或大蜜丸。口服，水蜜丸每次6克，小蜜丸每次9克，大蜜丸每次1丸，每日2次。

4.芎菊上清丸《中药制剂手册》

【组成】黄芩360克　栀子90克　炒蔓荆子90克　连翘90克　荆芥90克　桔梗90克　防风90克　黄连60克　薄荷_{后下}60克　羌活60克　藁本60克　甘草60克　川芎60克　白芷240克　菊花720克

【功效】清热解表，散风止痛。

【主治】肺胃热盛，感冒风寒而致的头痛目眩，鼻塞不通，耳鸣齿痛，咽喉不利。

【用法】上药研为细末，水泛为丸，每服6克，温开水送下，一日两次。

5.菊花茶调散《丹溪心法附余》

【组成】菊花60克　川芎60克　荆芥穗60克　羌活60克　甘草60克　白芷60克　细辛30克　防风45克　蝉蜕15克　僵蚕15克　薄荷_{后下}15克

【功效】疏风止痛，清利头目。

【主治】风热上犯头目之偏正头痛以及眩晕偏于风热者较为适宜。

【用法】上药研为细末，每日6克，食后茶清调下。

七、药膳

1.菊花炒鸡片《滋补中药保健菜谱》

【材料】菊花60克　鸡肉750克　鸡蛋3个

【做法】鸡肉用蛋清、盐、料酒、胡椒面、玉米粉调匀拌好；用盐、白糖、味精、胡椒面、麻油兑成汁；锅烧热，倒入猪油，待五成热时，放入鸡片熟透捞出，沥去油；再用锅烧热，放入热油，下葱、姜煸炒，即倒入鸡片，烹入料酒炝锅，把兑好的汁搅匀倒入锅内翻炒几下，随即把菊花投入锅内，翻炒均匀即可。

【功效】养肝明目。适用于头昏心烦、视物模糊及高血压。

2.菊花乌龙茶《中国药膳大观》

【材料】菊花10克　乌龙茶3克

【做法】沸水冲泡，代茶饮用。

【功效】平肝明目，清热解毒。适用于高血压。

3.菊花粥《中国药膳大观》

【材料】菊花15克　粳米100克

【做法】先用米煮粥，粥成入菊花末，稍煮即可。早晚服用。

【功效】疏风清热，平肝明目。适用于中风、高血压之头痛眩晕。

4.菊花羊肝汤《家庭药膳》

【材料】鲜羊肝400克　鲜菊花瓣50克　猪油50克　枸杞子10克　熟地黄10克　生姜10克　葱10克　精盐2克　料酒15克　胡椒粉1克　味精1克　鸡蛋1个　豆粉20克　香油20毫升

【做法】将菊花洗净，枸杞子用温水洗净；熟地黄用温水冲洗，水煎2次，共收药液100毫升；姜洗净切薄片；葱切成葱花；鸡蛋去黄留清，将豆粉调成蛋清豆粉；羊肝洗净片去筋膜，切薄片，用料酒、盐、蛋清豆粉浆好。锅内加猪油烧至六成热时，下姜片煸出香味，加清水约1000毫升，再放入地黄汁、胡椒粉、盐、肝片，煮至汤沸时，用筷子轻轻将肝片拨散，随即下枸杞子、菊花，放味精，撒上葱花，起锅装碗，淋入香油。

【功效】养肝明目。适用于肝肾精血不足，头晕眼花，夜盲等症。

5.菊花菖蒲饮《中医药膳学》

【材料】菊花30克　菖蒲15克　车前草30克

【做法】水500~800毫升，加入上药，泡10~15分钟，煮沸30分钟，去渣取汁，分数次当茶饮。

【功效】平肝泻火。适用于肝火上炎证。

～ 葛根 ～

本品为豆科多年生草质藤本植物野葛 *Pueraria lobata*（Willd.）Ohwi 的干燥根。习称野葛。主产于湖南、河南、广东、浙江等地。秋、冬两季采挖，多除去外皮，趁鲜切成厚片或小块，干燥。生用或煨用。

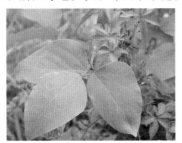

图4-16　葛根植物图

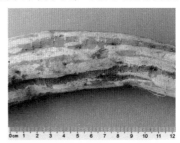

图4-17　葛根药材图

一、性味归经

甘、辛，凉。归脾、胃、肺经。

二、功效

解肌退热，生津止渴，透疹，升阳止泻。

三、性能特点

本品辛甘而凉，性善升散，入脾、胃、肺经。轻扬升散，能解肌退热，透发麻疹。外感表证发热，无论风寒、风热均可选用。又长于缓解外邪郁阻、经气不利、筋脉失养所致的颈背强痛，为治表证发热、无汗、头痛、项强之主药，也为治麻疹不透的常用药；甘凉清热之中，又能鼓舞脾胃清阳之气上升，有生津止渴，升阳止泻之功，用治热病津伤口渴，内热消渴及湿热泻痢，脾虚泄泻。此外，尚能通经活络，解酒毒。

四、用法用量

煎汤，10~15克；或入丸散，或鲜品捣汁服。止泻宜煨用，退热生津、透疹宜生用，鲜葛根生津最佳。

五、方剂

1.柴葛解肌汤《伤寒六书》

【组成】柴胡12克　干葛9克　黄芩9克　白芍6克　羌活6克　白芷6克　桔梗6克　甘草3克　石膏先煎3克

【功效】解肌清热。

【主治】外感风寒，郁而化热证。恶寒渐轻，身热增盛，无汗头痛，目疼鼻干，心烦不眠，咽干耳聋，眼眶痛，舌苔薄黄，脉浮微洪。

【用法】水煎服。

2.桂枝葛根汤《证治准绳·幼科》

【组成】桂枝3克　葛根3克　赤芍3克　升麻3克　防风3克　甘草3克

【功效】通络，解毒，透疹。

【主治】小儿癍疹初发，如时大寒，则腠理闭密，气血凝涩，防其发泄得迟，有毒气壅遏之变。

【用法】水煎服。

3.葛根解肌汤《太平惠民和剂局方》

【组成】葛根9克　黄芩6克　赤芍4.5克　肉桂3克　甘草2.4克　麻黄1.5克

【功效】解肌清热。

【主治】伤寒，温病，时行寒疫，头痛项强，发热恶寒，肢体拘急，骨节烦疼，腰脊强痛，胸膈烦闷。

【用法】加生姜大枣，水煎服。

4. 天花散《仁斋直指方》

【组成】天花粉30克　生地黄30克　葛根15克　麦冬15克　五味子15克　甘草7.5克

【功效】清热生津止渴。

【主治】消渴。

【用法】加粳米100粒，水煎服，每服9克。

5. 葛根芩连汤《伤寒论》

【组成】葛根15克　黄连9克　甘草6克　黄芩9克

【功效】解表清里。

【主治】协热下利，身热下利，胸脘烦热，口干作渴，喘而汗出，舌红苔黄，脉数或促。

【用法】水煎服。

6. 升麻葛根汤《太平惠民和剂局方》

【组成】升麻30克　白芍30克　炙甘草30克　葛根45克

【功效】解肌透疹。

【主治】麻疹初起。疹发不出，身热头痛，咳嗽，目赤流泪，口渴，舌红，苔薄而干，脉浮数。

【用法】水煎服。

六、药膳

1. 葛根五味芝麻露《常见慢性病食物疗养法》

【材料】葛根500克　五味子250克　黑芝麻500克　蜂蜜500克

【做法】将葛根、五味子洗净，冷水浸泡1～2小时，水量以浸没为度。黑芝麻洗净，除去沉底泥沙，滤干。用小火烧热锅，将芝麻倒入，炒至水气散尽，芝麻发出响声时（不要炒焦）盛起，研碎，备用。将葛根、五味子连同浸液倒入沙锅或大瓦罐内。用中火烧开后，改用小火慢煎一小时，煎至约剩下浓液一大碗半时，滤出头汁。再加水三碗，煎二汁，约煎一小时至药液剩下一大碗时，滤出，弃渣。将头汁、二汁倒入瓷盆内，加入芝麻、蜂蜜拌匀。瓷盆加盖，隔水蒸2小时，离火冷却，装瓶，盖紧。每日3次，每次1匙。饭后1小时服。食时，芝麻细嚼，再饮少量开水。

【功效】养胃阴，补肾气，降心火，养血脉，凉血止血，润燥软坚。适用于血热、火旺、津枯、便秘的动脉硬化患者。

2. 干葛粥《食医心鉴》

【材料】葛根15克　粳米50克

【做法】先将葛根煎汤，去渣后入米作粥。随意食。

【功效】祛风，定惊。适用于风热感冒，挟痰挟惊，症见发热头痛，呕吐，惊啼不安等。

3. 银花葛根粥《百病饮食自疗》

【材料】银花30克　杭菊30克　葛根15克　粳米30克

【做法】前3味洗净水煎取汁，下粳米煮粥，粥熟入冰糖适量调味。随意服。

【功效】清热解毒透疹。适用于麻疹初期，壮热烦渴，咳嗽，皮疹渐次出透者。

4. 葛粉索饼方《圣济总录》

【材料】葛根40克　荆芥穗10克　淡豆豉10克

【做法】水煮荆芥、淡豆豉，去滓取汁；葛根捣粉，再用葛粉和成索饼，入煎好的药汁中煮熟。空腹服。

【功效】适用于中风言语謇涩、精神昏愦、手足不随。

ⓒ 粉葛 Ⓒ

本品为豆科植物甘葛藤 *Pueraria thomsonii* Benth.的干燥根。主产于广西、广东等省，四川、云南地区亦产。秋、冬两季采挖，多除去外皮，趁鲜切成厚片或小块，干燥。生用或煨用。

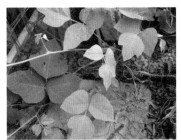

图4-18 粉葛植物图

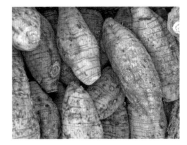

图4-19 粉葛药材图

一、性味归经

甘、辛、凉；归脾、胃、肺经

二、功效

解肌退热，透疹，生津止渴，升阳止泻。

三、性能特点

本品辛甘而凉，性善升散，入脾、胃、肺经。轻扬升散，能解肌退热，透发麻疹。外感表证发热，无论风寒、风热均可选用。又长于缓解外邪郁阻、经气不利、筋脉失养所致的颈背强痛，为治表证发热、无汗、头痛、项强之主药，也为治麻疹不透的常用药；甘凉清热之中，又能鼓舞脾胃清阳之气上升，有生津止渴，升阳止泻之功，用治热病津伤口渴，内热消渴及湿热泻痢，脾虚泄泻。此外，尚能通经活络，解酒毒。

四、用法用量

煎服，10~15克；或入丸散，或鲜品捣汁服。止泻宜煨用，退热生津、透疹宜生用，鲜葛根生津最佳。

五、方剂

1.解肌蠲暑饮《秋疟指南》

【组成】枳壳2.4克 桔梗2.4克 麦冬9克 香薷0.9克 黄芩7.5克 杏仁4.5克 甘草1.8克 滑石_{先煎}9克 粉葛4.5克 生扁豆3克 川连3克 元参4.5克 防风1.2克

【功效】清热利湿 解暑截疟。

【主治】风疟兼暑疟。寒热往来，头痛，口渴，溺赤，舌苔焦黄，甚或谵语，脉浮滑兼数。

【用法】水煎服。

2.除瘟化痰汤《喉科心法》

【组成】粉葛6克 金银花6克 枇杷叶4.5克 竹叶3.克 生地黄6克 桑叶6克 木通2.4克 贝母6.克 甘草2.4克 薄荷_{后下}4.5克。

【功效】除瘟化痰。

【主治】主白喉。

【用法】水煎服。

3.化风清上沐方《慈禧光绪医方选义》

【组成】薄荷_{后下}6克 防风4.5克 白芷6克 粉葛4.5克 蔓荆6克 川芎6克 桑叶3克

【功效】活血祛风止痛。

【主治】主头痛偏于前额。

【用法】水煎，沐之。

4.解酒化毒丹《古今医鉴》

【组成】滑石粉30克 粉葛90克 甘草90克。

【功效】解酒毒，利尿通淋，收湿敛疮。

【主治】饮酒过多，遍身发热，口干烦渴，小便赤少。

【用法】上药研为细末，每服9克，不拘时候以冷水调下，每日2~3次。

5.减半麻黄汤《医学探骊集》

【组成】紫苏叶9克　薄荷_{后下}9克　粉葛9克　麻黄3克　人参6克　黄芩9克　淡豆豉6克　桂枝3克　木通9克　甘草6克

【功效】养阴润肺，止咳平喘。

【主治】年老伤寒，恶寒发热者。

【用法】水煎温服。

6.调胃升阳汤《医略六书》

【组成】熟地黄15克　粉葛45克　白芍45克　厚朴4.5克　白术4.5克　木香3克　白云苓9克　藿香9克

【功效】行气止呕，升阳举陷。

【主治】孕妇吐泻垂脱，脉未脱者。

【用法】水煎温服。

7.复苏散《全国中药成药处方集》

【组成】羌活30克　防风30克　粉葛30克　砂仁24克　厚朴18克　广香18克　法夏18克　广陈皮18克　薄荷_{后下}12克　甘草12克　枯矾12克　细辛12克　牙皂12克　草果12克　槟榔12克　雄黄6克　朱砂12克　草蔻9克　藿香24克　桔梗24克

【功效】疏风散寒，行气消积。

【主治】感冒风寒，食积气滞，恶心呕吐。

【用法】上药研为细末，每服7.5克，幼童减半，温水送服。

【注意】非时令症不宜服。

六、药膳

1.粉葛煲鲮鱼《饮食疗法》

【材料】粉葛250~500克　鲮鱼1~2条

【做法】鲮鱼洗净，去鳞及内脏；粉葛去皮切片，同放锅中，加水明火煲2~4小时即可。

【功效】解肌发表，强健筋骨，活血行气，逐水。适用于周身骨痛，颈项活动不便，冠状动脉硬化性心脏病，高血压伴有颈项强硬疼痛，肌肉酸痛等症。

2.凉粉草粉葛汤《饮食疗法》

【材料】凉粉草60克　粉葛120克

【做法】洗净，同入沙锅内，加清水6碗煎至1碗半，去渣饮。亦可加白糖少许调味。

【功效】清凉解毒，除烦止渴。适用于感冒发热，咽干疼痛，胃火牙痛，颈、背肌肉疼痛，小儿痰火等。

3.粉葛鲩鱼汤《中国药膳学》

【材料】鲩鱼1条　粉葛250克

【做法】鲩鱼治净，与粉葛文火熬3小时至汤变微红色，去药。早晚食肉喝汤。

【功效】清热祛湿止痛。适用于湿热流注。

【注意】阴虚喘咳者忌用。

❥ 淡豆豉 ❦

本品为豆科植物大豆 *Glycine max*（L.）Merr.的成熟种子的发酵加工品。中国大部分地区均产。晒干，生用。

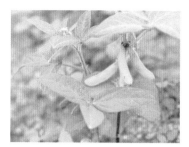

图4-20　大豆植物图

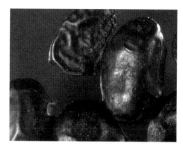

图4-21　淡豆豉药材图

一、性味归经

苦、辛，凉。归肺、胃经。

二、功效

解表除烦，宣发郁热。

三、性能特点

本品味苦辛，性凉，入肺、胃经。质轻辛散，能疏散表邪，且发汗解表之力颇为平稳，无论风寒、风热表证，均可配伍使用。辛能苦泄性凉，既能透散外邪，又能宣发郁热除烦，尤善治外感热病，邪热内郁胸中，心中懊侬，烦热不眠。

四、用法用量

煎服，6~12克。

五、使用注意

胃气虚弱而又易作恶心者慎服。

六、方剂

1.三黄石膏汤《伤寒六书》

【组成】黄连30克　黄芩30克　黄柏30克　石膏_{先煎}15克　麻黄45克　淡豆豉1升　栀子10枚

【功效】清热泻火，发汗解表。

【主治】伤寒里热已炽，表证未解证。症见壮热无汗，身体沉重拘急，鼻干口渴，烦躁不眠，神昏谵语，鼻衄，脉滑数或发斑。

【用法】水煎服。

【注意】忌猪肉、冷水。

2.栀子豉汤《伤寒论》

【组成】栀子9克　淡豆豉4克

【功效】透邪泄热，除烦解郁。

【主治】治伤寒发汗吐下后，余热扰胸，虚烦不得眠，反覆颠倒，心中懊侬。

【用法】水煎服，先服用1次，呕吐停止后再服用1次。

3.葱豉汤《肘后备急方》

【组成】葱白6~10条　淡豆豉30克

【功效】通阳发汗，解表散寒。

【主治】外感风寒轻证。症见微恶风寒，或微热，无汗，鼻塞流清涕，喷嚏，舌苔薄白，脉浮。

【用法】水煎服。服药后未出汗，加葛根6克，升麻9克，如仍不汗，更加麻黄6克。

4.葱白七味饮《外台秘要》

【组成】葱白9克　淡豆豉6克　葛根9克　麦冬9克　地黄16克　生姜6克

【功效】养血解表。

【主治】主病后阴血亏虚，调摄不慎，感受外邪；或失血之后，复经感冒，头痛身热，微寒无汗者。

【用法】水煎服，上药用劳水8升煎服。

【注意】服药期间，忌食芜荑。

七、药膳

1.淡豉葱白煲豆腐《饮食疗法》

【材料】淡豆豉12克　葱白15克　豆腐2~4块

【做法】豆腐加水1.5碗，略煮，加豆豉，煎煮至水到1碗，再入葱白，滚开即出锅。乘热服。

【功效】发散风寒。适用于外感风寒，伤风鼻塞，鼻流清涕，不时打喷嚏，咽痒咳嗽等症。

2.葱豉茶《太平圣惠方》

【材料】葱白3根　淡豆豉15克　荆芥0.3克　薄荷3克　栀子4.5克　生石膏30克　紫笋茶末10克

【做法】葱白去须，石膏捣碎，水煎，去渣，取汁，下茶末，煎5分钟。分2次温服，每日1剂。

【功效】适用于外感风寒，高热头痛，肢节酸痛等症。

3.银花淡豉粥《中国药膳大辞典》

【材料】银花9克　淡豆豉9克　芦根15克　桑叶9克　粳米60克　白糖适量

【做法】前4味布包，煎汤去渣，入粳米、白糖煮粥。每日1剂，连服3~5剂。

【功效】适用于风热表证。

4.青椒炒豆豉《中医药膳学》

【材料】青椒250克　豆豉250克　食油适量　盐适量

【做法】先分别炒青椒及豉，再将青椒与豆豉拌匀略炒。

【功效】辛温发散。适用于风寒表证。

第五章

清热药

清热药是以清解里热为主要作用，用治里热证的药物。本类药物可分为清热泻火药、清热燥湿药、清热凉血药、清热解毒药、清虚热药五类。使用清热药时，首选应辨证准确，选药精当，同时注意有无兼证，若里热兼有表证，当先解表后清里，或与解表药同用，以表里双解；若里热兼积滞，宜与通里泻下药同用。但本类药物性多寒凉，易伤脾胃，故脾胃气虚，食少便溏者慎用；苦燥药易伤阴，阴虚者慎用或酌情配伍养阴生津药；阴盛格阳或真寒假热证忌用。注意中病即止，避免克伐太过以伤正气。

淡竹叶

本品为禾本科多年生草本植物淡竹叶 *Lophatherum gracile* Brongn. 的干燥茎叶。主产于浙江、江苏、安徽等地。夏末抽花穗前采割，晒干。切段，生用。

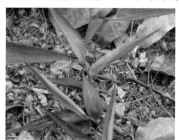

图5-1 淡竹叶植物图

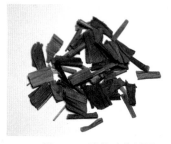

图5-2 淡竹叶药材图

一、性味归经

甘、淡，寒。归心、胃、小肠经。

二、功效

清热泻火，除烦止渴，利尿通淋。

三、性能特点

本品甘淡性寒，入心、胃、小肠经。性寒能清泻心胃实火，甘淡能渗湿利尿，为清利之品。功能清心泻火而除烦止渴，用于热病心烦口渴，然其泻火之力较为平和；又善淡渗通利而清热利尿，导热下行，故长于治疗心力亢盛、口舌生疮或热移小肠之小便短赤以及热淋涩痛。

四、用法用量

煎服，6~10克。

五、使用注意

阴虚火旺，骨蒸潮热者慎用。

六、方剂

1.葱豉桔梗汤《重订通俗伤寒论》

【组成】葱白6~9克　桔梗3~4.5克　山栀子6~9克　淡豆豉9~15克　薄荷3~4.5克　连翘4.5~6克　甘

草2~2.5克　鲜淡竹叶3克

【功效】辛凉解表，清热泻火。

【主治】风温初起，头痛身热，微恶风寒，咳嗽，咽痛，口渴，舌尖红苔薄白，脉浮数。

【用法】水煎服。

2.导赤散《小儿药证直诀》

【组成】生地黄6克　木通6克　淡竹叶6克　甘草6克

【功效】清心凉血，利水通淋。

【主治】心经火热证。心胸烦热，口渴面赤，意欲冷饮，以及口舌生疮；或心热移于小肠，小便赤涩刺痛，舌红，脉数。

【用法】水煎服。

3.小儿七星茶颗粒《中国药典》2020年版

【组成】薏苡仁893克　稻芽893克　山楂446克　淡竹叶670克　钩藤335克　蝉蜕112克　甘草112克

【功效】开胃消滞，清热定惊。

【主治】主治小儿积滞化热，消化不良，不思饮食，烦躁易惊，夜寐不安，大便不畅，小便短赤。

【用法】薏苡仁、稻芽加水煎煮两次，每次2小时，煎液滤过，滤液合并，浓缩至55℃下相对密度为1.08~1.12，加入乙醇使含醇量达45%，静置，滤过，滤液浓缩成稠膏；其余山楂等五味加水煎煮两次，每次2小时，煎液滤过，滤液合并，滤液浓缩至适量，与上述稠膏合并，加入适量蔗糖粉，制成颗粒，干燥，制成1000克，每服3.5~7克，开水冲服。

4.清凉饮汤《老中医经验汇编》

【组成】荷叶2500克　茅根2500克　桑叶1260克　香薷1260克　藿香1260克　淡竹叶1260克　夏枯草1260克　青蒿500克　薄荷500克

【功效】清热，除烦，祛暑。

【主治】预防中暑。

【用法】将各药切细混匀，按1∶1比例，制成合剂，加红糖适量，并加防腐剂备用，每服80毫升。

5.急白汤《中医临证撮要》

【组成】金银花15克　连翘15克　天花粉15克　淡竹叶15克　犀角粉（冲服）1.5克　射干6克　板蓝根6克　生栀子6克　焦栀子6克　赤芍9克　牡丹皮9克　芦根30克

【功效】清热解毒，凉营止血。

【主治】急性白血病。症见胸烦作恶，寒热头痛，夜寐不安，神昏谵语，咽痛红肿，汗出口干，口鼻出血，舌尖红，舌苔黄腻或糙干而焦黑，脉象洪数或滑大。

【用法】水煎服。

6.滴虫汤《中医临证撮要》

【组成】金银花12克　连翘12克　茯苓12克　车前子12克　淡竹叶12克　薏苡仁15克　怀牛膝9克　苦参9克　黄柏6克　栀子6克　苍术4.5克　黄芩4.5克

【功效】清化湿热。

【主治】滴虫性阴道炎。症见阴道作痒，带下色黄腥臭，腰酸头昏，纳食不香，口干苦，舌苔黄腻或舌质干，脉滑而细数。

【用法】水煎服。

七、药膳

1.淡竹叶饮《滋补保健药膳食谱》

【材料】淡竹叶15克

【做法】切碎，加水400克，煎半小时去渣取汁，加白糖适量。代茶饮。

【功效】清心除烦，利尿通淋。适用于心烦，口舌生疮，小便涩痛，尿赤等症。

2.淡竹叶粥《常见病食疗食补大全》

【材料】淡竹叶30克　北粳米50克　冰糖适量

【做法】竹叶加水煎汤，去渣后入粳米、冰糖，煮粥。早晚各1次，稍温顿服。

【功效】适用于温热病心火炽盛，口渴多饮，心烦目赤，口舌生疮，牙龈肿痛，小便短赤，或淋痛等症。

【注意】此粥宜稀薄，量宜多，以利小便。胃寒及无热症者忌食。

3.竹茅饮《药膳食谱集锦》

【材料】淡竹叶10克　白茅根10克

【做法】洗净，放保温瓶中盖严，沸水冲泡半小时。代茶饮。

【功效】清热凉血止血。适用于尿血症。

4.感冒饮《疾病的食疗与验方》

【材料】桑叶6克　菊花6克　淡竹叶30克　白茅根30克　薄荷3克

【做法】沸水冲泡10分钟。频频饮，或放冷作饮料大量饮。连服2~3天。

【功效】疏散风热，辛凉解表。适用于外感风热之感冒。

鲜芦根

本品为禾本科多年生草本植物芦苇*Phragmites communis* Trin.的根茎。主产于安徽、江苏、浙江等地。全年均可采挖，除去芽、须根及膜状叶。鲜用，或晒干生用。

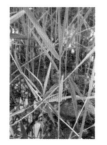

图5-3　芦根植物图

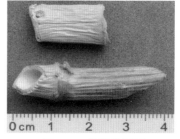

图5-4　芦根药材图

一、性味归经

甘，寒。归肺、胃经。

二、功效

清热泻火，生津止渴，除烦，止呕，利尿。

三、性能特点

本品味甘性寒而入肺、胃经，其性不滋腻，生津不恋邪，故凡温热病见津伤烦渴者用之皆宜。又善清肺热而止咳，清泄胃热而止呕，清热利尿而通淋，故长于治疗肺热咳嗽、胃热呕逆、热淋涩痛。兼能祛痰排脓，亦为肺痈所常用。

四、用法用量

煎服，干品15~30克。鲜品用量加倍，或捣汁用。

五、注意事项

脾胃虚寒者慎用。

六、方剂

1.五叶芦根汤《湿热病篇》

【组成】藿香6克　薄荷1.8克　鲜荷叶3克　冬瓜子15克　佩兰4.5克　枇杷叶15克　芦根30克

【功效】轻扬发表。

【主治】湿热俱轻，身热自汗，胸脘微闷，知饥不食，口腻微渴，渴不喜饮，便溏溺热。舌苔黄白相兼、薄而粘腻。脉右滞，左微数者。

【用法】水煎服。

2.芦根饮子《太平圣惠方》

【组成】芦根60克　麦冬90克　人参30克　黄芪30克　橘皮30克　竹茹30克

【功效】益气养阴，清胃降逆。

【主治】脾胃积热，耗气伤阴，胸膈烦壅，呕哕不下食。

【用法】水煎服。

3.泄热芦根散《太平圣惠方》

【组成】芦根30克　茯苓7.5克　栝楼根30克　麦冬30克　知母15克　炙甘草15克

【功效】清热泻火。

【主治】胃实热，常渴饮水。

【用法】水煎服。

七、药膳

1.芦根竹茹汤《常见病的饮食疗法》

【材料】鲜芦根100克　竹茹30克　蜜糖适量

【做法】水煎取汁去渣，加蜜糖调匀服。

【功效】和胃止呕。适用于胃热呕吐，呃逆等症。

2.芦根茅根茶《中国药膳大辞典》

【材料】芦根100克　茅根100克

【做法】水煎、取汁、去渣。代茶频饮。

【功效】适用于防治小儿麻疹合并肺炎。

3.鲜芦根苡仁粥《百病饮食自疗》

【材料】鲜芦根60~100克　薏苡仁30克　粳米30克　冬瓜仁10克　豆豉15克

【做法】芦根、冬瓜仁、豆豉水煎取汁。再入薏苡仁、粳米合为稀粥。每日1剂，分2次食。

【功效】清热利湿化浊。适用于湿热症见恶寒少汗，身热不扬，头重如裹，身重肢倦，胸闷脘痞，或大便溏泄，小便混浊，苔白腻等症。

4.鲜芦根炖冰糖《饮食疗法》

【材料】芦根100~120克　冰糖30~50克

【做法】放瓦盅内，加适量清水，隔水炖30分钟，取出去渣。代茶饮。

【功效】清宣肺热。适用于风湿证，身热，汗出，烦渴，咳喘等症。

◐ 夏枯草 ◑

本品为唇形科多年生草本植物夏枯草 *Prunella vulgaris* L.的干燥果穗。主产于江苏、浙江、安徽等地。夏季果穗呈棕红色时采收，除去杂质，晒干。生用。

一、性味归经

辛、苦、寒。归肝、胆经。

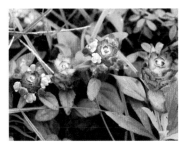

图5-5 夏枯草植物图

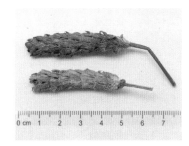

图5-6 夏枯草药材图

二、功效

清热泻火，明目，散结消肿。

三、性能特点

本品辛苦而寒，主入肝胆，辛散肝郁，苦寒泻热，既善清泻肝火而明目，为治肝火目赤、目珠疼痛之要药；又有平降肝阳之效，常用于肝热阳亢，头痛眩晕。且长于清泻肝经郁火而有散结消肿之功，用治痰火凝聚治瘰疬、瘿瘤、乳痈、乳癖尤为适宜。

四、用法用量

煎服，9~15克，或熬膏服。

五、使用注意

脾胃寒弱者慎用。

六、方剂

1.夏枯草膏《医宗金鉴》

【组成】夏枯草750克 当归15克 酒炒白芍15克 黑参15克 乌药15克 浙贝母15克 炒僵蚕15克 昆布9克 桔梗9克 陈皮9克 抚芎9克 甘草9克 酒炒香附30克 红花6克

【功效】化硬消坚。

【主治】男妇小儿，忧思气郁，肝旺血燥，瘰疬坚硬。瘿瘤坚硬，结核肿痛，痈疖肿毒，目珠夜痛等症。

【用法】水煎去滓，再熬浓汁，加240克红蜜制成膏剂，瓷罐储藏，每服1~2匙，或用薄纸摊贴。

2.夏枯草汤《外科正宗》

【组成】夏枯草6克 当归9克 白术3克 茯苓3克 桔梗3克 陈皮3克 生地黄3克 柴胡3克 甘草3克 贝母3克 香附3克 白芍3克 白芷0.9克 红花0.9克

【功效】消结散肿。

【主治】治瘰疬、马刀，不管已溃或未溃，或已溃日久成漏，形体消瘦，饮食不甘，寒热如疟，渐成劳瘵。

【用法】水煎服。

3.夏枯草散《张氏医通》

【组成】夏枯草30克 制香附60克 炙甘草9克

【功效】清肝理气。

【主治】肝热气滞，目珠痛，至夜疼剧。

【用法】水煎服。

4.露蜂房汤《郭子光方》

【组成】露蜂房10克 山茨菇10克 郁金10克 青皮10克 贝母12克 柴胡10克 橘叶10克 香附

12克　夏枯草25克

【功效】疏肝豁痰，软坚散结。

【主治】气郁痰结。

【用法】水煎服。

5.止泪补肝散《银海精微》

【组成】蒺藜10克　当归10克　熟地黄10克　白芍10克　川芎10克　木贼10克　防风10克　夏枯草10克

【功效】补血养肝，疏风清热。

【主治】肝虚，迎风流泪不止。

【用法】上药研为细末，每服6~9克，温水送服。

6.消疬丸《疬医大全》

【组成】夏枯草120克　连翘120克　蓖麻仁120克

【功效】清肝散结，消肿拔毒。

【主治】瘰疬。

【用法】上药研为细末，装入猪大肠内，两大扎紧，酒浸蒸烂，制成直径为6~8毫米的丸子，每服50丸，酒送服。

7.防风羌活汤《证治准绳·疡医》

【组成】防风3克　羌活3克　炒牛蒡子3克　川芎3克　酒黄芩3克　昆布3克　海藻3克　夏枯草6克　僵蚕6克　连翘6克　升麻2.1克　甘草1.5克

【功效】疏风清热，散结消肿

【主治】瘰疬发热。

【用法】加3克薄荷，水煎服。

七、药膳

1.夏枯草瓜络饮《百病饮食自疗》

【材料】夏枯草10克　丝瓜络5~10克　冰糖适量

【做法】前2药水煎汁约1碗。另将冰糖熬化，再入药汁煮片刻，每日1剂，分2次服。

【功效】清热解郁。适用于气郁发热，自觉身热心烦，常随情绪变化而作，急躁易怒，胸胁闷胀，口苦等。

2.夏菊茶《中药临床手册》

【材料】夏枯草15克　野菊花15克

【做法】共为粗末，煎水，取汁。代茶饮。连服3~5天。

【功效】适用于流行感冒。

3.夏枯草煲猪肉《食物疗法》

【材料】夏枯草20克　猪瘦肉50克

【做法】猪肉切薄片；夏枯草装纱布袋中、扎口，同放锅内，加水，文火炖至肉熟烂，弃药袋，调味。食肉饮汤。每日1剂，分2次。

【功效】清肝热，散郁结。适用于肝经有热或肝阳上亢之头痛眩晕，瘰疬，结核等。

4.麦草汤《疾病的食疗与验方》

【材料】麦冬15克　夏枯草15~25克　白糖50克

【做法】前2味水煎10~15分钟，加白糖煮片刻。代茶饮。

【功效】养阴清肺，祛痰散结。适用于矽肺干咳，咯少量黏痰或痰中带血，气短；或咳嗽气促，胸紧闷痛，盗汗，咽干口渴，尿赤便燥，舌质光红少苔等。

5.菊藤茶《民间饮食疗法》

【材料】菊花10克　夏枯草10克　钩藤10克

【做法】共为粗末，煎水，取汁。代茶饮，每日1剂。

【功效】清肝泻火。适用于高血压，头眩。

决明子

本品为豆科一年生草本植物决明 *Cassia obtusifolia* L.或小决明 *Cassia tora* L.的干燥成熟种子。主产于安徽、广西、四川等地。秋季采收成熟果实，晒干，打下种子，除去杂质。生用，或炒用。用时捣碎。

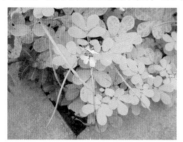 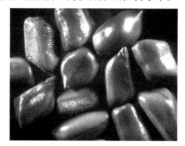

图5-7　决明植物图　　　　　　　　　图5-8　决明子药材图

一、性味归经

甘、苦、咸，微寒。归肝、大肠经。

二、功效

清肝明目，润肠通便。

三、性能特点

本品味甘苦咸而性微寒，主入肝和大肠经，既善清肝热，又兼益肝阴，均有明目之效，故治目疾无论肝热或阴亏者用之皆宜，为眼科常用之品。且能清热而平肝，宜于肝火或肝阳头痛眩晕。其性咸寒质润，清热润燥，缓下通便，可治内热肠燥便秘。

四、用法用量

煎服，9~15克；用于润肠通便，不宜久煎或泡茶饮。

五、使用注意

气虚便溏者不宜用。

六、方剂

1.决明子散《太平圣惠方》

【组成】决明子30克　黄连30克　升麻30克　麸炒枳壳30克　玄参30克　黄芩30克　车前子15克　栀子15克　地肤子15克　人参15克

【功效】清肝明目。

【主治】眼中卒生翳膜，视物昏暗，及翳覆裹瞳仁。

【用法】水煎服，饭后温水送服。

2.洗眼决明汤《圣济总录》

【组成】决明子30克　柴胡30克　秦皮30克　防风30克　蛇含草30克　生地黄60克

【功效】清肝明目，祛风止痛。

【主治】坠睛，视物失明。

【用法】水煎服。

3.决明益阴丸《原机启微》

【组成】羌活15克　独活15克　酒制黄连30克　防风15克　黄芩30克　酒制当归尾15克　五味子15克　煅石决明9克　决明子30克　炙甘草15克　黄柏30克　知母30克

【功效】清热燥湿，明目退翳，养阴生津。

【主治】眼目畏日恶火，沙涩难开，眵泪俱多，久病不痊

【用法】上药研为细末，加炼蜜制成直径为6~8毫米的丸子，每服50~100丸，温水送服。

4.决明子点方《圣济总录》

【组成】决明子1.8克　蕤仁1.8克　象胆1.2克　秦皮1.2克　黄柏1.2克　盐绿0.9克　鲤鱼胆4枚　马珂1.2克　乌贼骨1.2克　贝齿1.2克

【功效】明目退翳。

【主治】目赤翳膜碜痛，热泪不止。

【用法】上药研为细末，水煎煮，取少量，加人乳和匀，滴入1-2滴至眼中后闭目，后用温水清洗，每天三次。

七、药膳

1.山楂决明汤《膳食保健》

【材料】山楂30克　决明子60克

【做法】水煎服。代茶饮。

【功效】降低血压，降胆固醇。适用于高血压和高脂血症。

2.决明子茶《全国中草药汇编》

【材料】决明子15克　夏枯草9克

【做法】决明子炒至稍鼓起，微有香味，放凉，打碎或碾碎；夏枯草切碎，同用开水冲泡。代茶饮，每日1剂。

【功效】清肝明目。适用于高血压，头痛，鱼性眼结膜炎，角膜溃疡，青光眼，大便秘结。

3.决明子粥《粥谱》

【材料】炒决明子12克　菊花9克　粳米100克　冰糖少许

【做法】先煎炒决明和菊花，去渣取汁。再入粳米煮粥，加冰糖少许。

【功效】清肝降火，平肝潜阳。适用于肝火上炎，目赤肿痛，肝阳上扰之头晕、头痛，高血压病，高脂血症及便秘。

4.决明烧茄子《家庭药膳手册》

【材料】草决明30克　茄子500克　豆油250克

【做法】决明子捣碎加水适量，煎30分钟，去渣浓缩汁至2汤匙待用。茄子洗净切斜片，放热油中炸至两面焦黄，捞出控油。将锅内余油留下3克放火上，用蒜片炝锅后把炸好的茄片入锅，把姜、葱等和用草决明汁调匀的淀粉倒入锅内翻炒，点几滴明油，颠翻。每日2次，佐餐食。

【功效】清肝降逆，润肠通便。适用于高血压病、高脂血症、冠心病及妇女更年期综合征等。

5.决明罗布麻茶《补品补药与补益良方》

【材料】决明子12克　罗布麻叶10克

【做法】决明子炒至微香，与罗布麻同放杯中，沸水浸泡。当茶饮。

【功效】清热平肝。适用于高血压病，头晕目眩，烦躁不安，属于肝热过肝阳上亢者。

银花（金银花、山银花）

本品分为金银花和山银花。金银花为忍冬科植物忍冬 *Lonicera japonica* Thunb.的干燥花蕾或带初开的花。

全国大部分地区均产，主产于河南、山东等地。夏初花开放前采摘。阴干。生用、炒炭或制成露剂使用。山银花为忍冬科植物灰毡毛忍冬 *Lonicera macranthoides* Hand.–Mazz.、红腺忍冬 *Lonicera hypoglauca* Miq.、华南忍冬 *Lonicera confusa* DC.或黄褐毛忍冬 *Lonicera fulvotomentosa* Hsu et S.C.Cheng 的干燥花蕾或带初开的花。多产于安徽南部，浙江，江西，福建。夏初花开放前采收，干燥。两者药性、功效、主治相同。

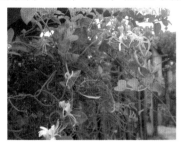

图5-9　金银花植物图

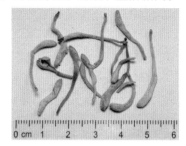

图5-10　金银花药材图

一、性味归经

甘、辛、苦，寒。归肺、心、胃经。

二、功效

清热解毒，疏散风热。

三、性能特点

本品甘润寒清，入肺、心、胃经。功善清心胃之热以解热毒、散痈消肿，为治热毒所致的一切痈疮疔疖之要药。且芳香疏散，既善清肺经之邪以疏风透热，又能解毒利咽喉，常用治风热表证，外感温热病及咽喉肿痛。炒炭则能解毒凉血止痢，以治热毒血痢。蒸馏制露又有清热解暑之效，治暑热烦渴、小儿痱子、热疮等。

四、用法用量

煎服，6~15克。

五、使用注意

脾胃虚寒及疮疡属阴证者慎服。

六、方剂

1.三石汤《温病条辨》

【组成】滑石_{先煎}9克　生石膏_{先煎}15克　寒水石_{先煎}9克　杏仁9克　炒竹茹6克　银花9克　金汁30毫升　通草6克

【功效】清热利湿，宣通三焦。

【主治】暑湿弥漫三焦，邪在气分，身热汗出，面赤耳聋，胸脘痞闷，下利稀水，小便短赤，咳嗽带血。不甚渴饮，舌质红，苔黄滑，脉滑数。

【用法】水煎服。

2.五味消毒饮《医宗金鉴》

【组成】金银花9克　蒲公英3.6克　紫花地丁3.6克　紫背天葵子3.6克　野菊花3.6克

【功效】清热解毒，消散疔疮。

【主治】各种疔毒，痈疮疖肿，局部红肿热痛，或发热，舌红脉数者。

【用法】水煎服。

3.四妙勇安汤《验方新编》

【组成】银花90克　玄参90克　当归60克　甘草30克

【功效】清热解毒，活血止痛。

【主治】热毒炽盛之脱疽。患肢暗红微肿灼热，溃烂腐臭，疼痛剧烈，或见发热口渴，舌红脉数。

【用法】水煎服。

4.银翘马勃散《温病条辨》

【组成】连翘30克　牛蒡子18克　银花15克　射干9克　马勃6克

【功效】清热利咽。

【主治】湿温喉阻咽痛，症见发热，口渴，咽痛，吞咽受阻，脉浮。

【用法】水煎服。

5.银翘散《温病条辨》

【组成】连翘30克　金银花30克　桔梗18克　薄荷后下18克　竹叶12克　甘草15克　芥穗12克　淡豆豉15克　牛蒡子18克

【功效】辛凉透表，清热解毒。

【主治】温病初起，发热微恶风寒，无汗或有汗不多，头痛口渴，咳嗽咽痛，舌尖红，苔薄白或薄黄，脉浮数。

【用法】水煎服。

6.清营汤《温病条辨》

【组成】犀角30克　生地黄15克　元参9克　竹叶心3克　麦冬9克　丹参6克　黄连5克　银花9克　连翘6克

【功效】清营解毒，透热养阴。

【主治】热入营分证。身热夜甚，神烦少寐，时有谵语，目常喜开或喜闭，口渴或不渴，斑疹隐隐，脉细数，舌绛而干。

【用法】水煎服。

7.清营解毒汤《赵炳南临床经验集》

【组成】羚羊角9克　生地黄15克　桑叶9克　薄荷6克　牡丹皮9克　白芍9克　桔梗6克　连翘9克　金银花9克　玄参9克　竹叶3克　防风9克

【功效】清营解毒，凉血透疹。

【主治】斑疹。如或温病出疹，忽然周身涌出，红紫成片，鼻扇气促，壮热思凉，狂言乱语。

【用法】水煎服。

8.新加香薷饮《温病条辨》

【组成】香薷6克　银花9克　扁豆花9克　厚朴6克　连翘6克

【功效】祛暑解表，清热化湿。

【主治】暑温初起，复感风寒。症见发热头痛，恶寒无汗，口渴面赤，胸闷不舒，舌苔白腻，脉浮而数。

【用法】水煎服。

七、药膳

1.银花薄黄饮《百病饮食自疗》

【材料】银花15克　薄荷后下6克　黄芩3克　冰糖15克

【做法】前3味水煎取汁，加入冰糖溶化服。

【功效】辛凉解表，清热解毒。适用于痄腮初起，发热恶寒，头身疼痛，腮部肿胀等症。

2.银花赤小豆羹《百病饮食自疗》

【材料】银花10克　赤小豆30克

【做法】银花装入纱布袋，扎口；赤小豆淘净，加水先煮至熟烂，入银花袋，再煮3~15分钟，去药袋，食豆饮汤。

【功效】辛凉解表，清热散结。适用于痄腮初起，发热恶寒，头身疼痛，或鼻塞流涕等症。

3.银黄乳《百病饮食自疗》

【材料】银花6克 黄连3克 乳汁100毫升

【做法】前2药水煎取汁3次，约50~100毫升。兑乳汁中和匀。每日3次，每次30~50毫升。

【功效】清热解毒。适用于小儿鹅口疮，伴轻微发热，烦躁啼哭，唇面红赤，小便短黄，或大便干燥等症。

4.双花饮《中华药膳宝典》

【材料】金银花15克 大青叶10克 蜂蜜50克

【做法】先煮金银花、大青叶取汁，入蜂蜜拌匀即可饮用。

【功效】清热解毒。适用于咽喉红肿疼痛。

5.银蝉茶《百病饮食自疗》

【材料】银花6克 蝉衣1.5克 前胡3克 冰糖15克

【做法】水煎，加入冰糖使其溶化，取汁。代茶饮。

【功效】清热，解表，透疹。适用于麻疹出期，症见壮热，烦渴，咳嗽，溏泻等。

✿ 栀子 ✿

本品为茜草科常绿灌木植物栀子 *Gardenia jasminoides* Ellis 的干燥成熟果实。主产于浙江、湖南、江西等地。9~11月果实成熟呈红黄色时采收，除去果梗和杂质，蒸至上气或置沸水中略烫，取出，干燥。生用、炒用或炒焦用。

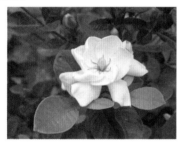

图5-11 栀子植物图

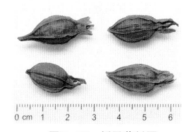

图5-12 栀子药材图

一、性味归经

苦，寒。归心、肺、三焦经。

二、功效

泻火除烦，清热利湿，凉血解毒；外用消肿止痛。焦栀子：凉血止血。

三、性能特点

本品苦寒清降，入心、肺、肝、三焦经。能清泻三焦火邪，善于清透疏解郁热，尤善清心泻火而除烦，为治热病烦闷之要药。其性清利，能清热利湿，导三焦湿热之邪从小便而出，又为湿热黄疸、热淋所常用。既入气分而泻火解毒，又入血分能凉血止血，故常用治热毒疮疡，血热出血。外用尚有消肿止痛之效，可治跌打损伤之瘀热肿痛。

四、用法用量

煎服，6~10克。外用生品适量，研末调敷。生用多走气分而泻火，炒用可缓和其苦寒，炒焦多入血分而止血。

五、使用注意

本品苦寒伤胃，阴血亏虚，脾虚便溏者不宜用。

六、方剂

1.利胆退黄汤《古今名方》

【组成】茵陈30克　败酱草30克　板蓝根30克　玉米须30克　金钱草60克　郁金12克　栀子10克

【功效】清热利湿，利胆疏肝。

【主治】阳黄。

【用法】水煎服。

2.十味导赤汤《医宗金鉴》

【组成】生地黄6克　栀子6克　木通6克　瞿麦6克　滑石_{先煎}6克　淡竹叶6克　茵陈蒿6克　黄芩6克　甘草6克　猪苓6克

【功效】利尿通淋。

【主治】热淋，小便不通，淋沥涩痛。

【用法】水煎服。

3.八正散《太平惠民和剂局方》

【组成】车前子500克　瞿麦500克　萹蓄500克　滑石500克　栀子仁500克　炙甘草500克　煨大黄500克　木通500克

【功效】清热泻火，利水通淋。

【主治】湿热淋证。尿频尿急，溺时涩痛，淋沥不畅，尿色浑赤，甚则癃闭不通，小腹急满，口燥咽干，舌苔黄腻，脉滑数。

【用法】上药研为粗末，制成散剂，每服6~10克，灯心煎汤送服；或水煎服，用量根据病情酌定。

4.抽薪饮《景岳全书》

【组成】黄芩3~6克　石斛3~6克　木通3~6克　炒栀子3~6克　枳壳4.5克　甘草0.9克　泽泻4.5克　黄柏3~6克

【功效】清胃泻火。

【主治】火热炽盛，瘟疫发狂，及孕妇外感发热。

【用法】水煎服。

5.龙胆泻肝汤《医方集解》

【组成】酒炒龙胆草6克　酒炒黄芩9克　酒炒栀子9克　泽泻12克　木通9克　车前子9克　酒炒当归3克　生地黄20克　柴胡10克　甘草6克

【功效】清泻肝胆实火，清利肝经湿热。

【主治】肝胆实火上炎证。头痛目赤，胁痛，口苦，耳聋，耳肿，舌红苔黄，脉弦细有力；肝经湿热下注证。阴肿，阴痒，筋痿，阴汗，小便淋浊，或妇女带下黄臭等，舌红苔黄腻，脉弦数有力。

【用法】水煎服，或制成丸剂，每服6~9克，每日两次，温水送服。

6.化肝煎《景岳全书》

【组成】青皮6克　陈皮6克　白芍6克　牡丹皮4.5克　炒栀子4.5克　泽泻4.5克　土贝母6~9克

【功效】疏肝理气。

【主治】怒气伤肝，气逆动火，胁痛胀满，烦热动血。

【用法】水煎服。

7.茵陈蒿汤《伤寒论》

【组成】茵陈18克　栀子12克　大黄6克

【功效】清热，利湿，退黄。

【主治】湿热黄疸。一身面目俱黄，黄色鲜明，发热，无汗或但头汗出，口渴欲饮，恶心呕吐，腹微满，小便短赤，大便不爽或秘结，舌红苔黄腻，脉沉数或滑数有力。

【用法】水煎服。

8.黄连解毒汤《肘后备急方》

【组成】黄连9克 黄芩6克 黄柏6克 栀子9克

【功效】泻火解毒。

【主治】三焦火毒证。大热烦躁，口燥咽干，错语不眠；或热病吐血、衄血；或热甚发斑，或身热下利，或湿热黄疸；或外科痈疡疔毒。小便黄赤，舌红苔黄，脉数有力。

【用法】水煎服。

9.柴胡清肝汤《外科正宗》

【组成】川芎3克 当归3克 白芍3克 生地黄3克 柴胡3克 黄芩3克 栀子3克 天花粉3克 防风3克 牛蒡子3克 连翘3克 甘草3克

【功效】养血清火，疏肝散结。

【主治】血虚火动，肝气郁结，致患鬓疽，初起尚未成脓者，毋论阴阳表里，俱可服之。

【用法】水煎服。

10.黄芩清肺饮《叶氏女科》

【组成】人参2.4克 天冬2.4克 黄芩2.4克 地骨皮2.4克 陈皮2.4克 茯苓2.4克 酒炒知母3克 炒栀子仁3克 五味子20粒 炙甘草1.5克 炒桑白皮4.5克 当归身4.5克

【功效】清肺化饮，止血安胎。

【主治】妊娠吐衄。

【用法】加3片生姜，水煎服。

七、药膳

1.栀子仁粥《养生食鉴》

【材料】栀子仁6克 粳米100克

【做法】栀子研为粗末，将粳米煮稀粥，临熟，调入栀子末稍煮。空腹食。

【功效】清热解毒。适用于痈疮热毒内攻，症见高热，烦渴，神昏，谵语等。亦治目赤肿痛。

2.栀子香豉粥《百病饮食自疗》

【材料】栀子仁5~10克 香豉15克 花粉15克 粳米50~100克

【做法】香豉、花粉同煎，沸后10分钟取汁，再入粳米同煮；另将栀子仁研末，待粥将成时调入，稍煮。每日分2次服。

【功效】清泄膈热。适用于温病热在胸膈，身热不已，心烦不安，胸膈灼热如焚等症。

3.栀仁莲子粥《百病饮食自疗》

【材料】栀子仁3~5克 莲子心10克 粳米50~100克

【做法】粳米煮粥；栀子研粉，与莲子心调入，稍煮，或加白糖调服。

【功效】清热化湿，固肾止遗。适用于湿热内蕴，遗精频繁，排尿或见精液混下，心烦少寐，小便热赤或不畅等症。

⟿ **青果** ⟾

本品为橄榄科植物橄榄 *Canarium album* Raeusch.的干燥成熟果实。秋季果实成熟时采收，干燥。

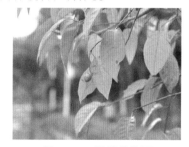

图5-13 橄榄植物图

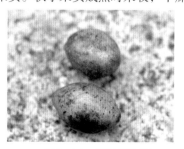

图5-14 青果果实图

一、性味归经

甘、酸，平。归肺、胃经。

二、功效

清热解毒，利咽，生津。

三、性能特点

本品味甘酸性平，归肺、胃经，长于清热解毒，利咽，生津，用于咽喉肿痛，咳嗽痰黏，烦热口渴等症，还可解鱼蟹毒。

四、用法用量

煎服，5~10克。用时打碎。

五、使用注意

表证初起者慎用。

六、方剂

1.青果丸《中国药典》2020年版

【组成】青果100克　金银花100克　黄芩100克　北豆根100克　麦冬100克　玄参100克　白芍100克　桔梗100克

【功效】清热利咽，消肿止痛。

【主治】用于肺胃蕴热所致的咽部红肿、咽痛、失音声哑、口干舌燥、干咳少痰。

【用法】上药研为细末，过筛混匀，每100克粉末用40~50克炼蜜加适量水泛丸，干燥，用玉米朊包衣，晾干制成水蜜丸，每10丸重1克；或每100克粉末加110~130克炼蜜制成大蜜丸，每丸重6克。口服，水蜜丸每服8克，大蜜丸每服2丸，每日2次。

2.清咽润喉丸《中国药典》2020年版

【组成】射干30克　山豆根30克　桔梗30克　炒僵蚕15克　姜栀子15克　牡丹皮30克　青果30克　金果榄15克　麦冬45克　玄参45克　知母30克　地黄45克　白芍60克　浙贝母30克　甘草60克　冰片6克　水牛角浓缩粉3克

【功效】清热利咽，消肿止痛。

【主治】用于风热外袭、肺胃热盛所致的胸膈不利、口渴心烦、咳嗽痰多、咽部红肿、咽痛、失音声哑。

【用法】以上十七味，除水牛角浓缩粉外，冰片研成细粉，其余射干等十五味粉碎成细粉，过筛，混匀，与上述粉末配研，过筛，混匀。每100克粉末加45~65克炼蜜及适量水，制成水蜜丸，干燥，或每100克粉末加100~120克炼蜜，制成大蜜丸，即得。水蜜丸每100粒重10克；大蜜丸每丸重3克。温开水送服或含化。水蜜丸每服4.5克，大蜜丸每服2丸，每日2次。

【注意】孕妇及儿童慎用；忌食辛辣、油腻、厚味食物。

3.铁笛口服液《中国药典》2020年版

【组成】麦冬25克　玄参25克　瓜蒌皮25克　诃子肉25克　青果10克　凤凰衣2.5克　桔梗50克　浙贝母50克　茯苓25克　甘草50克

【功效】润肺利咽，生津止渴。

【主治】用于阴虚肺热津亏引起的咽干声哑、咽喉疼痛、口渴烦躁。

【用法】麦冬、瓜蒌皮、诃子肉、青果、凤凰衣、甘草加水煎煮三次，滤过，滤液合并，减压浓缩至清膏；茯苓粉碎成小块，加水煮沸，80℃温浸两次；玄参、桔梗、浙贝母粉碎成粗粉，60%乙醇浸渍24小时后渗漉，收集漉液，与上述两种提取液合并，冷藏，滤过，回收乙醇，减压浓缩，加125克炼蜜，1.04克苯甲酸钠，加水至400毫升，加0.025克薄荷脑，加水至1000毫升，取上清液记得。口服，每服10毫升，每日2次，小儿酌减。

【注意】忌烟、酒及辛辣食物。

4.维甜美降糖茶《中药部颁标准》

【组成】麦冬10克　北沙参10克　玉竹10克　天花粉10克　山药10克　银线莲5克　葛根8克　金丝苦楝10克　茯苓8克　青果肉600克　山楂6克　甜叶菊50克　泽泻5克　茶叶250克

【功效】滋阴清火，生津止渴，降糖降脂。

【主治】用于糖尿病患者消除口渴、多饮等症。

【用法】以上十四味，取甜叶菊、茶叶粉碎成粗粉，备用；另取青果肉加水煎煮两次，每次1小时，合并煎液，滤过，滤液浓缩至适量；其余麦冬等十一味，按流浸膏剂项下的方法制成流浸膏，加入青果肉浓缩液，混匀，再加入上述粗粉，拌匀，干燥，分装成100袋，即得。开水冲泡服，每服3克，每日3次。

【注意】本品勿煎服。

5.榄葱茶《中药部颁标准》

【组成】去核青果2498克　生姜3885克　葱头3885克　紫苏叶4411克

【功效】解表，平胃。

【主治】用于伤风感冒所致的发热，头痛，流涕，喷嚏，喉痒咽痛，胸腹胀满。

【用法】以上四味，粉碎成粗粉，过筛，混匀，干燥，包装。或取鲜葱头、生姜压榨取汁；紫苏叶取2000克适当粉碎；余下的紫苏叶与青果及上述压榨取汁后的药渣加水煎煮两次，滤过，合并滤液，浓缩，加入紫苏叶粉与适量辅料，混匀，干燥，分装，每包装7.5克或每袋装2.5克。冲服，每服1~2包。

【注意】忌烟、酒及辛辣、生冷、油腻食物。不宜在服药期间同时服用滋补性中成药。

八、药膳

1.生地青果茶《百病中医自我疗养丛书》

【材料】生地黄30克　青果5枚

【做法】生地黄切碎，青果打碎，煎汤，取汁。代茶饮。

【功效】适用于麻疹伴咽喉肿痛。

2.青果芦根茶《常见病中医临床手册》

【材料】青果30克　芦根60克

【做法】青果捣碎，芦根切碎，煎水，取汁。代茶饮。

【功效】清热解毒，凉血生津。适用于水痘初起，发热，咽红疼痛等症。

3.青果酒《中国药膳学》

【材料】干青果50克　青黛5克　白酒1000克

【做法】青果洗净，晾干，拍碎，与青黛同放酒中，用力摇匀，封口，浸15日。隔5日摇1次。早晚各1盅。

【功效】清热利咽，凉血解毒。适用于咽喉肿痛，口渴，烦热等症。

4.玄参青果茶《常见病验方研究资料》

【材料】玄参10克　青果4枚

【做法】玄参切片，青果捣碎，煎水。代茶频饮。

【功效】清热利烟。适用于急、慢性喉炎，咽炎，扁桃腺炎。

❧ 鱼腥草 ❧

本品为三白草科多年生草本植物蕺菜 *Houttuynia cordata* Thunb.的干燥地上部分。主产于长江以南各省。夏季茎叶茂盛花穗多时采收。晒干，生用。

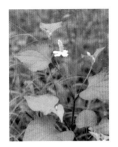

图5-15 鱼腥草植物图

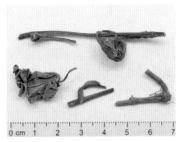

图5-16 鱼腥草药材图

一、性味归经

辛，微寒，归肺经。

二、功效

清热解毒，消痈排脓，利尿通淋。

三、性能特点

本品辛散寒清，专入肺经。功善清泻肺热，散痈排脓，为治肺痈吐脓、肺热咳嗽之要药；又能清热解毒，为治热毒疮痈常用之品；尚能清热除湿，利尿通淋，治热淋涩痛。

四、用法用量

煎服，15~25克；鲜品用量加倍，水煎或捣汁服。外用适量。

五、使用注意

不宜久煎。

六、方剂

1.复方鱼腥草合剂《中国药典》2020年版

【组成】鱼腥草100克　黄芩25克　板蓝根25克　连翘10克　金银花10克

【功效】清热解毒。

【主治】外感风热所致的急喉痹、急乳蛾，症见咽部红肿、咽痛；急性咽炎、急性扁桃体炎见上述证候者。

【用法】以上五味，加水煎煮两次，每次2小时，合并煎液，滤过，滤液浓缩至相对密度为1.18~1.20（60~80℃）的清膏，加乙醇至含醇量为70%，搅匀，静置24小时，滤过，滤液减压回收乙醇并浓缩至适量。另取蔗糖60克，制成单糖浆，加入上述药液，加入蜂蜜200克、苯甲酸钠2克、羟苯乙酯0.5克，混匀，加水调整总量至1000毫升，搅匀，滤过，灌装，灭菌，即得，每服20~30毫升，每日3次。

七、药膳

1.鱼腥草拌莴笋《中国药膳学》

【材料】鲜鱼腥草100克　莴笋500克　调料适量

【做法】鱼腥草摘洗干净，沸水略焯后捞出，加盐少许拌合腌渍待用。鲜莴笋摘去叶子，剥去皮，洗净，切成3~4厘米长的小段，纵切成粗丝，盐少许腌渍，沥水待用。将鱼腥草、莴笋丝放盘内，加入酱油、味精、香油、醋、姜、葱、蒜合匀食。

【功效】清热解毒，利湿排脓。适用于肺痈胸痛，脓痰腥臭；肺热咳嗽，痰黄黏稠；带下量多，质黏味臭；膀胱湿热，小便短赤热痛等症。

2.鱼腥草猪肚汤《中国药膳学》

【材料】鱼腥草60克　猪肚1个

【做法】鱼腥草置猪肚内炖熟。饮汤。每日1剂，连服3剂。

【功效】清热解毒。适用于肺结核咳嗽、盗汗。

3. 鱼腥草绿豆羹《百病饮食自疗》

【材料】鲜鱼腥草60克　绿豆120克　冰糖30克

【做法】上药煎汤取汁，入冰糖稍煮使溶。每日1剂，连服3~4剂。

【功效】宣肺清热止咳。适用于百日咳初起。

4. 鱼腥枇杷饮《中华药膳宝典》

【材料】鱼腥草60克　炙枇杷叶20克　冬瓜汁100克　白糖适量

【做法】先煮前二味药取汁，混入冬瓜汁，加白糖调味即可。

【功效】清宣肺热。适用于痰热咳嗽。

马齿苋

本品为马齿苋科一年生肉质草本植物马齿苋 Portulaca oleracea L. 的于燥全草，中国大部分地区均有出产。夏、秋两季采收，略蒸或烫后，晒干，生用。

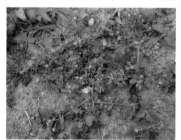

图5-17　马齿苋植物图

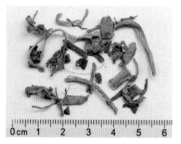

图5-18　马齿苋药材图

一、性味归经

酸，寒。归肝、大肠经。

二、功效

清热解毒，凉血止血，止痢。

三、性能特点

本品味酸收敛，性寒质滑，入肝、大肠经。功善清热解毒，凉血止痢，又能收敛止血，为治热毒血痢之常品；亦治热毒疮痈，以及血热崩漏，便血；尚可利尿通淋，用治热淋、血淋等证。

四、用法用量

煎服，15~30克。鲜品用量加倍。外用适量。

五、使用注意

脾胃虚寒者及孕妇慎用。

六、方剂

1. 复方马齿苋合剂《朱仁康方》

【组成】马齿苋60克　蜂房9克　大青叶15克　薏苡仁30克

【功效】清热解毒。

【主治】外感毒邪，蕴结肌肤。

【用法】水煎服。

2.马齿苋散《太平圣惠方》

【组成】马齿苋15克　石子15克　麻黄15克　麝香3克　兰香根灰6克

【功效】清热解毒，消肿止痛。

【主治】小儿疳疮满口齿，彻鼻中。

【用法】上药研为细末，每次取1.5克，贴于疮上，每日用4~5次。

3.楸叶膏《圣济总录》

【组成】楸叶5000克　马齿苋500克　乌犀角末60克　沉香末30克

【功效】清热解毒。

【主治】发背痈肿恶疮。

【用法】水煎马齿苋、楸叶，取汁，再加入另两种药末，稀释至粘稠状，放入布中贴敷，每日2次。

七、药膳

1.马齿苋白糖汁《中国药膳学》

【材料】马齿苋1把　白糖适量

【做法】马齿苋洗净，绞汁30毫升，加冷开水100毫升，调入白糖，搅匀。每服100毫升，每日3次。

【功效】清热解毒，散瘀消肿。适用于肠痈。

【注意】脾胃虚寒，肠滑作泻者不宜用。

2.马齿苋鸡蛋汤《家庭药膳手册》

【材料】马齿苋60克　鸡蛋3个

【做法】马齿苋洗净，捣烂取汁，鸡蛋去壳，加水适量煮熟，兑入马齿苋汁。每日分2次服。

【功效】清热解毒止血。适用于月经过多、色深、有块者。

3.马齿苋绿豆汤《饮食疗法》

【材料】鲜马齿苋120~200克（或干品30~50克）　绿豆50~100克

【做法】马齿苋洗净、切碎，与绿豆水煎至豆熟，取汁500毫升。分2次温服，每日1剂。

【功效】清热解毒治痢。适用于痢疾，肠炎，痈肿疮疡等。

【注意】虚寒痢及脾虚泄泻者不宜用。

4.六味红枣粥《疾病的食疗与验方》

【材料】大米60克　银柴胡10克　马齿苋25克　赤芍10克　延胡索10克　大枣10枚　山楂10克　白糖10克

【做法】银柴胡、马齿苋、赤芍、延胡索加水10000毫升，武火烧开，文火煮30分钟，弃药留汁，以药汁煮大米、大枣至粥熟，加山楂，白糖调匀。顿服。

【功效】清热除湿，化瘀止痛。适用于湿热下注，阻滞气血之痛经，经前小腹疼痛，低热，面色黯红，质稠有块，带下黄稠等症。

5.辛夷马齿苋粥《中医药膳学》

【材料】辛夷10克　马齿苋30克　粳米50克

【做法】先煮辛夷，取汁去滓，再入粳米煮粥，将熟时入马齿苋，再煮几沸即可。晨起作早餐食用。

【功效】疏风清热通窍。适用于风热蕴结证。

❀蒲公英❀

　　本品为菊科多年生草本植物蒲公英 *Taraxacum mongolicum* Hand.Mazz.、碱地蒲公英 *Taraxacum borealisinense* Kitam. 及其多种同属植物的干燥全草。中国各地均有分布。夏至秋季花初开时采收，晒干。鲜用或生用。

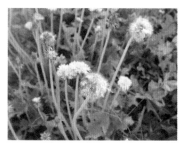

图5-19 蒲公英植物图

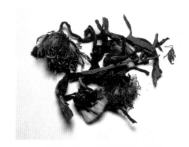

图5-20 蒲公英药材图

一、性味归经

苦、甘，寒。归肝、胃经。

二、功效

清热解毒，消肿散结，利尿通淋。

三、性能特点

本品苦泄寒清。攻善清热解毒，消散痈肿，凡热毒壅盛所致之疮痈肿毒，不论内痈外痈，均为常用药。因本品入肝、胃二经，兼能解郁通乳，故尤为治乳痈要药。且苦泄清利，既清热通淋，治热淋涩痛；又清热利湿，治湿热黄疸。

四、用法用量

煎服，10~15克。外用适量。

五、使用注意

大量可致缓泻，脾虚便溏者慎用。

六、方剂

1.英藤汤《洞天奥旨》

【组成】蒲公英30克　忍冬藤60克　甘草9克

【功效】清热解毒，消肿散结。

【主治】乳痈初起。

【用法】水煎服。

2.立消汤《洞天奥旨》

【组成】蒲公英30克　金银花120克　当归60克　玄参30克

【功效】攻散诸毒。

【主治】痈疽发背，或生头项，或生手足臂腿腰脐之间、前阴粪门之际，以及肺痈、肠痈。

【用法】水煎服。

3.消痈散毒饮《丹台玉案》

【组成】青皮6克　浙贝母6克　天花粉6克　蒲公英1握　连翘4.5克　鹿角屑4.5克　当归4.5克

【功效】清热解毒，消肿散结。

【主治】乳痈，恶寒发热，焮肿疼痛。

【用法】水煎服，或加少量酒煎服。

4.蒲公英汤《医学衷中参西录》

【组成】鲜蒲公英120克

【功效】清热解毒，明目。

【主治】眼疾肿疼，或胬肉遮睛，或赤脉络目，或目睛胀疼，或目疼连脑，或羞明多泪，一切虚火实热之证。

【用法】水煎服，一半温服，并一半熏洗。

5.消痈万全汤《石室秘录》

【组成】金银花21克　当归15克　甘草9克　蒲公英9克　牛蒡子6克　芙蓉叶7个　天花粉15克

【功效】清热解毒，消肿散痈。

【主治】治身上手足生疮疽。

【用法】水煎服。

6.蒲公英膏《惠直堂方》

【组成】蒲公英10斤

【功效】清热解毒，消肿散结。

【主治】治诸毒瘰疬，痘疮疔疮。

【用法】上熬，加香油制成膏。外贴。

7.芎归疏肝汤《医方简义》

【组成】川芎6克　当归12克　制香附6克　炒青皮3克　王不留行9克　延胡索9克　蒲公英6克　鹿角霜6克　炒麦芽9克　柴胡6克　漏芦3克　夏枯草6克　路路通4个　枇杷叶5片

【功效】疏肝行气，散结止痛。

【主治】乳痈，乳岩。

【用法】水煎，酒送服。

8.银翘公英汤《江西中医药》

【组成】银花10克　连翘10克　蒲公英12克　龙胆草10克　大黄5克　蝉衣5克　菊花10克　青葙子10克　黄连5克　黄芩8克　甘草3克　栀子10克

【功效】祛风清热解毒，退翳明目。

【主治】肝经风热毒邪，角膜溃疡症。

【用法】水煎服。

七、药膳

1.蒲公英绿豆粥《百病饮食自疗》

【材料】蒲公英10克　绿豆30克　冰糖适量

【做法】蒲公英水煎取汁。绿豆煮粥，调入药汁、冰糖。每日1剂，分3次服。

【功效】清热解毒。适用于小儿鹅口疮。

2.蒲公英玉米须汤《食疗本草学》

【材料】蒲公英60克　玉米须60克

【做法】洗净，加水浓缩取汁。代茶饮。

【功效】清热，利尿，利胆。适用于热淋见小便短赤，湿热黄疸等。

3.蒲公英银花粥《粥谱》

【材料】蒲公英60克　金银花30克　粳米50~100克

【做法】先煎蒲公英、金银花，去渣取汁，再入粳米煮粥。任意食。

【功效】清热解毒。适用于传染性肝炎，胆囊炎，乳腺炎，扁桃体炎，眼结膜炎及疮疡肿毒等。

4.蒲公英粥《常见病食疗食补大全》

【材料】蒲公英40~60克　大乌梅10枚　大米50~100克　白糖适量

【做法】蒲公英洗净切碎，与乌梅同煎，去渣后入大米煮稀粥，加白糖调味服食。每日分2次服完，3~5天为1疗程。

【功效】清热解毒，驱蛔。适用于胆道蛔虫病。

胖大海

本品为梧桐科落叶乔木植物胖大海 *Sterculia lychnophora* Hance 的干燥成熟种子。主产于泰国、越南、柬埔寨等国。4~6月果实成熟开裂时采收成熟的种子，晒干，生用。

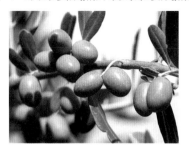

图5-21　胖大海植物图

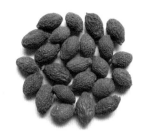

图5-22　胖大海药材图

一、性味归经

甘，寒。归肺、大肠经。

二、功效

清热润肺，利咽开音，润肠通便。

三、性能特点

本品甘寒清润，主入肺经。功善清热润肺，利咽开音，为治咽痛失音之佳品。且入大肠经，有清热润肠通便之功，用治燥热便秘。

四、用法用量

沸水泡服或煎服，2~3枚。

五、使用注意

脾胃虚寒体质，风寒感冒引起的咳嗽、咽喉肿痛，肺阴虚导致的咳嗽，低血压、糖尿病患者，都不适于用胖大海。

六、方剂

1. 金果饮《中国药典》2020年版

【组成】地黄73克　西青果18克　麦冬55克　南沙参55克　陈皮36克　玄参55克　蝉蜕27克　胖大海18克　太子参55克　薄荷素油0.5毫升

【功效】养阴生津，清热利咽。

【主治】主治肺热阴伤所致的咽部红肿、咽痛、口干咽燥；急、慢性咽炎见上述证候者。亦可主治放疗引起的咽干不适。

【用法】地黄、玄参、西青果、蝉蜕加水煎煮二次，每次30分钟，滤过，滤液浓缩至相对密度为1.14~1.19（80℃）的清膏，加2倍量乙醇搅匀，静置24小时，滤过，滤液减压浓缩至相对密度为1.13~1.15（80℃）的清膏，备用。麦冬、胖大海、南沙参、太子参、陈皮加水煎煮二次，第一次30分钟，第二次20分钟，滤过，合并滤液，浓缩至相对密度为1.03~1.08（80℃）的清膏，静置24小时，滤过，滤液与上述清膏合并，加入薄荷素油，甜菊素1克，苯甲酸钠3克及适量水，搅拌30分钟，加水至1000毫升；或加蔗糖200克，滤过，滤液加薄荷素油、枸橼酸1克、苯甲酸钠2克，搅匀，加水至1000毫升，即得。每服15毫升，每日3次或遵医嘱。

2. 木蝴蝶饮《安徽单验方选集》

【组成】木蝴蝶1.5克　蝉蜕6克　胖大海3枚

【功效】利咽开音。

【主治】外感风热所致咽痛失音。

【用法】水煎服。

3.大海蝉蜕汤《家用偏方》

【组成】胖大海3枚　蝉蜕3克

【功效】宣肺清咽、开音。

【主治】突然失音。

【用法】水煎服。

七、药膳

1.胖大海茶《北京卫生职工学院资料》

【材料】胖大海2~3枚　白糖适量

【做法】用滚开水泡沏胖大海，饮时加入白糖。代茶饮。一日量，不隔夜。

【功效】清热利咽。适用于喉干肿痛，声音嘶哑，咳嗽不爽，大便干燥等症。

2.胖大海蜂蜜饮《中国药膳》

【材料】胖大海2枚　蜂蜜适量

【做法】胖大海洗净，与蜂蜜同放杯内，开水闷泡3~5分钟。代茶饮。

【功效】清利咽喉。适用于喉干肿痛，声音嘶哑，咳嗽不爽，大便干燥等症。

〇 菊苣 〇

本品为菊科植物毛菊苣 *Cichorium glandulosum* Boiss.et Huet 或菊苣 *Cichorium intybus* L.的干燥地上部分或根。夏、秋二季采割地上部分或秋末挖根，除去泥沙和杂质，晒干。

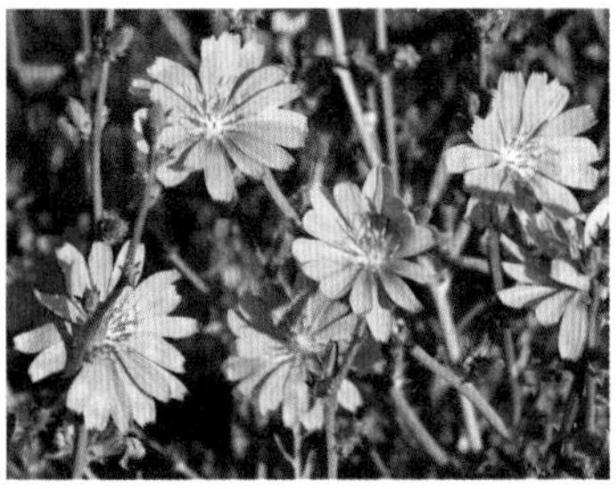

一、性味归经

苦、咸，凉。归脾、肝、膀胱经。

二、功效

清肝利胆，健胃消食，利尿消肿。

三、性能特点

图5-23　菊苣植物图

本品性凉味苦咸，归脾、肝、膀胱经，长于清肝利胆，利尿消肿，用于湿热黄疸，肾炎水肿等症，还具健胃消食之功，可用于食欲不振，消化不良等症。

四、用法用量

煎服，3~8克。

五、使用注意

脾胃虚寒者慎用，孕妇、儿童慎用。

六、方剂

菊苣木香散《中国民族药志》

【组成】菊苣根6份　土木香3份　小茴香1份

【功效】健胃消食

【主治】消化不良，胸腹胀闷。

【用法】上药共研细粉。每次3~5克，每日三次，饭前温开水送服。

余甘子

本品为大戟科植物余甘子*Phyllanthus emblica* L.的果实。主产于云南。9~10月果熟时采收，开水烫透或用盐水浸后，晒干。

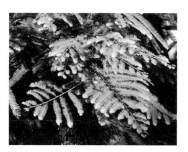

图5-24　余甘子植物图

一、性味归经

甘、酸、涩，凉；归肺、胃经。

二、功效

清热凉血，消食健胃，生津止咳。

三、性能特点

本品味甘酸涩，性凉，归肺、胃经。能清热凉血，善治血热血瘀等证，又有消食健胃之功，可用于治疗腹胀、消化不良等证，此外该药还有生津止咳作用，可用于治疗咳嗽，喉痛，口干诸证。

四、用法用量

煎服，15~30克；或鲜品取汁。

五、使用注意

脾胃虚寒者慎服。

六、方剂

1.余甘子散《圣惠》

【组成】余甘子9克　红雪90克　犀角屑30克　黄芩15克　独活15克　葛根15克　升麻15克　防风15克　甘草15克

【功效】清利头目，生津利咽。

【主治】乳石发热，上攻头面，烦热，咽喉不利，舌粗语涩，大小便不通。

【用法】上药研为细末，每服6克，用200毫升生地黄汁调服，不拘时候。

2.二十五味余甘子散《藏药部颁》

【组成】余甘子75克　巴夏嘎50克　甘青青兰50克　芫荽15克　兔耳草50克　渣驯膏35克　绿绒蒿40克　翼首草40克　红花65克　降香100克　藏茜草60克　木香马兜铃30克　紫草茸50克　石斛50克　藏紫草75克　力嘎都30克　小伞虎耳草40克　诃子75克　毛诃子75克　波棱瓜子25克　木香40克　藏木香50克　悬钩木75克　宽筋藤75克　沙棘膏75克　牛黄10克

【功效】凉血降压。

【主治】用于高血压症，血病和扩散伤热引起的胸背疼痛，胃肠溃疡出血，吐酸，肝胆疼痛，各种木布症。

【用法】除牛黄外，其余研成细粉，过筛，加入牛黄细粉，混匀即得，每服1.2克，每日2~3次。

3.六味余甘子汤散《藏药部颁》

【组成】余甘子200克　芫荽果75克　冬葵果75克　全缘马先蒿40克　甘肃棘豆100克　甘草50克

【功效】清热，利尿。

【主治】用于热性尿闭。

【用法】每服3克，每日2次，水煎服。

七、药膳

1.蜜饯余甘子《家庭药膳手册》

【材料】新鲜余甘子10~15枚　蜂蜜适量

【做法】新鲜油甘子洗净晾干，放入蜂蜜中浸渍1周。每食10~15枚，每日2次。

【功效】生津利咽，消痰止咳。适用于咽喉炎，咽干疼痛等。

2.余甘子青果茶《中国药膳大辞典》

【材料】余甘子10克　藏青果3枚　冰糖12克

【做法】用开水冲泡。

【功效】清热生津止渴。

3.海甘爽茶《中国药膳大辞典》

【材料】余甘子10克　胖大海2枚　冰糖10克

【做法】用开水冲泡。

【功效】利咽，润肺。

第六章

泻下药

泻下药是以泻下通便为主要功效，用于治疗里实积滞证的药物。本类药物可分为攻下药、润下药及峻下逐水药三类。使用本类药应根据里实证的兼证及病人的体质，选择作用程度不同的泻下药。使用本类药亦常配伍行气药，因里实积滞，容易壅塞气机，故常需配伍行气药，以消除气滞胀满，增强泻下通便作用。若属热积便秘，应配伍清热药；寒积便秘，应配伍温里药。里实兼表邪者，宜与解表药配伍，或先解表后攻里，或表里同治；里实而正虚者，应配伍补益药，攻补兼施。但本类药物中攻下药和峻下逐水药作用峻猛，使用时易伤正气及脾胃，故年老体虚、脾胃虚弱者当慎用；妇女胎前产后及月经期应当忌用。应用作用较强的泻下药时，当奏效即止，切勿过剂，以免损伤胃气。对有毒性的泻下药，一定要严格炮制法度，控制剂量，避免中毒，确保用药安全。

❧ 火麻仁 ❧

本品为桑科一年生草本植物大麻 *Cannabis sativa* L.的干燥成熟种子。主产于山东、河北、黑龙江等地。秋季果实成熟时采收，除去果皮及杂质，晒干。生用或炒用，用时捣碎。

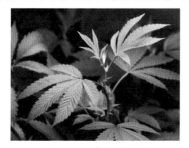

图6-1 大麻植物图

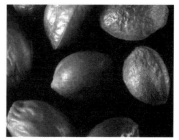

图6-2 火麻仁药材图

一、性味归经

甘，平。归脾、胃、大肠经。

二、功效

润肠通便。

三、性能特点

本品甘平，质润多脂，既善润肠通便，又兼滋养补虚，最宜用于老年、体弱、产妇津血不足之肠燥便秘者。

四、用法用量

煎服，10~15克。打碎入煎。

五、方剂

1.大定风珠《温病条辨》

【组成】白芍18克　阿胶_{烊化}9克　生龟板_{先煎}12克　干地黄18克　麻仁6克　五味子6克　牡蛎_{先煎}12克　麦冬18克　炙甘草12克　鸡子黄2个　鳖甲_{先煎}12克

【功效】滋阴息风。

【主治】阴虚动风证。温病后期，神倦瘈疭，脉气虚弱，舌绛苔少，有时欲脱之势者。

【用法】水煎服，再入鸡子黄匀服用。

2.玄参饮《审视瑶函》

【组成】玄参　汉防己　升麻　羚羊角　沙参　车前子　炒栀子　桑白皮　炒大黄　火麻仁　炒杏仁各等分。

【功效】清泻肺热。

【主治】肺脏积热，白睛肿胀，赤涩疼痛。

【用法】水煎服。

3.松节酒《太平圣惠方》

【组成】松节500克　干地黄150克　秦艽150克　牛膝150克　肉桂60克　防风60克　牛蒡根500克　丹参90克　草薢90克　苍耳子90克　独活90克　火麻仁100克　白酒3000毫升

【功效】祛风除湿，活血通络。

【主治】脚气，筋挛拘急，四肢掣痛，或脚软。

【用法】上药研为粗末，加入白酒，密封，浸泡6~7日后，过滤去渣，即成。随性温服。

4.益血润肠丸《证治准绳·类方》

【组成】热地黄180克　杏仁90克　火麻仁90克　麸炒枳壳75克　橘红75克　阿胶45克　肉苁蓉45克　紫苏子30克　荆芥30克　当归90克

【功效】滋阴养血，润燥通便。

【主治】阴亏血虚，大便干结不通。祛风养血，老人虚人，津液亡，大肠秘。

【用法】上药研为细末，加炼蜜制成直径6~8毫米的丸子。每服50~60丸，空腹时用温水送服。

5.润肠丸《脾胃论》

【组成】大黄15克　当归15克　羌活15克　桃仁30克　火麻仁37.5克

【功效】润肠通便。

【主治】饮食劳倦，风结血结，大便秘涩，或干燥闭塞不通，不思饮食。

【用法】上药火麻仁研成泥状，其余研为细末，加炼蜜制成直径6~8的丸子。每服50丸，温水送服。

6.三甲复脉汤《湿病条辨》

【组成】炙甘草18克　干地黄18克　白芍18克　麦冬15克　阿胶_{烊化}9克　火麻仁9克　牡蛎_{先煎}15克　鳖甲_{先煎}24克　龟板_{先煎}30克

【功效】滋阴清热，潜阳息风。

【主治】下焦温病，热深厥甚，脉细促，心中憺憺大动，甚则心中痛者。

【用法】水煎服。

六、药膳

1.紫苏麻仁粥《普济本事方》

【材料】苏子10克　火麻仁15克　粳米50~100克

【做法】苏子、火麻仁捣烂，加水研，滤取汁，与粳米同煮粥，任意服。

【功效】润肠通便。适用于老人、产妇、体虚肠燥、大便干结难解者。

2.四仁通便饮《滋补保健药膳食谱》

【材料】杏仁9克　火麻仁9克　柏子仁9克　松子仁9克

【做法】共捣烂，开水500毫升冲泡，加盖片刻饮。

【功效】润肠通便。适用于阴虚及年老津枯液少之便秘。

3.松子滋阴煎《中国药膳学》

【材料】松子仁15克　火麻仁12克　瓜蒌仁15克　炒枳壳9克

【做法】水煎服。每日1剂，分2~3次温服。

【功效】滋阴润肠。适用于肠燥便秘。

4.麻仁栗子糕《中国药膳学》

【材料】栗子粉30克　玉米粉30克　芝麻仁适量　火麻仁适量　红糖适量

【做法】芝麻仁淘净，沥去水分，炒香；火麻仁研为末。2味放入盆内拌匀，再加入栗子粉、玉米粉、红糖，用水和匀，做成糕坯，上笼武火煮15~20分钟。每日1次，早餐食。

【功效】补肾润肠。适用于津枯血燥，大便秘结，肾虚眩晕乏力等症。

郁李仁

本品为蔷薇科植物落叶灌木欧李 *prunus humilis* Bge.、郁李 *Prunus japonica* Thunb.或长柄扁桃 *Prunus pedunculata* Maxim.的干燥成熟种子。前二种习称"小李仁"，后一种习称"大李仁"，主产于内蒙古、河北、辽宁等地。夏、秋两季采收成熟果实，除去果肉和核壳，取出种子，干燥。生用，用时捣碎。

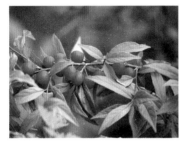

图6-3　郁李植物图

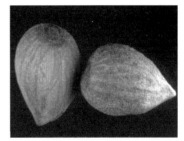

图6-4　郁李仁药材图

一、性味归经

辛、苦、甘，平。归脾、大肠、小肠经。

二、功效

润肠通便，下气利水。

三、性能特点

本品辛散苦降，性平质润，能润肠通便类似火麻仁而无补虚之功，且润中兼行大肠气滞，多用于肠燥便秘而有大肠气滞之实证。本品辛开苦泻，甘淡利水又能下气利水消肿，用治水肿胀满、脚气浮肿或癃闭便秘、二便不通之阳实水肿之证。

四、用法用量

煎服，6~10克。打碎入煎。

五、使用注意

孕妇慎用。

六、方剂

1.郁李仁汤《圣济总录》

【组成】郁李仁30克　桑白皮15克　炒泽漆15克　炒葶苈子60克　炒杏仁100枚　茯苓45克

【功效】润肠通便，下气利水。

【主治】水气，身面肿满，气急喘嗽，小便赤涩。

【用法】上药研为粗末，每服10克，加生姜、红枣水煎温服。

2．郁李仁饮《圣济总录》

【组成】郁李仁30克　朴硝30克　当归60克　生地黄60克

【功效】泻下攻积，润燥软坚。

【主治】产后肠胃燥热，大便秘涩。

【用法】上药研为粗末，每服10克，水煎温服。

3．当归郁李仁汤《兰室秘藏》

【组成】郁李仁3克　皂角仁3克　枳实2.1克　秦艽1.5克　麻仁1.5克　当归尾1.5克　生地黄1.5克　苍术1.5克　煨大黄0.9克　泽泻0.9克

【功效】清热止血，润肠通便。

【主治】痔漏便秘。症见患痔焮肿，肛门坠痛，兼下血，大便干燥，舌红苔黄，脉洪大，按之则涩。

【用法】水煎服，饭前服。

【注意】避风寒，忌房事、酒湿面、大辛热物。

4．五仁丸《世医得效方》

【组成】桃仁30克　麸炒杏仁30克　松子仁5克　柏子仁15克　郁李仁3克　陈皮120克

【功效】润肠通便。

【主治】津枯肠燥证。大便艰难，以及年老和产后血虚便秘，舌燥少津，脉细涩。

【用法】前5味分别研膏，加陈皮末和炼蜜制成6~8毫米的丸子，每服9克，饭前温水送服。

5．槟榔丸《太平圣惠方》

【组成】槟榔30克　羌活30克　郁李仁60克　木香30克　川大黄30克　牵牛子120克　青橘皮30克　麻仁60克

【功效】行气利水，润肠通便。

【主治】大肠实热，秘涩不通，心烦闷乱。

【用法】上药研为细末，加炼蜜制成直径6~8毫米的丸子。每服20丸，空腹时姜汤送服。

6．葶苈丸《外台秘要》

【组成】葶苈子52.5克　牵牛子22克　泽漆叶22克　海藻22克　昆布22克　桑白皮22克　甘遂22克　椒目22克　郁李仁22克　肉桂7.5克

【功效】利水消肿。

【主治】水肿。

【用法】上药研为细末，加炼蜜制成直径6~8毫米的丸子。每服15丸，每日2次，渐加至20丸，用桑白皮30克，赤小豆10克，通草6克，三味药煎汤送服。或水煎服，用量按原方比例酌定。

【注意】忌食生葱。

七、药膳

1．郁李仁炒鸡丁《图解药膳养生大全》

【材料】郁李仁15克　鸡胸肉200克　青瓜50克　调料适量

【做法】鸡肉切丁码味上浆滑油至熟。锅中底油烧热下入青瓜、鸡丁、郁李仁、盐、味精，烹料酒勾芡即可。

【功效】润肠通便。主治肠燥便秘，气滞便难，癖气宿食，水肿腹水，脚气肿满，小便不利。

2．郁李薏苡仁饭《独行方》

【材料】郁李仁60克　薏苡仁200克

【做法】郁李仁研碎，用水搅拌后，滤取药汁。用药汁将薏苡仁煮饭。每日服2次。

【功效】利水消肿。适用于小便不利，水肿胀满，喘息。

3.郁李仁粥《常见病食疗食补大全》

【材料】郁李仁15克　粳米50克

【做法】郁李仁捣烂水研，绞取药汁，或捣烂后煎汁去渣，与粳米入沙锅内，加水煮稀粥。每日2次，温热食。

【功效】利水消肿，润肠通便。适用于大便干燥秘结，小便不利，水肿腹满，包括肝硬化腹水，四肢浮肿等症。

【注意】怀孕妇女不宜服。

4.郁李仁粥《圣惠方》

【材料】郁李仁10克　粳米100克　蜂蜜30克　生姜汁3毫升

【做法】郁李仁浸泡退皮，研为膏；粳米淘净煮粥，待粥熟后下李仁膏、姜汁、蜂蜜等调匀。空腹食。

【功效】理气，消肿，润肠。适用于大肠气滞所致的肠燥便秘或脚气浮肿，小便不利等症。

第七章

祛风湿药

祛风湿药是以祛除风湿，解除痹痛为主要作用，常用于治疗风湿痹证的药物。本类药物可分为祛风湿散寒药、祛风湿清热药及祛风湿强筋骨药三类。使用祛风湿药时，应根据痹证的类型、邪犯的部位、病程的新久等，选择药物并作适当的配伍。如风邪偏盛的行痹，应选择善祛风的祛风湿药，佐以活血养营之品；湿邪偏盛的着痹，应选用温燥的祛风湿药，佐以健脾渗湿之品；寒邪偏盛的痛痹，当选用温性较强的祛风湿药，佐以通阳温经之品；外邪入里而从热化或郁久化热的热痹，当选用寒凉的祛风湿药，酌情配伍凉血清热解毒药；感邪初期，病邪在表，当配伍散风胜湿的解表药；病邪入里，须与活血通络药同用；若挟有痰浊、瘀血者，须与祛痰、散瘀药同用；久病体虚，肝肾不足，气血不足者，应选用强筋骨的祛风湿药，配伍补肝肾、益气血的药物，扶正以祛邪。但使用辛温性燥的祛风湿药，易伤阴耗血，阴血亏虚者应慎用。有毒之品，应注意其炮制、配伍、剂型、剂量、煎法等，以防中毒。

木瓜

本品为蔷薇科落叶灌木贴梗海棠*Chaenomeles speciosa*（Sweet）Nakai的干燥近成熟果实。夏、秋两季果实绿黄时采收，置沸水中烫至外皮灰白色，对半纵剖，晒干。切片，生用。

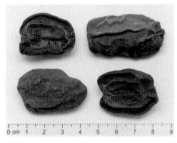

图7-1 木瓜药材图

一、性味归经

酸，温。归肝、脾经。

二、功效

舒筋活络，和胃化湿。

三、性能特点

本品味酸入肝，既益筋血而平肝舒筋，又生津止渴开胃；性温入脾，能祛湿和中。并具酸不收敛湿邪、温不燥烈伤阴之长。为治风湿痹证酸重拘挛麻木及吐泻转筋常用药。

四、用法用量

煎服，6~9克。

五、使用注意

内有郁热，小便短赤者忌服。

六、方剂

1. 木瓜丹《传信适用方》

【组成】木瓜1个　羌活30克　独活60克　炮附子15克

【功效】补肾气，调血脉。

【主治】脚膝疼重，不能远行久立。

【用法】将木瓜取出瓤隔，切去盖子，用熟艾填在木瓜内，须满实，用盖子盖住。蒸烂。将木瓜捣烂，羌活、独活、附子研成细末加入，制成直径为6~8毫米的丸子。每服30~50粒，食前温酒或盐汤送服。

2. 壮筋续骨丹《伤科大成》

【组成】当归60克　川芎30克　白芍30克　炒熟地黄120克　杜仲30克　川断45克　五加皮45克　骨碎补90克　桂枝30克　三七30克　黄芪90克　虎骨30克　补骨脂60克　菟丝子60克　党参60克　木瓜30克　刘奇奴60克　地鳖虫90克

【功效】强筋健骨。

【主治】腿骨折两段，大小腿皮破骨折，或膝骭处油盖骨脱出。

【用法】上药研为细末，砂糖泡水泛制成丸子，每服12克，温酒送服。

3. 续断丸《扶寿精方》

【组成】续断60克　破故纸30克　牛膝30克　杜仲30克　木瓜30克　萆薢30克

【功效】补肝肾，强筋骨。

【主治】腰痛并脚酸腿软。

【用法】上药研为细末，加炼蜜制成直径为6~8毫米的丸子。每服50~60丸，酒送服。

4. 正容汤《审视瑶函》

【组成】羌活10克　白附子10克　防风10克　秦艽10克　胆南星10克　白僵蚕10克　制半夏10克　木瓜10克　甘草10克　茯神木10克

【功效】祛风化痰，舒筋活络

【主治】风痰痹阻经络，口眼歪斜，仪容不正。

【用法】加3片生姜，水煎服，温酒送服。

5. 肢伤三方《外伤科学》

【组成】当归12克　白芍12克　续断12克　土鳖虫10克　骨碎补12克　威灵仙12克　木瓜12克　天花粉12克　黄芪15克　熟地黄15克　煅自然铜10克

【功效】补益气血，促进骨合

【主治】骨折后期。

【用法】水煎服。

七、药膳

1. 木瓜烧带鱼《家庭食疗手册》

【材料】鲜带鱼300~350克　木瓜400克

【做法】带鱼洗净；木瓜削去绿色瓜皮，除掉白色瓜核，切块；二者同放锅内，加水适量煨熟，调味服食。

【功效】滋阴，补虚，通乳。适用于妇女产后乳少之症。

2. 木瓜汤《饮膳正要》

【材料】羊肉1000克　草果5克　豌豆300克　木瓜1000克　粳米500克　白糖200克调料适量

【做法】羊肉洗净，切成约2厘米见方的块，木瓜取汁，二者与草果、豌豆、粳米同放锅中，加清水适量。武火烧沸后，文火炖至豌豆、肉熟烂，放入白糖、盐、味精、胡椒粉。

【功效】舒筋活络，补中祛湿。适用于腰膝疼痛，脚气不仁等症。

3.木瓜茶《食疗本草》

【材料】木瓜2片　桑叶7片　大枣3枚

【做法】大枣去核，与其余药物切细末，放保温杯中，开水冲泡15分钟。每日1剂，代茶饮。

4.木瓜羹《饮膳正要》

【材料】木瓜4个　白蜜500克

【做法】木瓜蒸熟去皮，研为泥，与白蜜和匀，贮器。每服10-15毫升，沸水冲调。空腹服，每日1次。

【功效】祛风通络，散寒除湿。适用于行痹，肢体关节疼痛，游走不定，屈伸不利等症。

蝮蛇

本品为蝰科动物蝮蛇 *Agkistrodon halys*（Pallas）除去内脏的全体。主要产于东北、浙江、江西、河南、华南。春、夏间捕捉。捕得后，剖腹除去内脏，烘干。

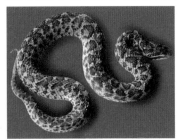

图7-2　蝮蛇动物图

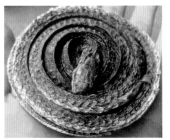

图7-3　蝮蛇药材图

一、性味归经

甘，温。归脾、肝经。

二、功效

祛风，通络，止痛，解毒。

三、性能特点

本品甘温，入脾肝经，具有祛风，通络，止痛，解毒之功效。用于风湿痹痛，麻风，瘰疬，疮疖，疥癣，痔疾，肿瘤。

四、用法用量

内服：浸酒，每条蝮蛇用60度白酒1000毫升浸3个月，每次饮5~10毫升，每日饮1~2次；或烧存性研成细粉，每次0.5~1.5克，每日服2次。外用：适量，油浸、酒渍或烧存性研末调敷。

五、使用注意

阴虚血亏者慎服，孕妇禁服。

六、方剂

1.蝮蛇头丸《圣济总录》

【组成】蝮蛇头1枚　猬皮1枚　魁蛤1枚　蛴螬1枚　水蛭7枚　虻虫7枚　葛上亭长7枚　蜈蚣2枚　大蜘蛛3枚　䗪虫4枚　雷丸40枚　制附子3枚　鲮鲤甲7片　巴豆15粒　水银30克　丹砂30克　大黄30克　肉桂30克　滑石30克　甘遂30克　射罔30克　石膏60克　蜀椒15克　芒硝15克　龙骨0.9克　矾石0.3克　黄连0.3克　消石0.3克

【功效】祛风通络。

【主治】白癞。

【用法】上药研为细末，加炼蜜制成直径6~8毫米的丸子，每服2丸，温酒送服。

2.当合丸《中国接骨图说》

【组成】百草霜30克　赤豆3克　萍蓬15克　酒炙蝮蛇3克

【功效】活血理伤，通络止痛。

【主治】打扑伤损，兼下血。

【用法】上药研为粗末，温酒送服。

七、药膳

1.蝮蛇酒《中医临证备要》

【材料】蝮蛇1条　人参15克　白酒1000克

【做法】蝮蛇置于净器中，用酒醉死，加人参，7日后取。随量频饮。

【功效】适用于牛皮癣。

【注意】蝮蛇有毒，制备饮用需谨慎。

2.三蛇酒《中医药膳学》

【材料】乌梢蛇1500克　大白花蛇20克　蝮蛇10克　生地黄500克　冰糖5000克　白酒100000克

【做法】将三蛇剁去头，用酒洗润，切成短节干燥。生地黄洗净泥沙切碎待用。冰糖置锅中，加适量水加热溶化，待糖汁成黄色时，趁热用一层砂布过滤去渣，待用。将白酒装入酒坛，三蛇、生地黄直接倒入酒中，加盖密闭，每天搅拌一次，10~15天后开坛过滤，加入冰糖，充分拌匀，再滤一次即可。

【功效】祛风通络，散寒除湿。

【注意】蝮蛇有毒，制备饮用需谨慎。

乌梢蛇

本品为游蛇科动物乌梢蛇*Zaocys dhumnades*（Cantor）的干燥体。中国大部分地区有分布。多于夏、秋两季捕捉，剖开蛇腹或先剥去蛇皮留头尾，除去内脏，干燥。黄酒闷透，去皮骨用。

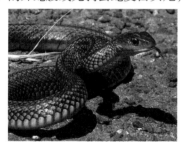

图7-4　乌梢蛇动物图

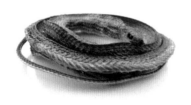

图7-5　乌梢蛇药材图

一、性味归经

甘，平。归肝经。

二、功效

祛风，通络，止痉。

三、性能特点

本品专入肝经，性走窜，能搜风邪，透关节，通经络，其功用与蕲蛇相似而力缓。无论内风、外风，还是外风诱发内风所致的病证均可选用。常用于风湿痹证及脑卒中半身不遂，尤宜于风湿顽痹。还能祛风以定惊止搐，用于小儿急慢惊风、破伤风。

四、用法用量

煎服，6~12克；研末，每次2~3克；或入丸剂、酒浸服。外用适量。

五、使用注意

血虚生风者慎服。

六、方剂

1.藁本乌蛇汤《银海精微》

【组成】羌活10克　防风10克　细辛5克　藁本10克　乌梢蛇15克　白芍15克　川芎10克

【功效】祛风解痉，活血通络。

【主治】目痒，遇风痒甚。

【用法】水煎服。

2.乌梢蛇散《杏苑》

【组成】乌梢蛇18克　麻黄30克　良姜15克　炮黑附子15克　川芎15克　白附子15克　天麻15克　蝎梢7.5克

【功效】祛风解痉。

【主治】破伤风及洗头风。

【用法】上药研为细末，每服用3克，热酒送服，若觉得发麻，用绿豆汤解。

3.蛇芩汤《中医皮肤病学简编》

【组成】乌梢蛇9克　黄芩9克　焦荆芥9克　黄柏9克　根生地31克　粉丹皮12克　苦参12克　白鲜皮12克　地肤子12克　粉草薢12克

【功效】清热燥湿。

【主治】急性湿疹。

【用法】水煎服。

4.麻乌四物合剂《刘甫白方》

【组成】麻黄10克　乌梢蛇15克　生地黄30克　当归15克　赤芍15克　川芎10克　陈皮10克　甘草6克

【功效】疏风祛湿，清热化瘀，软坚通滞。

【主治】主风湿凝结，血热郁滞，阻于肌肤，壅塞腠理。

【用法】水煎服。

七、药膳

1.胡椒树根炖蛇肉《中医药膳学》

【材料】胡椒树根100克　乌蛇肉250克　黄酒适量　葱适量　姜适量　花椒适量　盐适量

【做法】将胡椒树根洗净，切成3厘米的段。将蛇剖腹，除去内脏洗净，切成2cm长的段。将蛇肉、胡椒树根放入锅内，加葱、姜、盐、黄酒、清水适量，文火熬至蛇肉熟透即成。

【功效】祛风逐寒，除湿通络。适用于腰部冷痛酸重拘急，得热则舒，阴雨天则增重，夜剧昼轻，舌苔白腻，脉沉紧或浮弦而缓。

2.乌蛇汤《食疗本草学》

【材料】乌梢蛇1条

【做法】切片煮汤，加猪脂、盐、姜少许调味。饮汤吃肉。

【功效】祛风除湿解毒。适用于风湿痹痛，荨麻疹，湿疹，脓疮等症。

3.乌蛇酒《食物本草会纂》

【材料】乌梢蛇1条　曲适量　糯米适量

【做法】乌梢蛇装入纱布袋内，与曲同置缸底；糯米制成饭后盖于其上，封口后酿制数每日，取酒饮服。

【功效】祛风湿，通经络。适用于诸风顽痹，恶疮，疥癫等症。

第八章

化湿药

化湿药是以化湿运脾为主要功效，用于治疗湿阻中焦证的药物，又称芳香化湿药。湿证有寒湿与热湿之分，故在使用化湿药时，应根据不同的湿证进行适当的配伍，寒湿者当配温里散寒药，湿热者当配清热燥湿药。又湿性黏滞，湿阻常导致气滞，行气有助于化湿，故使用化湿药时常配伍行气药。湿生每因脾虚，若为脾虚生湿者，当配伍益气健脾之品。但本类药物多属辛温香燥之品，易耗气伤阴，故气虚及阴虚血燥者宜慎用。又因其气味芳香，大多含挥发油，故入汤剂不宜久煎，以免药效降低。

◌ 藿香 ◌

本品为唇形科草本植物广藿香 *Pogostemon cablin*（Blanco）Benth. 或藿香 *Agastacherugosus*（Fisch.etMey）O.Ktze. 的干燥地上部分。前者习称"广藿香"主产于广东、台湾等地。后者习称"土藿香"，全国各地均产。夏、秋季枝叶茂盛时或花初开时采割，阴干，或趁鲜切断阴干。

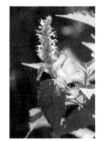

图8-1 藿香植物图

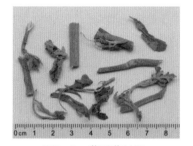

图8-2 藿香药材图

一、性味归经

辛，温。归脾、胃、肺经。

二、功效

芳香化湿，和中止呕，发表解暑。

三、性能特点

本品味芳香，辛散而不峻烈，微温而不燥热，主入脾、胃经，为芳香化湿要药，广泛用治各种湿阻中焦证；又善和中止呕，各种寒热虚实之呕吐均可配伍应用，尤宜于湿浊中阻之呕吐；发表解暑，亦为治暑月外感风寒、内伤生冷之要药。

四、用法用量

煎服，3~10克。鲜品加倍。藿香叶偏于发表；藿香梗偏于和中。鲜藿香气味芳香，夏季可泡水代茶饮，作清凉解暑饮料。

五、使用注意

阴虚血燥者不宜使用。

六、方剂

1.七味白术散《小儿药证直诀》

【组成】人参6克　茯苓12克　炒白术12克　甘草3克　藿香12克　木香6克　葛根15克

【功效】健脾益气，和胃生津。

【主治】脾胃虚弱，津虚内热证。呕吐泄泻，肌热烦渴。

【用法】水煎服。

2.不换金正气散《古今医统大全》

【组成】姜厚朴3克　苍术3克　陈皮3克　制半夏3克　藿香3克　炙甘草3克　草果1.5克

【功效】和脾胃，止吐泻，温中，下痰饮。

【主治】一切山岚瘴气，八般疟疾，四时伤寒，五种膈气，腹痛胀满，吞酸噫气，噎塞干呕，恶心；内受寒湿，外感风邪，头痛头眩，鼻塞；及一切霍乱时气，不伏水土。

【用法】水煎服。

3.甘露消毒丹《医效秘传》

【组成】飞滑石_{先煎}450克　黄芩300克　绵茵陈330克　石菖蒲180克　川贝母150克　木通150克　藿香120克　连翘120克　白蔻仁120克　薄荷_{后下}120克　射干120克

【功效】利湿化浊，清热解毒。

【主治】湿温时疫，邪在气分，湿热并重证。发热倦怠，胸闷腹胀，肢酸咽痛，身目发黄，颐肿口渴，小便短赤，泄泻淋浊，舌苔白或厚腻或干黄，脉濡数或滑数。

【用法】上药研为细末，每服9克，开水冲服，或加神曲制成直径3厘米的糊丸，温水送服，或水煎服，用量按原方比例酌定。

4.藿香正气散《太平惠民和剂局方》

【组成】大腹皮30克　白芷30克　紫苏30克　茯苓30克　半夏曲60克　白术60克　陈皮60克　厚朴60克　桔梗60克　藿香90克　炙甘草75克

【功效】解表化湿，理气和中。

【主治】外感风寒，内伤湿滞证。恶寒发热，头痛，胸膈满闷，脘腹疼痛，恶心呕吐，肠鸣泄泻，舌苔白腻，以及山岚瘴疟等。

【用法】上药研为粗末，每服9克，生姜、大枣汤送服；或加生姜、大枣，水煎服，用量按原方比例酌定。

5.半夏藿香汤《瘟疫论》

【组成】半夏4.5克　藿香3克　干姜3克　甘草1.5克　茯苓3克　陈皮3克　白术3克

【功效】芳香化湿，和胃止呕。

【主治】痰邪留于胸膈，胃口热甚，皆令呕不止，下之呕当去，今反呕者，此属胃气虚寒，少进饮粥，便欲吞酸者；温疫下后，脉静身凉，不渴不燥。胃寒呕逆。

【用法】加生姜，水煎服。

6.大七气汤《寿世保元》

【组成】莪术3克　三棱3克　青皮6克　陈皮6克　香附6克　藿香9克　益智仁4.5克　桔梗2.4克　肉桂2.4克　甘草2.4克

【功效】行气消积，和血通络。

【主治】气郁血阻之积聚证。

【用法】水煎服。

7.神术散《医学心悟》

【组成】苍术1000克　陈皮1000克　姜厚朴1000克　炙甘草360克　藿香250克　砂仁120克

【功效】燥湿健脾，理气和中。

【主治】时行不正之气，发热头痛，伤食停饮，胸满腹痛，呕吐泻利。

【用法】上药研为粗末，每服6~9克，开水调服。

七、药膳

1.藿佩茶《日常食物药用》

【材料】藿香9克　佩兰9克　茶叶6克

【做法】冲泡。代茶饮。适用于夏季头晕，恶心。

【功效】适用于夏季头晕，恶心。

2.藿香煎《百病饮食自疗》

【材料】藿香6克　山楂15克　谷芽10克　麦芽10克

【做法】后3味水煎，沸后入藿香，取汁。每日1剂。代茶饮。

【功效】消食化滞，和胃降逆。适用于饮食停滞之呕吐酸腐，脘腹胀满，嗳气厌食等症。

3.藿香黄鳝《中国药膳学》

【材料】鲜藿香叶适量　黄鳝适量

【做法】将黄鳝洗净，做成菜肴。藿香叶洗净，切碎，放入黄鳝菜肴中调匀。佐餐服食。

【功效】化湿和中。适用于脾胃不健，食后腹胀等症。

4.藿香粥《医余录》

【材料】鲜藿香30克　粳米30克

【做法】先煮粳米粥，临熟，入鲜藿香，搅匀，再煮片刻。空腹食。

【功效】芳香辟秽，化湿理气。适用于暑天外感而见恶寒发热，恶心呕吐，不思饮食者。

5.藿香姜糖水《百病饮食自疗》

【材料】藿香10克　生姜5克　红糖适量

【做法】前2味水煎取汁，调入红糖。每日1剂，分2~3次饮。

【功效】化湿和中，解表散寒。适用于外感风寒头痛，鼻塞，胸满，恶心，呕吐等症。

砂仁

本品为姜科多年生草本植物阳春砂*Amomum villosum* Lour.、绿壳砂*Amomum villosum* Lour.var.xanthioides T.L.Wu et Senjen或海南砂*Amomum longiligulare* T.L.Wu的干燥成熟果实。阳春砂主产于广东、广西、云南等地；绿壳砂主产于广东、云南等地；海南砂主产于海南、广东等地。夏、秋二季果实成熟时采收，晒干或低温干燥。生用，用时捣碎。

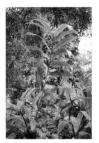

图8-3　砂仁植物图

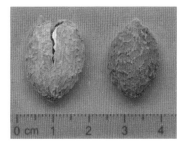

图8-4　砂仁药材图

一、性味归经

辛，温。归脾、胃、肾经。

二、功效

化湿开胃，温脾止泻，理气安胎。

三、性能特点

本品辛香温散，主入脾、胃经，为芳香化湿、醒脾和胃良药，善治湿浊中阻证，又长于温中行气，尤宜于中焦寒湿气滞者；温中而止呕、止泻，治脾胃虚寒之呕吐、泄泻等；理气安胎，用于妊娠恶阻、胎动不安。

四、用法用量

煎服，3~6克，后下。

五、使用注意

阴虚血燥、火热内炽者慎用。

六、方剂

1.香砂六君子汤《古今名医方论》

【组成】人参3克　白术6克　茯苓6克　甘草2克　陈皮2.5克　半夏3克　砂仁2.5克　木香2克

【功效】疏补化痰。

【主治】气虚肿满，痰饮结聚，脾胃不和，变生诸证者。

【用法】上加生姜6克，水煎服。

2.补气运脾汤《证治准绳·类方》

【组成】人参6克　白术9克　橘红4.5克　茯苓4.5克　黄芪3克　砂仁2.4克　炙甘草1.2克

【功效】益气和中。

【主治】脾虚不运之噎膈。症见水饮不下，泛吐多量粘液白沫，或面浮足肿，面色苍白，形寒气短，精神疲惫，腹胀，舌质淡，苔白，脉细弱。

【用法】水煎服。

3.补肾固冲丸《古今名方》

【组成】菟丝子250克　川续断90克　白术90克　鹿角霜90克　巴戟天90克　枸杞子90克　熟地黄150克　砂仁150克　党参120克　阿胶烊化120克　杜仲120克　当归头60克　大枣50个

【功效】补肾固冲，补气健脾，养血安胎。

【主治】先兆流产和习惯性流产有先兆症状者。

【用法】上为细末，炼蜜为丸。每服6~9克，每日3次，连服3个月为1疗程。

4.解肝煎《景岳全书》

【组成】陈皮9克　半夏9克　厚朴9克　茯苓9克　苏叶6克　芍药6克　砂仁4.5克

【功效】疏肝理气，化湿畅中。

【主治】暴怒伤肝，气逆胀满阴滞。

【用法】水煎服。

5.木香顺气散《景岳全书》

【组成】木香3克　香附3克　槟榔3克　青皮3克　陈皮3克　枳壳3克　砂仁3克　制厚朴3克　苍术3克　炙甘草1.5克

【功效】行气化湿，健脾和胃。

【主治】气滞腹痛、胁痛、痕聚肝气郁结证。

【用法】用水400毫升，加生姜3片，煎至320毫升，空腹时服。

6.顺气活血汤《伤科大成》

【组成】苏梗3克　厚朴3克　枳壳3克　砂仁1.5克　归尾6克　红花1.5克　木香1.2克　炒赤芍3克　桃仁9克　苏木末6克　香附3克

【功效】行气活血，祛瘀止痛。

【主治】胸腹挫伤，气滞血瘀，胀满作痛。

【用法】水煎服。

7. 消乳丸《婴童百问》

【组成】炒香附30克　炙甘草15克　陈皮15克　缩砂仁30克　炒神曲30克　炒麦芽30克

【功效】温中快膈，止呕吐，消乳食。

【主治】小儿伤食不化，呕吐，脉沉者。

【用法】上药研为细末，加水制成直径为2~3毫米的丸子，七岁以上制成3~4毫米的丸子。每服30丸，食后姜汤送服。

七、药膳

1. 砂仁牛肉《中国药膳学》

【材料】牛肉1500克　砂仁5克　陈皮5克　生姜25克　桂皮适量　胡椒适量　葱适量　盐适量

【做法】加水同煮，待牛肉熟后取出切片。食牛肉。

【功效】温中补虚。适用于脾胃虚寒，肢体倦怠，不思饮食，腹痛吐泻，四肢不温等症。

2. 砂仁荷叶饼《养生食疗菜谱》

【材料】砂仁20克　发酵面3000克　白糖1100克　熟猪油1000克　苏打20克

【做法】砂仁去壳，洗净烘干研末。白糖、砂仁末、苏打粉放入发面中反复揉匀后静置几分钟，再进行揉匀，搓成长圆条。切成80个面剂，立放于案板上依次排好，刷熟猪油做成荷叶形，入笼旺火开水锅内蒸10分钟。

【功效】健脾开胃，温中化湿，消胀满，止呕泻。适用于脾胃虚寒，湿阴气滞所致脘闷腹胀，胃呆纳少，呕吐泄泻等症。

3. 砂仁黄芪猪肚《中国药膳学》

【材料】砂仁6克　黄芪20克　猪肚1个

【做法】猪肚洗净，砂仁、黄芪装入肚内，加水炖熟，除去两药，食盐调味。饮汤食肉。

【功效】益气健脾，消食开胃。适用于脾胃虚弱，胃脘疼痛，喜温喜按，食少纳呆，胃下垂。

4. 砂仁萝卜饮《中国药膳学》

【材料】砂仁6克　萝卜500克

【做法】砂仁捣碎，萝卜切小片，同煎汤。每日3次。食后半小时热服。

【功效】消积化痰，下气宽中。适用于痰气膈胀，脘腹满闷等症。

5. 鸡胗粉粥《中国药膳大观》

【材料】鸡内金6克　陈皮3克　砂仁1.5克　粳米30克　白糖适量

【做法】先将前三味药为末，后用水煮粥，加入三分之一的药末，加白糖食之。

【功效】适用于小儿疳病。

ᨆ 草果 ᨆ

本品是姜科多年生草本植物草果*Amomum tsao-ko Crevost* et Lemarie的干燥成熟果实。主产于云南、广西、贵州等地。秋季果实成熟时采收，除去杂质，晒干或低温干燥。生用、炒用或姜汁炙用。

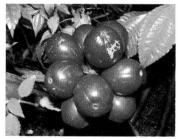

图8-5　草果植物图

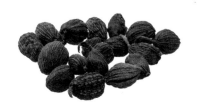

图8-6　草果植物图

一、性味归经

辛，温；归脾、胃经。

二、功效

燥湿温中，截疟除痰。

三、性能特点

本品辛温燥烈，气味浓厚，主入脾、胃经，燥湿、温中之力均较草豆蔻强，主治寒湿中阻症；芳香辟浊，截虐除痰，治疟疾寒热。

四、用法用量

煎服，3~6克。

五、使用注意

阴虚血少者忌用，年老体弱者慎用。

六、方剂

1. 实脾饮《济生方》

【组成】厚朴6克　白术12克　茯苓15克　木香3克　草果3克　大腹皮6克　制附子_{先煎}6克　木瓜6克　炙甘草3克　干姜6克　大枣3枚　生姜3片

【功效】温阳健脾，行气利水。

【主治】阳虚水肿。脾阳不足，水湿内停，而见尿少浮肿下半身尤著、腹泻便溏、胸腹胀满，或身重肢冷。舌苔白腻而润，脉沉迟者。

【用法】水煎服。

2. 截疟七宝饮《杨氏家藏方》

【组成】常山3克　厚朴1.5克　青皮1.5克　陈皮1.5克　炙甘草1.5克　槟榔1.5克　草果1.5克

【功效】和解少阳，燥湿，祛痰，截疟。

【主治】正疟。先有呵欠乏力，继而寒战，寒罢则内外皆热，头痛面赤，口渴引饮，终则遍身汗出，热退身凉，每日或间一两日发作一次，寒热休作有时，舌红，苔薄白或黄腻，脉弦。

【用法】将上药研为粗末，用酒水浸泡一夜，空腹冷服。

3. 厚朴草果汤《临症指南医案》

【组成】厚朴4.5克　杏仁4.5克　草果3克　半夏4.5克　茯苓9克　陈皮4.5克

【功效】苦辛通降。

【主治】湿疟。湿邪内蕴，脾阳不主宣达，舌白脘闷，寒起四末，渴喜热饮。

【用法】水煎服。

4. 半夏草果散《普济方》

【组成】制半夏7个　全青橘皮4个　枣子5个　乌梅5枚　草果子2枚　生姜2块　炙甘草3克

【功效】祛湿化痰，补益脾胃，截疟止疟。

【主治】岚瘴及一切疟疾。

【用法】水煎服。

5. 草果饮《太平惠民和剂局方》

【组成】紫苏叶　草果仁　川芎　白芷　炒高良姜　青橘皮　炙甘草各10克

【功效】温中，燥湿，截疟。

【主治】脾寒疟疾。

【用法】水煎服。

6.达原饮《瘟疫论》

【组成】槟榔6克　厚朴3克　草果1.5克　知母3克　芍药3克　黄芩3克　甘草1.5克

【功效】开达膜原，辟秽化浊。

【主治】瘟疫或疟疾，邪伏膜原证。胸闷呕恶，头痛烦躁，脉弦数，舌边深红，舌苔垢腻，或苔白厚如积粉。现用于疟疾、消化道虫积湿阻，以及湿遏热伏等热性病。

【用法】水煎服。

七、药膳

1.草果羊骨汤《中国药膳学》

【材料】带肉羊骨1000克　草果5克　生姜30克

【做法】羊骨捶破，与草果、生姜慢火熬汁去渣，加食盐少许，调味饮服。

【功效】补肾养肝，益气养血。适用于虚劳羸瘦，腰膝无力等症。

2.草果酒《中国药膳学》

【材料】草果仁10克　白酒250克

【做法】草果仁浸酒中，泡7天。适量饮。

【功效】温中散寒，化积消食。适用于食积不消，脘腹胀痛，嗳腐厌食等症。

3.草果豆蔻煲乌骨鸡《本草纲目》

【材料】乌骨母鸡1只　草果5克　草豆蔻5克

【做法】鸡洗净，草果、草豆蔻入其腹内，以竹签缝好切口，加水煮熟。调味食。

【功效】温中健胃，补脾燥湿，行气止痛。适用于脾胃虚寒，大便溏泻，食欲不振，胃脘疼痛等症。

4.草果煲牛肉《饮食疗法》

【材料】草果6克　牛肉150~200克

【做法】牛肉切成小块，与草果同加水煲汤，食盐少许调味。饮汤食肉。

【功效】燥湿温中，补脾益胃。虚寒性胃痛，寒饮食停滞，脘腹胀满，脾虚食欲不振，手足不温等症。

❧ 布渣叶 ❧

本品是椴树科植物破布叶 *Microcos paniculata* L.的干燥叶。主要分布于广东、广西、海南、云南等地。尤以广东省分布广，产量大，资源丰富，广东的阳西、湛江是主产地。夏秋季采叶，晒干。

一、性味归经

酸，凉。归脾、胃经。

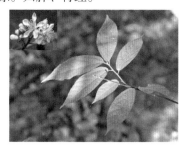

图8-7　破布树植物图

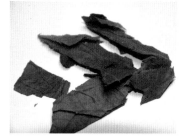

图8-8　布渣叶药材图

二、功效

消食化滞，清热利湿。

三、性能特点

本品味酸性凉，归脾、胃经，功善消食化滞，清热利湿，用于饮食积滞，感冒发热，湿热黄疸等。

四、用法用量

煎服，15~30克。

五、方剂

1.加减风灵汤《江世英方》

【组成】海风藤15克　威灵仙9克　吊子风12克　薏苡仁15克　防风12克　豹皮樟9克　布渣叶15克　山楂肉12克　淮山药12克

【功效】祛风散寒，除湿通络。

【主治】寒湿风邪阻于筋骨。

【用法】水煎服。

2.胃肠宁冲剂《中药部颁标准》

【组成】布渣叶500克　辣蓼300克　番石榴叶300克　火炭母300克　功劳木200克

【功效】清热祛湿，健胃止泻。

【主治】用于急性胃肠炎，小儿消化不良。

【用法】以上五味药加水煎煮两次，第一次2小时，第二次1小时，合并煎液，滤过，滤液浓缩至适量，加乙醇两倍量，搅匀，静置24小时，滤过滤液浓缩至稠膏状，加蔗糖451克，混匀，制成颗粒。开水冲服，每次8克，每日3次。

3.广东凉茶《中药部颁标准》

【组成】岗梅根38500克　木蝴蝶125克　淡竹叶2250克　金沙藤13000克　火炭母5750克　王指柑7375克　金樱根13250克　布渣叶2250克　山芝麻5375克　广金钱草3375克

【功效】清热解暑，去湿生津。

【主治】用于四时感冒，发热头痛，湿热积滞，口干尿赤。

【用法】除木蝴蝶外，以上九味药分别切碎成片、段，与木蝴蝶混匀，分装成1000包；或取适量布渣叶和五指柑分别粉碎成粗粉，余下各药加水煎煮两次，滤过，滤液浓缩至适量，加入布渣叶及五指柑粗粉，混匀，干燥，分装成4000袋。煎服每次1包，每日1次；或泡服每次2袋，每日2次。

4.清热凉茶《中药部颁标准》

【组成】苦瓜干69克　鸭脚木69克　白茅根69克　连翘34克　淡竹叶103克　榕树须69克　水翁花103克　木蝴蝶17克　猪笼草103克　岗梅69克　相思藤86克　凤尾草52克　布渣叶69克　甘草17克　广金钱草69克

【功效】清热解暑，祛湿消滞。

【主治】用于感冒发热、口舌臭苦、大便秘结。

【用法】以上十五味药，分别切碎，混匀，分装成每包60克。水煎服，每次1袋，每日1~2次。

5.神农茶颗粒《中药部颁标准》

【组成】忍冬藤312克　地胆草312克　金沙藤313克　岗梅1563克　布渣叶313克　水翁花625克　桑枝312克　滇竹叶312克　广金钱草312克　扭肚藤312克　狗肝菜313克　鸭脚木皮625克

【功效】消暑清热，生津止渴。

【主治】用于伤风感冒。

【用法】以上十二味药，加水煎煮两次，滤过，合并滤液，浓缩至相对密度为1.1（50℃），加乙醇至含醇量为45%，静置，取上清液浓缩至稠膏，测定其稠膏含水量，换算成干膏量，按1份干膏加11.5份蔗糖，制成颗粒，干燥，制成2000克。冲服，每次10~20克。

6.快应茶《中药部颁标准》

【组成】岗梅18750克　金樱根9375克　鸭脚木皮4688克　火炭母6250克　救必应6250克　淡竹叶4688克　山芝麻3125克　金沙藤6250克　广金钱草3125克　五指柑10938克　布渣叶7813克　木蝴蝶625克　白花茶6250克

【功效】解暑清热，生津止渴。

【主治】用于伤风感冒等病症。

【用法】以上十三味药，切碎后烘干，混合均匀，分装成每包88克；或将适量五指柑粉碎，其余各药加水煎煮两次，合并煎液，滤过，滤液浓缩至适量，加入五指柑粉末与辅料，混匀，干燥，分装成3000袋。水煎服，每次1包；或泡服，每次1~2袋。

7.保儿安颗粒《部颁标准》

【组成】山楂400克　稻芽400克　使君子133克　布渣叶400克　莱菔子133克　槟榔88克　葫芦茶400克　孩儿草133克　莲子心66克

【功效】健脾消滞，利湿止泻，清热除烦，驱虫治积。

【主治】用于食滞及虫积所致的厌食消瘦，胸腹胀闷，泄泻腹痛，夜睡不宁，磨牙咬指等。

【用法】以上九味药，加水煎煮两次，每次2小时，合并煎液，滤过，滤液浓缩至相对密度为1.08~1.10（70℃），加入乙醇使含醇量达约60%，静置，吸取上清液，回收乙醇，滤过，浓缩成稠膏，加入适量糖粉，制成颗粒，制成1000克。开水冲服，一岁小儿每次2.5克，二至三周岁每次5克，四岁以上每次10克，每日2次。

六、药膳

1.神农茶《全国医药产品大全》

【材料】金银花7500克　布渣叶7500克　地胆草7500克　白花茶7500克　岗梅15000克　木蝴蝶375克　淡竹叶7500克　金沙藤7500克　桑枝7500克　广金钱草7500克　狗肝菜7500克　鸭脚皮7500克

【做法】上药混合制为药茶，每包重90克。水煎，每服1~2包。代茶饮。

【功效】疏散风热。适用于伤风感冒。

【注意】产妇勿服。

2.生茂甘和茶《全国医药产品大全》

【材料】广藿香115克　岗梅230克　荷叶114克　枳壳43克　柴胡86克　救必应144克　荆芥86克　香薷172克　前胡43克　苍术58克　布渣叶72克　青蒿172克　黄芩130克　紫苏叶259克　茶饼144克　槟榔72克　山芝麻144克　羌活86克　薄荷173克　甘草115克　厚朴58克　水翁花230克　茶叶12000克

【做法】上药混合制成黑色药茶，每包6克。每服1~3包。代茶饮。

【功效】疏散风热，消暑。适用于感冒发热，骨痛头眩，积滞中暑。

第九章

利水渗湿药

利水渗湿药是以通利水道，渗泄水湿为主要功效，用于治疗水湿内停病证的药物。本类药物可分为利水消肿药、利尿通淋药、利湿退黄药三类。应用利水渗湿药时，应视不同病证，选择相应药物，并作适当配伍以增强疗效。如水肿骤起兼有表证，可配宣肺解表药；湿热合邪者配清热燥湿药；寒湿并重者配温理散寒药；水肿日久、脾肾阳虚者，当配温补脾肾药，以标本兼顾；热伤血络而尿血者，配凉血止血药。此外，气行水行，此类药还常与行气药配伍，以提高疗效。但本类药物易耗伤津液，故阴亏津少，肾虚遗精，遗尿者应慎用或忌用；有些药物有较强的通利作用，孕妇慎用或忌用。

❧ 茯苓 ❧

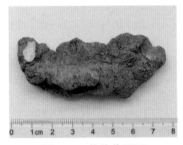

图9-1 茯苓药材图

本品为多孔菌科真菌茯苓 *Poria cocos*（Schw.）Wolf的干燥菌核。寄生于松科植物赤松或马尾松等树根上。野生或栽培，主产于云南、安徽、湖北等地。产云南者称"云苓"，质较优。7~9月采挖。挖出后除去泥沙，堆置"发汗"后，摊开晾至表面干燥，再"发汗"，反复数次至现皱纹、内部水分大部分散失后，阴干。生用。

一、性味归经

甘、淡，平。归脾、肾、心经。

二、功效

利水渗湿，健脾，宁心。

三、性能特点

本品淡渗甘补，药性平和，趋向沉降，既可祛邪，又可扶正，利水而不伤正气，为利水消肿之要药，可用于寒热虚实各种水肿；又善渗湿健脾，对水湿为患有标本兼顾之功，常用于痰饮及脾虚诸证；尚能宁心安神，为治心悸失眠之良药。故《本草衍义》云："行水之功多，益心脾不可阙也。"

四、用法用量

煎服，10~15克。

五、使用注意

阴虚火旺者忌服。

六、方剂

1.安神定志丸《医学心悟》
【组成】茯苓30克　茯神30克　人参30克　远志30克　石菖蒲15克　龙齿_{先煎}15克
【功效】安神定志，益气镇惊。
【主治】心胆气虚，心神不宁，症见精神烦乱，失眠，梦中惊跳、怵惕，心悸胆怯，舌质淡，脉细弱。亦治癫痫及遗精。

【用法】上药研为细末，加炼蜜制成直径6~8毫米的丸子，朱砂拌衣，每服6克，开水送服。

2.白术散《全生指迷方》

【组成】橘皮15克　大腹皮15克　茯苓15克　生姜15克　白术30克

【功效】健脾利水。

【主治】妊娠子肿，面目肿如水状。

【用法】上药研为细末，每服3克，空腹时用温水送服。

3.当归芍药散《金匮要略》

【组成】当归45克　芍药240克　茯苓60克　白术60克　泽泻120克　川芎120克

【功效】养血调肝，健脾利湿。

【主治】妇人妊娠或经期，肝脾两虚，腹中拘急，绵绵作痛，头晕心悸，或下肢浮肿，小便不利，舌质淡、苔白腻者。现于纠正胎位。

【用法】上药研为细末，每服1.5克，用酒送服，1日3次。或水煎服，用量按原方比例酌减。

4.桂枝茯苓丸《金匮要略》

【组成】桂枝10克　茯苓10克　牡丹皮10克　赤芍10克　桃仁10克

【功效】活血化瘀，缓消癥块，化瘀生新，调和气血。

【主治】妇人宿有症块，或血瘀经闭，行经腹痛，产后恶露不尽。

【用法】上药研为细末，加炼蜜制成直径6~8毫米的丸子，每日1~3粒。

5.黄连温胆汤《六因条辨》

【组成】黄连6克　竹茹12克　枳实6克　半夏6克　陈皮6克　甘草3克　生姜6克　茯苓10克

【功效】清热燥湿，理气化痰，和胃利胆。

【主治】伤暑汗出，身不大热，烦闭欲呕，舌黄腻。

【用法】水煎服。

6.四君子汤《太平惠民和剂局方》

【组成】人参9克　白术9克　茯苓9克　甘草6克

【功效】益气健脾。

【主治】脾胃气虚证。面色萎黄，语声低微，气短乏力，食少便溏，舌淡苔白，脉虚弱。

【用法】水煎服。

7.六君子汤《医学正传》

【组成】人参9克　白术9克　茯苓9克　炙甘草6克　陈皮3克　半夏4.5克

【功效】益气健脾，燥湿化痰。

【主治】脾胃气虚兼痰湿证。食少便溏，胸脘痞闷，呕逆等。

【用法】加生姜3片大枣2枚，水煎服。

8.真武汤《伤寒论》

【组成】茯苓9克　芍药9克　生姜9克　炮附子先煎9克　白术6克

【功效】温阳利水。

【主治】阳虚水泛证。畏寒肢厥，小便不利，心下悸动不宁，头目眩晕，身体筋肉瞤动，站立不稳，四肢沉重疼痛，浮肿，腰以下为甚；或腹痛，泄泻；或咳喘呕逆。舌质淡胖，边有齿痕，舌苔白滑，脉沉细。

【用法】水煎服。

9.六味地黄丸《小儿药证直诀》

【组成】熟地黄24克　山茱萸12克　山药12克　牡丹皮9克　茯苓9克　泽泻9克

【功效】滋补肝肾。

【主治】肝肾阴虚，头目眩晕，眼花耳聋，咽喉燥痛，腰膝酸软，自汗盗汗，骨蒸劳热，遗精早泄，消渴引饮，小便频数，尿血便血，虚火牙痛，齿龈出血，须发早白；妇女月经先期，经来量少；小儿囟开不合，羸瘦骨蒸，行迟。

【用法】上药研为细末，加炼蜜制成直径6~8毫米的丸子，每服3丸。

七、药膳

1.参枣茯苓饮《中国药膳学》

【材料】酸枣仁30克　人参30克　茯苓30克　米汤适量

【做法】前3味干燥后共研为细末。每次6克，米汤服下，每日3次。

【功效】益气，安神，敛汗。适用于心悸，失眠，自汗盗汗等症。

2.茯苓煮鸡肝《常见病的饮食疗法》

【材料】鸡肝30克　茯苓10克

【做法】加水同煮，待肝熟后，食肝饮汤。

【功效】健脾补中，养肝明目。适用于小儿疳证，双目羞明，面黄肌瘦，毛发焦枯，肚大青筋，精神萎靡等症。

3.茯苓豆沙寿桃《良药佳馔》

【材料】茯苓100克　赤小豆250克　面粉750克

【做法】茯苓研粉过筛，掺入面粉内，加水和成面团后发酵；赤小豆挑选洗净后，置锅内加水煮至烂熟，过箩。纱布滤水，放锅内翻炒成馅；将放碱后揉匀醒软之面团，按扁后包馅，做成寿桃形，上炉烤2分钟，上笼蒸6~7分钟。随意服食。

【功效】滋体益寿，润肠益脾。适用于消渴，尿频，遗尿，遗精，体弱，及脾湿胀满，大便泄泻等症。

4.茯苓豆腐《家庭中医食法》

【材料】茯苓粉30克　松仁40克　豆腐500克　胡萝卜适量　菜豌豆适量　香菇适量　玉米适量　蛋清适量

【做法】豆腐与茯苓粉搅拌均匀，用盐酒调味，加蛋清混合均匀，再放入香菇、胡萝卜、菜豌豆、松仁、玉米粒，上蒸笼用武火煮8分；原汤20克，加盐、酒、胡椒调味，以少量淀粉勾灰，淋在豆腐上即成。

【功效】健脾化湿，防肥减肥，降血糖。

5.茯苓鸡肉馄饨《中国药膳学》

【材料】茯苓30克　鸡肉60克

【做法】加调味品做成馅，用面粉皮做馄饨，煮食。

【功效】适用于年老体弱吞咽无力或反胃、呃逆。

❧薏苡仁❧

本品为禾本科多年生草本植物薏苡 *Coix lacryma-jobi* L. var. ma-yuen（Roman.）Stapf的干燥成熟种仁。中国大部分地区均产，主产于福建、河北、辽宁等地。秋季果实成熟时采割植株，晒干，打下果实，再晒干，除去外壳、黄褐色种皮及杂质，收集种仁。生用或炒用。

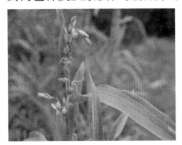

图9-2　薏苡植物图

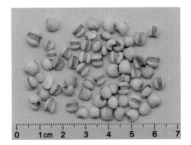

图9-3　薏苡仁药材图

一、性味归经

甘、淡，凉。归脾、胃、肺经。

二、功效

利水渗湿，除痹，健脾止泻，清热排浓。

三、性能特点

本品淡渗甘补，既能利水渗湿，又能健脾止泻。且利水不伤正，补脾不滋腻，为淡渗清补之品。故凡水湿为患均可用之，尤以脾虚湿滞者为宜；其渗湿舒筋缓急，普治湿痹拘挛者；又其性凉，清肺肠之热，排脓消痈，为肺痈肠痈常用之品。

四、用法用量

煎服，9~30克。清利湿热宜生用，健脾止泻宜炒用。

五、方剂

1.苇茎汤《外台秘要》

【组成】苇茎60克　瓜瓣60克　薏苡仁30克　桃仁24克

【功效】清肺化痰，逐瘀排脓。

【主治】肺痈，热毒壅滞，痰瘀互结证。身有微热，咳嗽痰多，甚则咳吐腥臭脓血，胸中隐隐作痛，舌红苔黄腻，脉滑数。

【用法】水煎服。

2.五加皮酒《太平圣惠方》

【组成】五加皮90克　薏苡仁150克　羚羊角屑90克　防风90克　生地黄250克　独活90克　牛蒡根250克　肉桂30克　牛膝150克　炒黑豆250克　海桐皮60克　大麻仁15克

【功效】通络止痛。

【主治】脚气发动，烦热疼痛，行履不得。

【用法】上药研为粗末，用生绢袋盛，加无灰酒30升，浸6~7日，过滤去渣，即成。每服10~20毫升，每日2次。

3.蚕矢汤《霍乱论》

【组成】蚕沙15克　薏苡仁12克　大豆黄卷12克　木瓜9克　姜黄连9克　制半夏3克　酒炒黄芩3克　通草3克　焦山栀4.5克　吴茱萸0.9克

【功效】清热利湿，升清降浊。

【主治】湿热内蕴之霍乱，吐泻腹痛，肢冷转筋，口渴烦躁，目陷脉伏，舌苔厚黄而干，脉濡数或伏者。

【用法】水煎服。

4.麻黄杏仁薏苡甘草汤《金匮要略》

【组成】麻黄7克　炙甘草14克　薏苡仁7克　杏仁3克

【功效】解表祛湿。

【主治】风湿在表，一身尽疼，发热，日晡所剧者。

【用法】水煎服。

5.薏苡附子败酱散《金匮要略》

【组成】薏苡仁30克　附子6克　败酱草15克

【功效】排脓消肿。

【主治】肠痈内已成脓，身无热，肌肤甲错，腹皮急，如肿状，按之软，脉数。

【用法】上药研为粗末。水煎服。

6.银花五仁汤《急腹症方药新解》

【组成】金银花20克　败酱草20克　冬瓜仁15克　瓜蒌仁15克　薏苡仁15克　郁李仁10克　桃仁10

克　当归10克　白芍10克　川楝子10克　木香6克　甘草3克

【功效】清热解毒，行气活血，散结排脓。

【主治】急性阑尾炎并发局限性腹膜炎、弥漫性腹膜炎、阑尾周围脓肿。

【用法】水煎服。

六、药膳

1. 薏米炖鸡《百病饮食自疗》

【材料】鸡腿肉400克　薏米50克　香菇2个　芹菜1000克　调料适量

【做法】薏米洗净，热水中浸1宿；香菇洗净切块；芹菜切1厘米长的段。鸡肉切小块，加葱、姜及适量水，煮沸，去上沫，文火煮清汤，加薏米，煮至膨胀柔软时，放香菇、芹菜煮熟，加酱油、盐、酒、味精等调味。单食或佐餐。

【功效】健脾利湿。适用于素体脾虚湿盛所致的各种症状。

2. 苡仁茯苓粥《家庭中医食疗法》

【材料】薏苡仁200克　茯苓10克　粳米200克　鸡胸脯肉100克　干香菇4个

【做法】薏苡仁洗净，用热水浸泡一夜；薏苡仁煮烂，粳米煮成粥，混合在一起，加入香菇丁、鸡肉丁、茯苓粉再煮至煮稠为止。

【功效】健脾利湿，润肤美容。适用于皮肤虚肿，面色暗淡，及皮肤、面部扁平疣的退斑除疣美容。

3. 芡实八珍糕《中国药膳学》

【材料】芡实30克　山药30克　茯苓30克　白术30克　莲肉30克　薏苡仁30克　扁豆30克　人参8克　米粉500克

【做法】诸药共研为细末，与米粉合匀。每次取6克，开水调服，加糖调味，每日2~3次。

【功效】健脾，止泻，祛湿。适用于脾虚不运，久泻不止，食少乏力，消瘦等症。

4. 苡米防风茶《北京卫生职工学院资料》

【材料】生苡米30克　防风10克

【做法】上药入水同煎，去渣，取汁。代茶饮，或每日1~2次，连饮1周。

【功效】祛风除湿。适用于风湿侵及经络而引起的肢节沉重作痛，甚至微肿发热者。

5. 苡米莲子粥《北京卫生职工学院资料》

【材料】苡米30克　莲子肉30克　冰糖适量　桂花适量

【做法】莲子去皮、芯；苡米加水先煮，继入莲子肉，粥熟入冰糖、桂花。早餐食。

【功效】利水健脾，止泻，安神。适用于饮食不佳，大便溏泄，女子带下过多，心悸，失眠等症。

6. 清化湿热止痛粥《中医药膳学》

【材料】川楝子10克　薏苡仁50克　益母草30克　粳米100克　冰糖适量

【做法】先将川楝子、薏苡仁、益母草煎沸30分钟，去渣取汁，放入粥米煮粥，临熟，加入适量冰糖搅匀，待溶后即可食用。

【功效】清热化湿止痛。适用于湿热郁结证。

7. 枇杷薏苡粥《中医药膳学》

【材料】生薏苡仁100克　鲜枇杷60克　枇杷叶10克

【做法】先将枇杷叶洗净切碎，煮沸10~15分钟，捞去渣后，纳入薏苡仁煮粥，粥熟后切碎枇杷果肉，放入其中搅匀。

【功效】清热除湿，凉血解毒。适用于湿热上蒸证。

ᘒ 赤小豆 ᘒ

本品为豆科植物赤小豆 *Vigna umbellate* Ohwi et Ohashi 或赤豆 *Vigna angularis* Ohwi et Ohashi 的干燥成熟种子。前者主产于广东、广西、江西等地，后者中国大部分地区均产。秋季果实成熟而未开裂时拔取全株，晒干，打下种子，除去杂质，再晒干。生用。

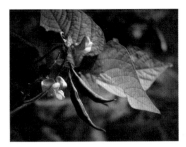

图9-4　赤小豆植物图

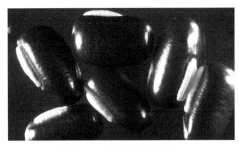

图9-5　赤小豆药材图

一、性味归经

甘、酸、平。归心、小肠经。

二、功效

利水消肿，解毒排脓。

三、性能特点

本品甘酸性平，归心、小肠经。性善下行，通利水道，利水以消肿，渗湿以退黄，且性质平和，为渗利之佳品。故常用于水肿小便不利及黄疸等证；其解毒排脓之功，亦为痈疮肿毒所常用。

四、用法用量

煎服，9~30克。外用适量，研末调敷。

五、使用注意

不宜久食，且尿多、身体消瘦之人忌食；蛇咬伤者，忌食百日。

六、方剂

1.五加皮丸《御药院方》

【组成】五加皮15克　芍药15克　当归15克　大腹子15克　川芎15克　牛膝15克　陈皮15克　石南叶15克　薏苡仁15克　赤小豆15克　麻黄15克　杏仁15克　木瓜30克　独活30克　炒杜仲30克　草薢30克　牵牛子60克

【功效】祛风湿，止痹痛，通利二便。

【主治】风寒湿气合而成痹，遍身疼痛，难以转侧，筋脉拘挛，不能屈伸，及头目眩晕，心腹胀闷，小便赤涩，大便秘滞。脚弱不能行走。

【用法】上药研为细末，酒浸蒸饼为丸，如豆大。每服30~40丸，木瓜汤送下，不拘时候。

2.瓜蒂散《伤寒论》

【组成】炒瓜蒂3克　赤小豆3克

【功效】涌吐痰涎宿食。

【主治】痰涎宿食填塞上脘，胸中痞硬，烦懊不安，气上冲咽喉不得息，寸脉浮，按之紧者。

【用法】将上药研为粗末，每服1~3克，淡豆豉汤送服。

【注意】食已离胃入肠，痰涎不在胸膈者，须禁用。

3.赤小豆薏苡仁汤《医宗金鉴》

【组成】赤小豆　薏苡仁　防己　甘草各等分

【功效】清化湿热，解毒排脓。

【主治】胃痈、大小肠痈，脓已成，脉洪数者。

【用法】水煎服，空腹时服。

4.郁李仁汤《普济方》

【组成】郁李仁30克　大黄30克　柴胡9克　桑白皮9克　桃仁30克

【功效】润燥滑肠。

【主治】伤寒后身体洪满，腹坚胀，喘急，不能饮食。

【用法】上药研为细末，加炼蜜制成直径6~8毫米的丸子。每服30丸，生姜或大枣汤送服。

5.宣痹汤《温病条辨》

【组成】苦杏仁15克　连翘9克　法半夏9克　防己15克　薏苡仁15克　滑石_{先煎}15克　山栀子9克　蚕沙9克　赤小豆皮9克

【功效】辛苦通阳。

【主治】湿痹。症见湿聚热蒸，蕴于经络，寒战热炽，骨骱烦疼，舌色灰滞，面目痿黄。

【用法】水煎服。

【注意】风寒湿痹证不宜服用。

6.麻黄连翘赤小豆汤《伤寒论》

【组成】麻黄6克　杏仁9克　连翘9克　赤小豆30克　桑白皮10克　炙甘草6克　生姜6克　大枣12枚

【功效】解表散邪，解热祛湿。

【主治】湿热蕴郁于内，外阻经络肌肤之病候。

【用法】水煎服。

7.疏凿饮子《重订严氏济生方》

【组成】泽泻12克　炒赤小豆15克　商陆6克　羌活9克　大腹皮15克　椒目9克　木通12克　秦艽9克　槟榔9克　茯苓皮30克　生姜5片

【功效】泻下逐水，疏风发表。

【主治】水肿。遍身浮肿，喘息，口渴，小便不利，大便秘结，脉滑。

【用法】水煎服。

【注意】阴水或体虚之人不宜用。

七、药膳

1.赤小豆炖鲤鱼《饮食疗法》

【材料】赤小豆90克　鲤鱼300~500克

【做法】赤小豆洗净；鲤鱼去鳞、肥、肠杂洗净。二味同入砂锅内煮烂食。

【功效】健脾祛湿，消肿解毒。适用于孕妇水肿、产后乳汁不足，大腹水肿，脚气病等。

2.赤小豆排骨汤《疾病的的食疗与验方》

【材料】赤小豆50克　猪排骨200克

【做法】2味加水同炖，加入适量调料调味。

【功效】利水补虚。适用于糖尿病患者冬季食。

【注意】体重超标者忌食。

3.赤豆桑白皮汤《食疗本草学》

【材料】赤小豆60克　桑白皮15克

【做法】洗净，水煎，除去桑白皮。饮汤食豆。

【功效】健脾，利尿消肿。适用于脾虚水肿，脚气，小便不利等症。

4.赤豆蒸乌骨鸡《常见慢性病食物疗养法》

【材料】黄毛乌骨母鸡1只　赤小豆300克　黄酒1匙　精盐适量　白糖适量

【做法】鸡宰杀后去毛，剖腹，洗净，沥干，切小块；赤小豆洗净。取大磁盆1个，先倒入一半赤豆垫底，铺上一层鸡块，倒入一半赤豆，铺上鸡块及内脏，淋上黄酒。喜甜食者，鸡块上面加白糖4匙；不喜甜食者，撒入小半匙食盐。旺火隔水蒸3小时。佐膳食，每次1小碗，每日2次，分4~5天吃完。

【功效】健脾补肾，利水消肿。适用于肾炎水肿轻症。

第十章
温里药

温里药是以温里祛寒为主要功效，用于治疗里寒证的药物。使用温里药应根据不同证候作适当配伍。若外寒内侵，表邪仍未解者，当配伍发散风寒药，以表里双解；寒凝经脉，气滞血瘀者，当配伍行气活血药，以达气血通畅；寒湿内阻者，宜配伍芳香化湿或温燥祛湿药，以散寒除湿；脾肾阳虚者，宜配伍温补脾肾药，以温阳散寒；亡阳气脱者，宜配伍大补元气药，以补气回阳固脱。但本类药物多辛热燥烈，易助火伤阴，凡实热证、阴虚火旺、津血亏虚者忌用；孕妇慎用。部分药物有毒，应注意炮制、用法及剂量，以免中毒。

～❀ 肉桂 ❀～

本品为樟科常绿乔木植物肉桂 *Cinnamomum cassia* Presl 的干燥树皮。主产于广西、广东、海南等地。多于秋季剥取，刮去栓皮，阴干。生用。

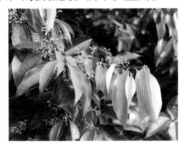

图 10-1　肉桂植物图

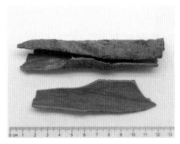

图 10-2　肉桂药材图

一、性味归经

辛、甘，大热。归肾、脾、心、肝经。

二、功效

补火助阳，引火归原，散寒止痛，温通经脉。

三、性能特点

本品辛甘大热，为补火助阳之要药，善补命门之火，有引火归原，益阳消阴之功，多用于肾阳不足、名门火衰及虚阳上浮证；因其甘热以助阳补虚，辛热以散寒止痛，故善去痼沉寒，治脾胃虚寒或脾肾阳虚及胸阳不振所致心腹冷痛等寒凝痛症；且入血分，能温通血脉，促进血行，治寒凝血瘀之月经不调、痛经闭经、产后腹痛等证。还常与补气血药同用，有鼓舞气血生长之功。

四、用法用量

煎服，1~5 克。

五、使用注意

阴虚火旺者忌服，有出血倾向者及孕妇慎用，不宜与赤石脂同用。

六、方剂

1.回阳救急汤《伤寒六书》

【组成】熟附子_{先煎}9克　干姜6克　人参6克　炙甘草6克　炒白术9克　肉桂3克　陈皮6克　五味子3克　茯苓9克　制半夏9克

【功效】回阳固脱，益气生脉。

【主治】寒邪直中三阴，真阳衰微证。四肢厥冷，神衰欲寐，恶寒蜷卧，吐泻腹痛，口不渴，甚则身寒战栗，或指甲口唇青紫，或吐涎沫，舌淡苔白，脉沉微，甚或无脉。

【用法】水煎服，麝香冲服。

2.暖肝煎《景岳全书》

【组成】当归6克　枸杞子9克　茯苓6克　小茴香6克　肉桂6克　乌药6克　沉香3克

【功效】温补肝肾，行气止痛。

【主治】肝肾不足，寒滞肝脉证。睾丸冷痛，或小腹疼痛，疝气痛，畏寒喜暖，舌淡苔白，脉沉迟。

【用法】水煎服。

3.阳和汤《外科证治全生集》

【组成】熟地黄30克　白芥子6克　鹿角胶_{烊化}9克　姜炭1.5克　麻黄1.5克　肉桂3克　甘草3克

【功效】温阳补血，散寒通滞。

【主治】一切阴疽，贴骨疽，流注，鹤膝风等证，患处平坦，色白或暗，不热不肿或肿势散漫者；近代也用于骨结核、腹膜结核、淋巴结核、血栓闭塞性脉管炎、慢性深部脓肿等属阴寒证者。

【用法】水煎服。

4.右归丸《景岳全书》

【组成】熟地黄240克　山药120克　山萸肉90克　枸杞子120克　菟丝子120克　鹿角胶_{烊化}120克　杜仲120克　肉桂60克　当归90克　制附片60克

【功效】温补肾阳，填精益髓。

【主治】肾阳不足，命门火衰。症见神疲气衰，畏寒肢冷，阳痿遗精，不能生育，腰膝酸软，小便自遗；或大便不实，甚则完谷不化，五更泄泻。

【用法】水煎服，用量按比例酌减。

5.独活寄生汤《备急千金要方》

【组成】独活9克　桑寄生6克　杜仲6克　牛膝6克　细辛6克　秦艽6克　茯苓6克　肉桂6克　防风6克　川芎6克　人参6克　甘草6克　当归6克　白芍6克　干地黄6克

【功效】祛风湿，止痹痛，益肝肾，补气血。

【主治】肝肾两亏，气血不足，感受风寒湿邪，腰膝冷痛，肢节屈伸不利，或麻痹不仁，畏寒喜温。

【用法】水煎服。

七、药膳

1.姜桂茯苓饼《百病饮食自疗》

【材料】干姜3克　肉桂3克　茯苓30克　面粉适量　白糖适量

【做法】干姜、肉桂、茯苓分别为末，和匀，加面粉、白糖，与水调和后做饼，入笼蒸熟食。每服15~20克。

【功效】温阳利水。适用于肾虚妊娠水肿。面浮肢肿，腰以下为甚，四肢欠温，腰膝无力等症。

2.丁香肉桂红糖煎《中国药膳学》

【材料】丁香1.5克　肉桂1克　红糖适量

【做法】丁香、肉桂用温水浸透，武火煮沸，文火煮20分钟，取汁，调入红糖。每服5~10毫升，每日3次。

【功效】温胃散寒止呕。适用于胃寒疼痛，呕吐清水等症。

3.肉桂甘草牛肉《家庭药膳手册》

【材料】净黄牛肉2500克　肉桂10克　甘草10克

【做法】牛肉切块，沸水煮至三成熟，捞起待凉，切成肉条。铁锅置小火上，加入肉汤，放入牛肉条（淹没牛肉为度）、肉桂、甘草、适量盐、八角、姜片、精糟汁、白糖、熟植物油，煮6小时（随时翻动，以免粘锅），至肉汤快干时，便不断翻炒至锅中发出油爆溅的响声时捞起，沥干油，晾凉，拣去姜片、八角、肉桂、甘草。冬季佐餐食。

【功效】补益脾胃，温中散寒。适用于营养不良性浮肿，体虚，消瘦，脾胃虚寒，脘胀痛。冬季食，能防病保健强身。

【注意】阴虚火旺者忌服。

4.肉桂益智猪脬汤《百病饮食自疗》

【材料】肉桂3克　益智仁30克　猪脬1具

【做法】肉桂、益智捣细，共炖至猪脬熟烂。食脬饮汤。

【功效】补阳散寒，缩尿。适用于肾阳不足或下体受凉而致小便频数，遗尿，小便失禁，尿色清白者。

5.癃闭茶《中医药膳学》

【材料】肉桂40克　穿山甲60克　蜂蜜适量

【做法】将肉桂和穿山甲分别洗净，磨成细粉，用蜂蜜水冲服，代茶饮。

【功效】行瘀散结，通利水道。适用于血瘀阻滞证。

～☉ 干姜 ☉～

本品为姜科多年生草本植物姜*Zingiber officinale* Rosc.的干燥根茎。主产于四川、贵州、湖北等地。均系栽培。冬季采挖，切片晒干或低温烘干。生用。

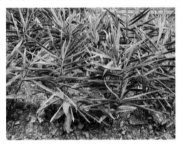

图10-3　姜植物图

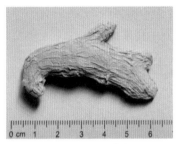

图10-4　干姜药材图

一、性味归经

辛，热，归脾、胃、肾、心、肺经。

二、功效

温中散寒，回阳通脉，温肺化饮。

三、性能特点

本品辛热偏燥，走守兼备，主入脾胃而长于温脾胃之阳，祛脾胃之寒，为温中散寒之要药，治脾胃寒证，实寒、虚寒均可应用；又入心、肾经，回阳之力虽不如附子，但每与其配伍，可增其疗效，减其毒性，故"书则有附子无姜不热之句"（《本草求真》）；兼入肺经，上能温肺散寒以化饮，中能温脾运水以绝痰，寒饮喘咳亦为良药。

四、用法用量

煎服，3~10克。

五、使用注意

阴虚内热、血热妄行者忌用。孕妇慎用。

六、方剂

1.四逆汤《伤寒论》

【组成】炙甘草30克　干姜23克　附子_{先煎}一枚

【功效】温中祛寒，回阳救逆。

【主治】伤寒太阳病误汗伤阳，及阳明、太阴、少阴、厥阴病、霍乱病等。症见四肢厥逆，恶寒蜷卧，呕吐不渴，腹痛下利，神衰欲寐，舌苔白滑，脉微欲绝者，以及瘟疫、疟疾、厥证、脱证、痛证见有上述症状，属阴证者。

【用法】水煎服。

2.白通汤《伤寒论》

【组成】干姜15克　附子_{先煎}一枚　葱白4根

【功效】驱逐阴寒，温通阳气。

【主治】少阴病，阴盛戴阳证。手足厥逆，下利，脉微，面赤者。

【用法】水煎服。

3.小青龙汤《伤寒论》

【组成】麻黄9克　桂枝9克　细辛6克　干姜6克　白芍9克　半夏9克　五味子6克　炙甘草6克

【功效】解表散寒，温肺化饮。

【主治】外寒内饮证。症见恶寒发热，无汗，头身疼痛，胸痞喘咳，痰涎清稀量多，或痰饮喘咳，不得平卧，或身体疼重，头面四肢浮肿，舌苔白滑，脉浮。

【用法】水煎服。

4.理中丸《伤寒论》

【组成】人参9克　干姜9克　白术9克　炙甘草9克

【功效】温中祛寒，补气健脾。

【主治】①脾胃虚寒证。症见呕吐下利，脘腹疼痛，喜温喜按，口淡不渴，不欲饮食，畏寒肢冷，舌淡苔白，脉沉细。②阳虚失血证。吐血，衄血，便血，崩漏，血色黯淡，四肢不温，面色萎黄，舌淡脉弱。③小儿慢惊，或病后喜唾涎沫，或霍乱吐泻，以及胸痹等由中焦虚寒所致者。

【用法】上药研为细末，加炼蜜制成直径约为3厘米的丸子，每日1丸，温水送服。

【注意】忌桃、李、雀肉、海藻、菘菜。阴虚内热者忌用。

5.温脾汤《备急千金要方》

【组成】附子_{先煎}6克　干姜9克　人参6克　当归9克　大黄15克　芒硝6克　甘草6克

【功效】温补脾阳，攻下冷积。

【主治】阳虚寒积证。腹痛便秘，脐下绞结，绕脐不止，手足不温，苔白不渴，脉沉弦而迟。

【用法】水煎服。

6.三物备急丸《金匮要略》

【组成】巴豆30克　干姜30克　大黄30克

【功效】攻逐冷积。

【主治】寒实冷积内停，心腹卒暴胀痛，痛如锥刺，气急口噤，大便不通。

【用法】先捣大黄、干姜为末，另研巴豆，再研匀，加炼蜜制成直径约3毫米的丸子。每服3~4丸，温水或酒送服。

【注意】孕妇、年老体虚者，温暑热邪所致的暴急腹痛，均不能使用。

7.苓甘五味姜辛汤《金匮要略》

【组成】茯苓12克　甘草9克　干姜9克　细辛5克　五味子5克

【功效】温肺化饮。

【主治】寒饮咳嗽。症见咳痰量多，清稀色白，胸满不舒，舌苔白滑，脉弦滑。

【用法】水煎服。

七、药膳

1. 姜粥《百病饮食自疗》

【材料】干姜5克 粳米30克

【做法】加水，煮粥。分数次服。

【功效】温中散寒。适用于小儿脾寒夜啼，啼声低弱，哭啼时喜四肢绻屈，乳食不振等症。

2. 姜茶饮《圣济总录》

【材料】干姜末3克 绿茶3~6克

【做法】沸水冲泡，加盖浸10~15分钟。代茶频饮。

【功效】温中止泻，和胃止呕，利尿解毒。适用于寒湿入侵，脾胃受伤，泄泻清稀，肠鸣腹痛，呕吐频作，急性胃肠炎。

3. 赤石脂干姜粥《常见病食疗食补大全》

【材料】赤石脂30克 干姜10克 粳米60克

【做法】赤石脂打碎，和干姜加水煎汤，去渣，取汁，粳米另煮粥，粥成兑入药汁。顿服，每日2次。

【功效】适用于虚寒所致的痢疾。

【注意】湿热型痢疾禁用。

4. 白术红枣饼《良药佳馔》

【材料】白术25克 干姜5克 红枣250克 鸡内金10克 面粉500克 调料适量

【做法】白术、干姜装纱布袋内，扎口，与红枣同置锅内，加水适量，武火烧沸后，文火煮约1小时，去药包及枣核，枣肉捣泥待用；鸡内金研粉，与面粉混匀，同枣泥一起，加药汁和成面团，分制成薄饼，文火烙熟。做点心食用。

【功效】益气健脾，开胃消食。适用于食后脘闷，饮食无味，大便溏泄等症。

5. 木香姜糖羹《中医药膳学》

【材料】广木香10克 干姜10克 藕粉10克 红糖适量

【做法】广木香与干姜煎水，冲藕粉搅匀，再加入红糖适量，调成羹状，顿服。

【功效】温中散寒，行气止痛。适用于寒积腹痛证。

꙰丁香꙰

本品为桃金娘科常绿乔木丁香 *Eugenia caryophllata* Thunb. 的干燥花蕾，习称公丁香。主产于坦桑尼亚、马来西亚、印度尼西亚；我国广东、海南、广西等地也有栽培。通常在9月至次年3月，花蕾由绿转红时采摘，晒干，生用。

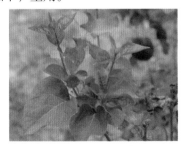

图10-5 丁香植物图

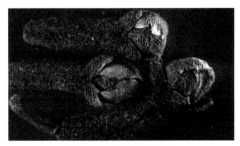

图10-6 丁香药材图

一、性味归经

辛，温。归脾、胃、肺、肾经。

二、功效

温中降逆，补肾助阳。

三、性能特点

本品辛温芳香，主入脾胃，长于温中散寒、降逆止呕、止呃，为治胃寒呕吐、呃逆之要药，胃寒呕逆，每每用之；又入肾经，有温肾助阳起痿之功，常用于肾阳不足之阳痿、宫冷。

四、用法用量

煎服，1~3克。内服或研末外敷。

五、使用注意

热证及阴虚内热者忌用。不宜与郁金同用。

六、方剂

1.丁香散《三因极一病证方论》

【组成】丁香3克　柿蒂3克　高良姜1.5克　炙甘草1.5克

【功效】温中散寒，降逆止呃。

【主治】胃寒哕逆。

【用法】上药研为细末，每服6克，用热汤调服，不拘时候。

2.丁香柿蒂汤《症因脉治》

【组成】丁香6克　柿蒂9克　人参3克　生姜9克

【功效】温中益气，降逆止呃。

【主治】胃气虚寒证。呃逆不已，胸痞脉迟者。

【用法】水煎服。

【注意】胃热呃逆者，不宜使用。

3.丁萸理中汤《医宗金鉴》

【组成】丁香6克　吴茱萸6克　党参6克　白术6克　干姜6克　炙甘草3克

【功效】温中散寒，降逆止呃。

【主治】脾胃虚寒呕吐证。

【用法】水煎服。

4.定吐丸《谭氏殊圣》

【组成】丁香3~7个　全蝎尾49条　姜半夏3个

【功效】芳香行气，降逆止惊。

【主治】小儿惊食，胃管不快，吐逆乳食，或心胸发热。

【用法】上药研为细末，加大枣肉制成直径2毫米的丸子，每服7~10丸，用金银汤送服，伤暑、霍乱吐泻，用香薷散送服。

5.香棱丸《济生方》

【组成】木香15克　丁香15克　酒三棱30克　麸炒枳壳30克　莪术（用去壳巴豆30粒同炒，巴豆黄色，去巴豆）30克　青皮30克　炒川楝子30克　炒小茴香30克

【功效】破痰癖，消癥块。

【主治】五积，痰癖癥块，冷热积聚。

【用法】上药研为细末，加醋煮面糊制成直径为6~8毫米的丸子为丸，朱砂阴极细为衣。每服20丸，炒生姜盐汤送服，温酒亦得，不拘时候。

【注意】川楝子有肝毒性，不可长期大量应用。

6. 苏合香丸《太平圣惠和剂局方》

【组成】白术60克 青木香60克 乌犀屑60克 香附子60克 朱砂60克 诃黎勒60克 白檀香60克 安息香60克 沉香60克 麝香60克 丁香60克 荜茇60克 龙脑30克 苏合香油30克 薰陆香30克

【功效】芳香开窍，行气温中。

【主治】寒闭证。症见突然昏倒，牙关紧闭，不省人事，苔白，脉迟；心腹卒痛，甚则昏厥。亦治中风、中气及感受时行瘴疠之气，属于寒闭证者。

【用法】上药研为细末，加炼蜜制成质量为3克的丸子，蜡皮封护，温开水送服。

【注意】孕妇慎用。

七、药膳

1. 丁香莲子粥《常见病食疗食补大全》

【材料】公丁香37枚 煨姜1片 糯米250克 莲子37枚

【做法】丁香、莲子煮烂后去渣，加入糯米、煨姜煮粥。随量食。

【功效】温中散寒。适用于呃逆，呕吐等症。

2. 丁香蜜米饮《中国药膳学》

【材料】丁香2克 陈皮3克 蜂蜜适量 米饮适量

【做法】温水浸泡丁香、陈皮，以浸透为度。武火煮沸，文火煮15分钟，取汁，调入蜂蜜、米饮。每服5~10毫升，每日4~5次。

【功效】暖脾胃，补气虚。适用于小儿吐泻等症。

3. 丁香陈皮人乳煎《中国药膳学》

【材料】丁香10枚 陈皮3克 人乳1杯

【做法】温水浸泡透丁香、陈皮，武火煮开后转用文火煮至剩少许药汁，取药汁兑入人乳，再煮沸。每日数次，缓缓少量喂饮。

【功效】温暖脾胃。适用于婴儿吐乳，粪便色青等症。

4. 丁香鸭子《滋补保健药膳食谱》

【材料】净鸭1只 丁香6克 白菜心250克 西红柿150克 调料适量

【做法】净鸭用料酒、酱油、白糖、盐、胡椒粉、丁香、葱、姜、味精腌渍入味，约2小时后取出，用钩子挂在阴凉通风处晾干。盆内的调料留用。鸭子晾干后，把腌鸭的调料放入鸭子腹中。武火蒸烂取出，拣去葱、姜、丁香。洗净白菜小切丝，放上白糖、醋、香油拌匀围在盘子边上；西红柿洗净后切厚片，围在盘中外围。把植物油（750克）烧热，将鸭炸透至皮酥，捞出，剁成块，放在盘中央，摆成鸭状。佐餐用。

【功效】温肾健脾，滋养补虚。适用于食欲不振，疲乏无力，胃寒呃逆，腰膝酸软等症。

5. 丁香煨梨《食疗本草学》

【材料】梨1个 丁香15枚

【做法】梨洗净，挖去核，放入丁香，外用菜叶或湿草纸包裹，于火灰中煨熟食。

【功效】益胃养阴，温中止呕。适用于胃气虚弱或胃寒所致的反胃吐食，药物不下等症。

八角茴香

本品为木兰科植物八角茴香 *Illicium verum* Hook. f. 的干燥成熟果实，又名大茴香。主产于广西西部和南部，福建南部、云南东南部和南部、台湾、广东、贵州、陕西秦岭南部、越南等地区也有种植。秋、冬二季果实由绿变黄时采摘，置沸水中略烫后干燥或直接干燥。

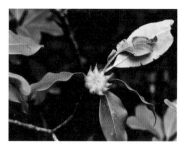
图10-7　八角茴香植物图

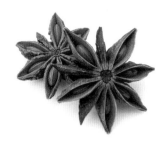
图10-8　八角茴香药材图

一、性味归经

辛，温。归肝、肾、脾、胃经。

二、功效

温阳散寒，理气止痛。

三、性能特点

本品辛温，主入肝、肾、脾、胃经。既能温阳散寒，又能理气止痛，用于寒疝腹痛，肾虚腰痛，畏寒呕吐，脘腹冷痛等症。

四、用法用量

煎服，3~6克。

五、方剂

1.八角茴香丸《医学传灯》

【组成】山楂　枳实　八角茴香　吴茱萸　荔枝核各等分。

【功效】散寒，理气，止痛。

【主治】寒疝腹痛，腰膝冷痛，胃寒呕吐，脘腹疼痛，寒湿脚气。

【用法】内服：水煎服，3~6克，或入丸、散。外用：适量，研末调敷。

2.八角茴香水《中药部颁标准》

【组成】八角茴香油20毫升　乙醇570毫升

【功效】矫味，驱风，健胃止呕。

【主治】呕吐腹痛。

【用法】取八角茴香油，加乙醇，搅拌溶解后，缓缓加入适量的水，随加随搅拌 使成1000毫升，加滑石粉适量，搅拌，滤过，即得。口服，每服用0.1~1.0毫升，每日0.3~3.0毫升。

六、药膳

1.茴香汤《中国药膳大全》

【材料】茴香500克　川楝子250克　陈皮250克　食盐250克　甘草200克

【做法】将陈皮去白，与其他4味均研成末，拌匀，装瓶备用。每服1汤匙，白开水冲服，每日2次。

【功效】暖肝散寒，行气止痛。适用于肝经寒凝气滞之脐腹冷痛和疝气疼痛等症。

2.楝脂二香膵《中国药膳学》

【材料】猪膵1个　大茴香10克　小茴香10克　补骨脂10克　川楝子10克

【做法】猪膵洗净，诸药放入膵内填满、扎口，加少许盐，酒煮。熟后，将药取出，焙干为末。每服3~6克，温酒送下，每日2~3次。食膵肉。

【功效】温里散寒，理气止痛。适用于疝气坠痛症。

3.三香酒（秘方）

【材料】南木香9克　小茴香9克　八角茴香9克　川楝肉9克

【做法】上药为1服，同入锅内炒，入葱白5根，水1碗，淬入锅，将碗罩住，候煎至半碗，取出去渣，加陈酒半碗，合和入炒盐1茶匙。空心热服，神效。

【功效】温中行气。适用于治疗偏坠气。

～小茴香～

本品为伞形科多年生草本植物茴香*Foeniculum vulgare* Mill.的干燥成熟果实。中国各地均有栽培，主产于内蒙古、山西等地。秋季果实初熟时采收。晒干。生用或盐水炙用。

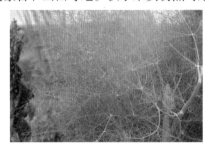

图10-9　小茴香植物图

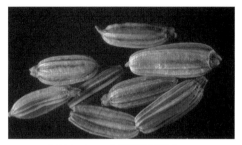

图10-10　小茴香药材图

一、性味归经

辛，温。归肝、肾、脾、胃经。

二、功效

散寒止痛，理气和胃。

三、性能特点

本品辛散温通，主入肝肾，能温肾暖肝，散寒止痛，善治下焦寒凝气滞诸证，尤为治寒疝腹痛之要药；且入脾胃经，善理脾胃之气而开胃、止呕，治中焦寒凝气滞之脘腹胀痛等。

四、用法用量

煎服，3~6克。盐炙小茴香暖肾散寒止痛，用于寒疝腹痛，睾丸偏坠，经寒腹痛。

五、使用注意

阴虚火旺者慎用。

六、方剂名录

1.少腹逐瘀汤《医林改错》

【组成】炒小茴香1.5克　炒干姜3克　延胡索3克　没药6克　当归9克　川芎6克　官桂3克　赤芍6克　蒲黄9克　炒五灵脂6克

【功效】活血祛瘀，温经止痛。

【主治】主治少妇寒凝血瘀证。症见少腹瘀血积块，疼痛或不痛，或痛而无积块，或少腹胀满，或经期腰酸，少腹作胀，或月经一月见三五次，接连不断，断而又来，其色或紫或黑，或有瘀块，或崩漏兼少腹疼痛，或粉红兼白带者，或瘀血阻滞，久不受孕，舌暗苔白，脉沉弦而涩。

【用法】水煎服。

2.化癥回生丹《温病条辨》

【组成】人参180克　肉桂60克　两头尖60克　麝香60克　姜黄60克　丁香90克　川椒炭60克　虻虫

60克 醋三棱60克 藏红花60克 苏子霜60克 醋五灵脂60克 降香60克 干漆60克 醋没药60克 醋香附60克 制吴茱萸60克 醋延胡索60克 水蛭60克 阿魏60克 川芎60克 醋乳香60克 高良姜60克 艾叶炭60克 苏木90克 燀桃仁90克 燀苦杏仁90克 小茴香炭90克 蒲黄炭30克 鳖甲胶500克 熟地黄120克 白芍120克 益母草膏240克 大黄240克 当归尾120克 高米醋750克

【功效】化瘀血，消症积。

【主治】燥气深入下焦血分而成的症积，痛或不痛；血痹；疟母、左胁痛，寒热；妇女干血劳，属于实证；闭经、痛经，经来紫黑有块；产后瘀血腹痛；跌打损伤所致的头晕、腰痛而有瘀滞者。

【用法】上药研为细末，用1.5斤米醋熬浓，晒干为末，再加醋熬，反复三次后，晒干，制成细末，加鳖甲、益母、大黄三胶和匀，再加炼蜜制成质量为4.5克的丸子，蜡皮封护。用时温开水送服，空腹时服，瘀甚之证，黄酒送服。

【注意】孕妇及体虚无瘀者慎用。

3.红花当归散《叶氏女科》

【组成】红花0.6克 当归2.4克 川芎1.5克 赤芍1.5克 熟地黄1.5克 黄芩1.5克 童便制香附1.5克 延胡索1.5克 姜厚朴1.5克 小茴香1.2克 柴胡1.2克 陈皮1.2克 莪术1.2克 三棱1.2克 牛膝1.2克 甘草0.9克 姜2片

【功效】补血活血，疏肝理脾。

【主治】妇人连年生育，气散血虚胃热，或因劳伤，以致经脉不和，或2~3月不行，不时腹痛，结成血块，每日倦夜热，饮食不思，此血虚胃热，或由劳伤而致。

【用法】水煎服，空腹服1剂，除去三棱、莪术，再服2~3剂。

4.导气汤《医方集解》

【组成】川楝子12克 木香9克 小茴香6克 吴茱萸3克

【功效】行气疏肝，散寒止痛。

【主治】寒疝疼痛，苔薄白，脉弦。

【用法】水煎服。

5.莪术散《寿世保元》

【组成】香附90克 当归30克 莪术30克 延胡索30克 赤芍30克 麸炒枳壳30克 熟地黄30克 青皮30克 白术30克 黄芩30克 三棱24克 炒小茴香24克 砂仁24克 干漆15克 红花15克 川芎24克 甘草3克

【功效】逐去瘀血。

【主治】妇人38~39岁，经血断早，瘀血未尽，不时攻痛成疾，经水不行，腹中有块痛，头晕眼花，不思饮食。

【用法】上药研为细末。每服6克，空心米酒调服。

6.复元通气散《太平惠民和剂局方》

【组成】盐小茴香60克 穿山甲60克 南木香45克 延胡索30克 白牵牛30克 陈皮30克 炙甘草30克

【功效】消疮行气止痛。

【主治】治疮疖痈疽，初发疼痛，及脓已溃、未溃，小肠气、肾痛、便毒，腰痛气刺，腿膝生疮，及妇人吹奶。

【用法】上药研为细末，每服3克，热酒调，病在上食后服，病在下食前服；不饮酒人，煎南木香汤调下。

7.还少丹《洪氏集验方》

【组成】熟地黄15克 山药45克 牛膝45克 枸杞子15克 山萸肉30克 茯苓30克 杜仲30克 远志30克 五味子30克 石菖蒲30克 楮实30克 小茴香30克 巴戟天30克 肉苁蓉30克

【功效】补肾养心，益阴壮阳。

【主治】精血虚损，心肾不足，症见腰膝酸软，失眠健忘，耳鸣目暗及未老先衰，遗精阳痿，舌淡，脉沉迟。

【用法】上药研为细末，加枣肉制成丸子，每服6~9克，每日2次。

七、药膳

1.小茴香红烧蛋《膳食保健》

【材料】鸭蛋10个　小茴香10克

【做法】鸭蛋煮熟。冷却后剥去壳，加酱油、小茴香烧至入味，调入味精，每服鸭蛋2~3个，每日2~3次，温热食。

【功效】温里散寒理气。适用于小儿疝气痛及睾丸、膀胱痛等。

2.小茴香酒《医林改错》

【材料】小茴香20克　黄酒300克

【做法】用黄酒300克烧滚冲，停15分钟，去渣。酌量饮。

【功效】适用于白浊，俗名"骗白"，又名"下淋"，精道受风寒，汤药全不效。

3.小茴香粥《寿世青编》

【材料】小茴香20克　粳米100克

【做法】茴香放入纱布袋内，扎口，水煎半小时，再入洗净的粳米同煮为粥。作早晚餐，服时酌加精盐、味精调味。

【功效】健脾暖胃，行气止痛。适用于阴寒腹痛，小肠疝气，睾丸偏坠肿胀及肝腹冷痛，呕吐食少，慢性胃炎等。

【注意】实热症及阴虚火旺者不宜用。

4.小茴枳壳散《食疗本草学》

【材料】小茴香30克　枳壳15克

【做法】将两者微炒研末。每服6克，温开水送下。

【功效】散寒理气止痛。适用于肝胃气滞，脘腹胁下胀痛者。

5.茴桂酒《百病饮食自疗》

【材料】小茴香30克　桂枝15克　白酒250克

【做法】将上药用酒浸泡3~6天，即可饮用。每次饮15~20克，每日2次。

【功效】散寒止痛。适用于经期延后，色暗红，量少，小腹冷痛，得热稍减，恶寒，面色青白，苔薄白，脉沉迟而紧。

6.茴香青皮酒《百病饮食自疗》

【材料】小茴香15克　青皮15克　黄酒250克

【做法】将上药洗净，入酒内浸泡3天饮用。每饮15~30克，每日2次。

【功效】行气止痛。适用于治疗经期或前后，无块，色质正常，行而不畅，乳房及小腹胀痛，连及两胁，精神闷苦不乐，常以长叹一声为快，舌脉正常，或脉弦。

【注意】如不耐酒者，可以醋代之。

∽❂ 高良姜 ❂∽

本品为姜科多年生草本植物高良姜 *Alpinia officinarum* Hance的干燥根茎。主产于广东、广西、海南等地。夏末秋初采挖。晒干。生用。

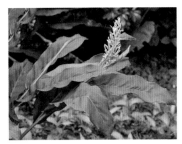

图10-11 高良姜植物图

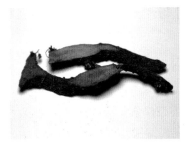

图10-12 高良姜药材图

一、性味归经

辛，热。归脾、胃经。

二、功效

温胃止呕，散寒止痛。

三、性能特点

本品辛热，主入脾胃经，善驱散胃中之寒邪而止痛、止呕，用治胃脘冷痛，呕吐，嗳气吞酸。

四、用法用量

煎服，3~6克。

五、方剂

1.天台乌药散《医学发明》

【组成】天台乌药15克　木香15克　炒小茴香15克　青皮15克　炒高良姜15克　槟榔9克　川楝子12克　巴豆12克

【功效】行气疏肝，散寒止痛。

【主治】肝经寒凝气滞证。小肠疝气，少腹引控睾丸而痛，偏坠肿胀，或少腹疼痛，苔白，脉弦。

【用法】水煎服，加入适量黄酒送服。

2.良附丸《良方集腋》

【组成】高良姜9克　香附子9克

【功效】疏肝理气，温胃祛寒。

【主治】气滞寒凝证。肝郁气滞，胃有寒凝，脘腹疼痛，喜温喜按，成胸胁胀痛，或痛经，苔白，脉沉紧以及妇女痛经等。

【用法】水煎服。

3.良附丸《实用方剂学》

【组成】高良姜3克　香附12克　青皮9克　木香9克　当归9克　干姜6克　沉香3克

【功效】温中理气。

【主治】胸膈满痛，得暖便轻，呕吐清水。

【用法】上药研为细末，加水泛制成直径为6~8毫米的丸子。每服9克，米汤送服。

4.良附丸《中国药典》2020年版

【组成】高良姜500克　醋香附500克

【功效】温胃理气。

【主治】用于寒凝气滞，脘痛吐酸，胸腹胀满。

【用法】上药研为细末，加水泛制成丸子，每服3~6克。

5.高良姜汤《备急千金要方》

【组成】高良姜15克　厚朴6克　当归9克　肉桂9克

【功效】温里散寒，下气行滞。

【主治】心腹突然绞痛如刺，两胁支满烦闷不可忍。

【用法】水煎服。

六、药膳

1.良姜粥《饮膳正要》

【材料】高良姜15克　粳米100克

【做法】以水750毫升先煎高良姜至500毫升，去渣入粳米，文火煮粥。早晚服。

【功效】散寒止痛，健脾和胃。适用于脾胃虚寒，脘腹冷痛，呕恶，积聚停饮等症。

2.姜椒煨鸡块《饮膳正要》

【材料】乌雄鸡1只　陈皮3克　胡椒3克　高良姜6克　草果6克

【做法】鸡洗净切块，与陈皮、胡椒、良姜同置锅内，加水适量，以盐、酱油、醋少许调味，小火煨炖至烂熟。空腹食。

【功效】温中补脾，散寒止痛。适用于脾胃虚寒，心腹冷痛，食欲不振等症。

3.良姜陈皮粥《养生康复粥谱》

【材料】高良姜25克　陈皮5克　大米100克

【做法】良姜切片，与陈皮、大米煮粥。趁热食。

【功效】温中散寒。适用于风寒腹痛。

4.良姜酒《普济方》

【材料】高良姜120克

【做法】火炙高良姜使其焦香后，将其打碎，后加酒1000毫升，煮3~4沸。顿服适量。

【功效】适用于急霍乱，吐痢不止，腹痛气恶。

～❂ 胡椒 ❂～

本品为胡椒科攀缘状藤本植物胡椒*Piper nigrum* L.的近成熟或成熟果实。主产于广东、广西、云南等地。秋末至次春果实呈暗绿色是采收，晒干。生用。

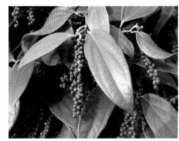

图10-13　胡椒植物图

图10-14　胡椒药材图

一、性味归经

辛，热，归胃、大肠经。

二、功效

温中散寒，下气消痰。

三、性能特点

本品辛热，入胃、大肠经，既能温胃散寒而止痛，治胃寒脘腹冷痛、呕吐，又能温煦中焦，治脾胃虚寒之腹痛泄泻；且下气行滞消痰，用治痰气逆上、蒙蔽清窍之癫痫痰多。

四、用法用量

研粉吞服，每次0.6~1.5克。外用适量。

五、使用注意

阴虚内热者慎用。

六、方剂

1.胡椒汤《太平惠民和剂局方》

【组成】红豆30克　肉桂30克　胡椒180克　干姜90克　桔梗900克　甘草210克

【功效】温暖脾胃，去寒顺气。

【主治】治治脾胃受寒，胸膈不利，心腹疼痛，呕逆恶心。

【用法】上药研为细末。每服3克，加盐少许，温水送服。

2.胡椒汤《圣济总录》

【组成】胡椒3~7粒　木香6克　糯米20克

【功效】行气止呕。

【主治】主治胃气逆，干呕烦闷。

【用法】水煎服。

3.胡椒理中丸《太平惠民和剂局方》

【组成】款冬花120克　胡椒120克　炙甘草120克　荜拨120克　高良姜120克　细辛120克　陈皮120克　干姜120克　白术150克

【功效】行气宽中，温胃止呕。

【主治】治肺胃虚寒，气不宣通，咳嗽喘急，逆气虚痞，胸膈噎闷，腹胁满痛，迫塞短气，不能饮食，呕吐痰水不止。

【用法】上药研为细末，加炼蜜制成直径6~8毫米的丸子，每服30~50丸，温水送服。

4.胡椒半夏丸《普济方》

【组成】半夏30克　干姜30克　胡椒30克　丁香0.3克

【功效】温肺止咳。

【主治】虚寒喘嗽，冷痰不止。

【用法】上药研为细末，加生姜汁制成直径6~8毫米的糊丸，每服30丸，柿汤送服。

七、药膳

1.胡椒丝瓜炖猪肾《中国药膳学》

【材料】猪肾1对　胡椒20粒　老丝瓜半条

【做法】猪肾去臊腺洗净，丝瓜切小块，二者与胡椒不加油、盐清炖。食肉饮汤。

【功效】清热化痰，补肾益肺。长期服用可治肺脓肿。

2.胡椒糯米粥《常见病食疗食补大全》

【材料】胡椒3~5克　糯米50克　葱白3根　红枣2枚

【做法】胡椒研细末；糯米、红枣、葱白加水共煮稀粥，调入胡椒粉，改用文火，至锅内微滚即停火，盖紧焖5分钟。早晚温服。

【功效】补中益气，温中散寒。适用于中焦虚寒，胃痛腹痛，呕吐清水，大便溏薄，食欲不振等症。

【注意】凡阴虚火旺及实热证忌食。

3.艾叶胡椒煎《中国药膳学》

【材料】炒艾叶10克　胡椒30粒　红糖适量

【做法】胡椒捣碎，与艾叶同煎，加红糖调服。

【功效】温经散寒，理气止痛。适用于虚寒性脘腹冷痛，小腹冷痛，痛经等症。

4.胡椒海参汤《中华临床药膳食疗学》

【材料】水发海参750克 鸡汤75克 香菜20克 料酒15克 葱20克 姜6克 猪油25克 酱油适量 精盐适量 味精适量 胡椒粉适量 香油适量

【做法】大火煸炒葱段、胡椒粉，加入料酒、鸡汤、精盐、酱油、味精和生姜水，放入海参片，煮沸后打去浮沫，调味，淋入香油，撒上葱花和香菜即成。

【功效】补肾益精、养血和血、润燥美颜。

花椒

本品为芸香科灌木或小乔木青椒*Zanthoxylum schinifolium* Sieb. et Zucc.或花椒*Zanthoxylum bungeanum* Maxim.的干燥成熟果皮。中国大部分地区均产，但以四川产者为佳，故名川椒、蜀椒。秋季采收。生用或炒用。

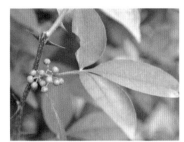

图10-15 花椒植物图

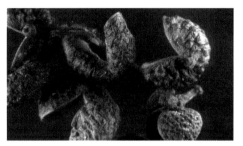

图10-16 花椒药材图

一、性味归经

辛，温。归脾、胃、肾经。

二、功效

温中止痛，杀虫止痒。

三、性能特点

本品辛散温燥，主入脾胃经，既能温胃散寒以止痛，又能温脾燥湿以止泻，善治中寒腹痛，寒湿吐泻；兼入肾经，并可杀虫止痒，内服可治虫积腹痛，外用善治湿疹瘙痒、阴痒。

四、用法用量

煎服，3~6克。外用适量，煎汤熏洗。

五、使用注意

阴虚内热者慎用。

六、方剂

1.川椒丸《太平圣惠方》

【组成】川椒30克 半夏30克 附子30克。

【功效】温中止痛。

【主治】胃中气满，引心背彻痛。

【用法】上药研为细末，加炼蜜制成直径6~8毫米的丸子，每服10丸，用醋送服。

2.川椒丸《小儿卫生总微论方》

【组成】川椒30克 肉豆蔻15克

【功效】温中止泻。

【主治】夏天寒湿侵袭，泄泻不止。

【用法】上药研为细末，加粳米饭制成直径约3毫米的丸子。每服10粒，不拘时用米汤送服。

3. 大建中汤《金匮要略》

【组成】花椒3克　干姜12克　人参6克

【功效】温中补虚，降逆止痛。

【主治】中阳衰弱，阴寒内盛之脘腹剧痛证。心胸中大寒痛，呕不能食，腹中寒，上冲皮起，出见有头足，上下痛而不可触近，手足厥冷，舌质淡，苔白滑，脉沉伏而迟。

【用法】加饴糖30克，水煎服。

【注意】本方辛甘温热性较强，素体阴虚者慎用，寒凝气滞者不宜应用。

4. 拨云退翳丸《原机启微》

【组成】川芎45克　菊花30克　蔓荆子60克　蝉蜕30克　炙蛇蜕9克　密蒙花60克　薄荷15克　木贼60克　荆芥穗30克　黄连15克　赭石15克　地骨皮30克　天花粉18克　炙甘草9克　川椒皮21克　当归45克　白蒺藜45克

【功效】散风明目，消障退翳。

【主治】阳蹻受邪，内眦即生赤脉缕缕，根生瘀肉，瘀肉生黄赤脂，脂横侵黑睛，渐蚀神水，锐眦亦然。俗名攀睛。目翳外障，视物不清，隐痛流泪。

【用法】上药研为细末，加炼蜜制成约4克的丸子，每服1丸，食后睡前细嚼，茶水送服。

七、药膳

1. 花椒火腿汤《本草纲目拾遗》

【材料】火腿肉100~150克　花椒3克

【做法】火腿切片，与花椒加水同煮汤，撇去浮油，调味食。

【功效】温中止痛，健脾开胃。适用于脾胃虚寒，腹中冷痛，呃逆呕吐等症。

2. 花椒绿豆汤《中国药膳学》

【材料】花椒6克　绿豆50克

【做法】水煎温服。

【功效】温中止呕。适用于胃气上逆，反胃呕吐等症。

3. 花椒粥《饮食辨录》

【材料】蜀椒3~5克　米60~100克

【做法】蜀椒捣末；米淘净，与蜀椒加水煮粥。温服。

【功效】温中散寒。适用于胸腹胀满冷痢刺痛，蛔虫上膈，烦躁吐涎等症。

❁ 山奈 ❁

本品为姜科多年生宿根草本植物山奈 *Kaempferia galanga* L.的干燥根茎。主产于广东、广西等地。冬季采挖。切片，晒干。生用。

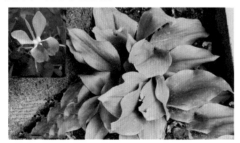

图10-17　山奈植物图

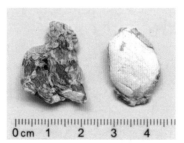

图10-18　山奈药材图

一、性味归经

辛，温。归胃经。

二、功效

行气温中，止痛，消食。

三、性能特点

本品辛散温通，专入胃经。既可温中行气止痛，又可消食和胃，善治脘腹冷痛、胸膈胀满、饮食不消等症。

四、用法用量

煎服，6~9克。

五、使用注意

阴血亏虚，胃有郁火者慎用。

六、方剂

1.祛风润面散《慈禧光绪医方选议》

【组成】绿豆粉1.8克　山柰1.2克　白附子1.2克　僵蚕1.2克　冰片0.6克　麝香0.3克

【功效】祛风润面。

【主治】治面风（面神经痉挛）。

【用法】上药研为细末，加胰皂120克，拌匀。

2.玉容丸《外科正宗》

【组成】甘松3克　山柰3克　细辛3克　白芷3克　白蔹3克　白及3克　防风3克　荆芥3克　僵蚕3克　山栀子3克　藁本3克　天麻3克　羌活3克　独活3克　密陀僧3克　枯矾3克　檀香3克　川椒3克　菊花3克　红枣肉7枚。

【功效】润颜悦色。

【主治】雀斑、酒刺，及身体皮肤粗糙；肌肤瘙痒。

【用法】上药研为细末，加500克肥皂共同制成丸剂，早晚擦洗。

3.膜韧膏《外伤科学》

【组成】白凤仙花600克　栀子600克　细辛600克　红花600克　独活600克　当归600克　制乳香600克　制没药600克　羌活600克　苏木600克　樟脑600克　甘草300克　丁香300克　血余炭300克　生石膏300克　山柰300克　红粘谷子900克　血竭150克

【功效】活血舒筋，消肿止痛，祛寒通络。

【主治】跌打损伤初、中、后期。

【用法】蜂蜜调敷患处。

4.阳和膏《经验各种秘方辑要》

【组成】官桂30克　甘松30克　山柰30克　丁香15克　乳香15克　没药15克　肉桂15克　牛蒡子15克

【功效】温阳化湿，消肿散结。

【主治】痈疽、发背、流痰，一切无名肿毒，及风热肿胀。

【用法】上药除乳香须熬烊去油，其余皆可晒干，研成极细末，拌匀摊开，其摊膏纸用棉料油纸并白纸裱褙双层，大者用红布摊之，贴入疮初未成形或溃疡处。

5.定痛散《医宗金鉴》

【组成】当归3克　川芎3克　白芍3克　官桂3克　山柰9克　麝香0.9克　红花15克　紫丁香根15

克　升麻3克　防风3克

【功效】定痛消肿，舒筋和络。

【主治】主一切打仆损伤。

【用法】上药研为细末，加老葱捣汁合敷患处，再用熨法。

七、药膳

1.石斛花生米《中国药膳学》

【材料】鲜石斛50克　花生米500克　食盐6克　大茴香2克　山柰3克

【做法】石斛切成1厘米长的节；锅内加清水，并入食盐、大茴香、山柰、石斛，待盐溶后，倒入花生米，烧沸后文火煮约1.5小时，至花生米入口成粉质。

【功效】养阴清热，生津润燥，补虚扶赢。适用于肺胃阴虚，咽干津少，舌上无苔，咳嗽痰少，肠燥便秘，及乳汁清稀等症。

2.五香酒《清太医院配方》

【材料】甘草120克　菊花120克　甘松120克　官桂120克　白芷120克　藿香120克　山柰120克　青皮120克　薄荷120克　檀香120克　砂仁120克　丁香120克　大茴香120克　细辛18克　红曲18克　木香18克　干姜12克　小茴香15克　烧酒9000毫升

【做法】上药用绢袋盛，浸入多年陈存的烧酒中，密封10天。早晚各1~2盅。

【功效】温中行气，散寒止痛。适用于脾胃气滞，虚寒脘痛，食欲不振，寒凝气滞的小肠疝气及暑月感受风寒等症。

3.丁香风干鸡《滋补中药保健菜谱》

【材料】母鸡1只　盐6克　丁香2克　葱节60克　姜片60克　山柰3克　白芷3克　料酒12克

【做法】从鸡的肛门上部破一横口，挖去内脏，将膛洗净，用盐6克将鸡里外抹匀。丁香、山柰、白芷及葱节30克、姜片30克塞进膛内，料酒6克撒在鸡身上，放冰箱内一昼夜，挂在通风处晾2天，冷水洗净，把膛内的丁香、山柰、白芷、姜、葱等拣去不要。下葱、姜各30克，加料酒6克，隔水蒸烂。拣去葱、姜，趁热将鸡骨剔净，净肉放原汤内（蒸时出的汤）浸泡，存入冰箱，吃时取出，皮朝上切块。

【功效】祛风散寒，提神醒脑。适用于食欲不振，恶心呕吐，慢性腹泻等症。

荜茇

本品为胡椒科多年生草本植物荜茇 *Piper longum* L.的干燥近成熟或成熟果穗。国内主产于广东、云南等省。国外主产于印度尼西亚、菲律宾、越南。9~10月间果穗由绿变黑时采收，除去杂质，晒干，生用。

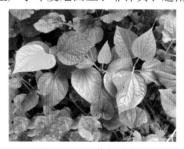

图10-19　荜茇植物图

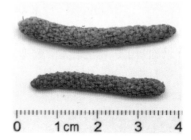

图10-20　荜茇药材图

一、性味归经

辛，热。归胃、大肠经。

二、功效

温中散寒，下气止痛。

三、性能特点

本品辛热，入胃、大肠经。既善温中散寒，又能行气止痛，除治脾胃寒证之腹痛、呕吐、泄泻，亦可治寒凝气滞之胸痹心痛、头痛及龋齿疼痛。

四、用法用量

煎服，1~3克。外用适量，研末塞龋齿孔中。

五、使用注意

本品辛热，能助火伤阴，故热证及阴虚火旺者忌服。

六、方剂

1. 附子荜茇丸《鸡峰普济方》

【组成】黑附子30克　荜茇30克　炮姜30克　高良姜30克　丁香30克　吴茱萸30克　肉桂15克　山茱萸15克　草豆蔻15克

【功效】助气安血，大补冲任。

【主治】经虚月候不时，肠滑下痢频并。

【用法】上药研为细末，与蒸熟的枣肉混合制成直径6~8毫米的丸子，每服30~50丸，空腹或饭前米汤送服。

2. 厚朴荜茇丸《鸡峰普济方》

【组成】荜茇30克　陈皮30克　胡椒30克　白石脂30克　龙骨30克　干姜1克　诃子皮1克　缩砂仁1克　白术1克　当归15克　桂枝15克　厚朴45克

【功效】止痢，止泻，健脾消食。

【主治】久痢不止，食不消化。

【用法】上药研为细末，加炼蜜制成直径6~8毫米的丸子，每服30丸，米汤送服。

3. 荜茇丸《太平圣惠方》

【组成】荜茇30克　胡椒30克　槟榔30克　茯苓30克　干姜30克　人参30克　肉桂30克　诃黎勒30克　陈皮30克

【功效】逐积冷气，暖脾肾脏。

【主治】脾胃气虚弱，脏腑积冷，或时呕吐，不能饮食，心腹胀满，面色萎黄。

【用法】上药研为细末，加炼蜜制成直径6~8毫米的丸子，每服20丸，生姜汤或粥送服。

4. 荜茇汤《古今医统大全》

【组成】荜茇3克　生地黄3克　当归尾3克　荆芥穗3克　白芷3克　桑白皮3克　蜂房3克　赤芍3克　姜黄3克　细辛3克　藁本3克　甘草3克

【功效】祛风止痛。

【主治】齿痛。

【用法】水煎煮，漱口用。

七、药膳

1. 牛乳汤《世医得效方》

【材料】荜茇10克　牛乳800毫升

【做法】同煎至400毫升。空腹服用。

【功效】下气止痛，温中补虚。适用于气痢（痢疾因于气滞者），痢如蟹沫，腹痛里急等症。

2. 荜茇烧黄鱼《疾病的食疗与验方》

【材料】鲜黄鱼1条　荜茇10克　砂仁10克　陈皮10克　胡椒10克　调料适量

【做法】将鱼洗净，药装入鱼腹，并入葱、盐、酱油各适量，待素油烧热时入锅煎熟，加水适量炖羹食用。

【功效】益气补中，行气开胃。适用于食道癌、胃癌之辅助治疗。

3.荜茇粥《饮膳正要》

【材料】荜茇10克　胡椒10克　肉桂3克　粳米100克　葱适量　豆豉适量

【做法】荜茇、胡椒、肉桂捣罗为末，每用3克，先煎葱、豉，去渣取汁，次下米煮粥，将熟，入前药末3克，同煮片刻。空腹食。

【功效】温中散寒止痛。适用于心腹积冷结痛，腹胀便溏，不能食及胃塞呕吐者。

第十一章
理气药

理气药是以疏畅气机为主要功效，用于治疗气滞证或气逆证的药物。其中理气药中作用强者，又称破气药。气滞证涉及多个脏腑，且病因复杂，故在使用理气药时，应针对病证选择适宜的药物，并作相应的配伍。肝郁气滞宜选用长于疏肝理气之品，因肝血不足、寒凝肝脉之病因不同而分别配伍养血柔肝、暖肝散寒药。脾胃气滞宜选用长于理气调中之品，因食积、气虚、湿热、寒湿之病因不同而分别配伍消食药、补中益气药、清热除湿药、苦温燥湿药。肺气壅滞宜选用长于理气宽中之品，因外邪、痰饮之病因不同而分别配伍解表药、化痰药。另外，使用理气药还应根据兼有症状配伍。如瘀血阻滞、月经不调、产后乳少等，则分别与活血、调经、通经下乳之品配伍。但本类药物药性多属辛温香燥之品，有耗气伤阴之弊，故气阴不足者忌用。破气药作用峻猛而更易耗气，故孕妇慎用。因含芳香挥发性成分，故入汤剂不宜久煎。

⌙橘皮⌘

本品为芸香科小乔木植物橘 *Citrus reticulata* Blanco 及其栽培变种的成熟果皮。主产于广东、福建、四川等地。秋季果实成熟时采收，晒干或低温干燥，切丝生用。以陈久者为佳。

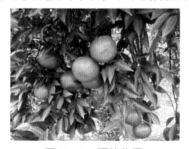

图11-1　橘植物图

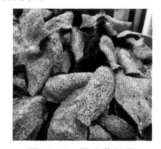

图11-2　橘皮药材图

一、性味归经

苦、辛，温。归肺、脾经。

二、功效

理气健脾，燥湿化痰。

三、性能特点

本品芳香醒脾，作用温和，长于行脾胃之气，故凡脾胃气滞证皆可选用，为理气健脾之佳品，因其既能理气又能燥湿，故尤适用于湿浊中阻之脾胃气滞证；辛行苦泄温通，既能燥湿化痰，又能温化寒痰，常用治湿痰、寒痰。

四、用法用量

煎服，3~10克。

五、方剂

1.五味子散《太平圣惠方》

【组成】五味子30克　石英30克　钟乳粉30克　肉桂30克　桑白皮30克　紫菀22　紫苏子30克　麦冬30克　橘皮45克　苦杏仁30枚

【功效】温肺止咳。

【主治】肺气不足，心胸烦满，喘促咳嗽。

【用法】水煎服。

2.橘皮竹茹汤《金匮要略》

【组成】橘皮15克　竹茹15克　大枣5枚　生姜9克　甘草6克　人参3克

【功效】降逆止呃，益气清热。

【主治】胃虚有热之呃逆。呃逆或干呕，虚烦少气，口干，舌红嫩，脉虚数。

【用法】水煎服。

3.枇杷叶汤《圣济总录》

【组成】炙枇杷叶120克　橘皮150克　炙甘草90克

【功效】理气健脾。

【主治】哕逆不止，饮食不入。

【用法】水煎服。

4.人参养荣汤《太平惠民和剂局方》

【组成】白芍90克　当归30克　陈皮30克　黄芪30克　肉桂30克　人参30克　白术30克　炙甘草30克　制熟地黄22.5克　五味子22.5克　茯苓22.5克　炒远志15克

【功效】补气养血，养心安神。

【主治】治积劳虚损，四肢沉滞，呼吸少气，行动喘喝，小腹拘急，腰背强痛，心虚惊悸，咽干唇燥，饮食无味，阴阳衰弱，多忧惨戚，多卧少起，久者积年，少者百日，渐至羸削，五脏气竭，难可振复；又治肺与大肠俱虚，咳嗽下痢，喘乏少气，呕吐痰涎等症。

【用法】水煎服。

5.柴胡疏肝散《医学统旨》

【组成】橘皮6克　柴胡6克　川芎4.5克　香附4.5克　麸炒枳壳4.5克　白芍4.5克　炙甘草1.5克

【功效】疏肝理气，活血止痛。

【主治】肝气郁滞证。胁肋疼痛，胸闷善太息，情志抑郁易怒，或嗳气，脘腹胀满，脉弦。

【用法】水煎服。

6.清气化痰丸《医方考》

【组成】橘皮30克　杏仁30克　麸炒枳实30克　酒黄芩30克　瓜蒌仁30克　茯苓30克　胆南星45克　制半夏45克

【功效】清肺止咳，降逆化痰。

【主治】诸痰火症，痰热内结证。症见咳嗽痰黄，稠厚胶黏，甚则气急呕吐，胸膈痞满，或发热，或惊悸，不得安眠，小便短赤，舌质红、苔黄腻，脉滑数。

【用法】上药研为细末，加姜汁制成丸子，温水送服；或水煎服，用量按原方比例酌减。

7.普济消毒饮《东垣试效方》

【组成】酒黄芩15克　酒黄连15克　薄荷_{后下}3克　橘皮6克　玄参6克　连翘3克　板蓝根3克　马勃3克　牛蒡子3克　僵蚕2克　升麻2克　柴胡6克　桔梗6克　甘草6克

【功效】清热解毒，疏风散邪。

【主治】大头瘟。恶寒发热，头面红肿焮痛，目不能开，咽喉不利，舌燥口渴，舌红苔白而黄，脉浮数有力。

【用法】水煎服。

六、药膳

1.陈皮粥《圣济总录》

【材料】陈皮10克　苎麻根30克　高良姜10克　粳米50~100克　细盐少许

【做法】前3味药捣罗为末。每用10克，水煎，去渣取汁，入粳米煮粥，临熟，入盐少许。早晚分2次服。

【功效】理气，温中，安胎。适用于寒凝气滞，冲任虚寒所致妊娠下血，胎动不安，并有腹中疼痛，喜暖喜按，大便溏薄，四肢清冷等。

【注意】本粥以温中理气为主，过用则耗气伤胎，脾胃气虚血弱者尤应慎用。

2.陈皮木香肉《家庭药膳手册》

【材料】陈皮3克　木香3克　猪瘦肉200克

【做法】前2味焙干研末；猪肉洗净切片；炒锅内放食油少许，烧热后放入肉片煸炒，加清水适量，欲熟时下陈皮、木香末、食盐拌匀。佐餐食。

【功效】理气解郁补虚。适用于妊娠少腹胀痛，连及两胁，吸气稍舒，或情绪不安等症。

3.陈皮红枣饮《疾病的食疗与验方》

【材料】红枣10枚　陈皮1块

【做法】红枣去核，与陈皮加水同煎，取汁饮。

【功效】健脾和胃化湿。适用于寒湿发黄，身不热，口不渴，身目发黄，其色晦暗，四肢不温，腹泻清冷等。

4.陈皮白鲦鱼《饮食疗法》

【材料】白鲦1条　干姜3片　胡椒1.5克　陈皮6克

【做法】白鲦去鳞及内脏，洗净，与后3味加水煮至鱼熟。食鱼喝汤。

【功效】益气暖胃，止冷泻。适用于脾胃虚寒所致的脘腹冷痛，恶心呕吐，泄泻等症。

5.陈皮大鸭《家庭药膳手册》

【材料】鸭1只　陈皮6克　胡椒面0.3克　酱油10克　奶料酒10克　汤1500克　鸡清汤250克

【做法】将鸭洗净蒸熟，沥去原汁留用，把鸭复扣在小盆中（胸朝上）。把鸭原汤、奶汤、鸡清汤一起烧开，加入酱油、料酒、胡椒粉，搅匀，倒入小盆里，陈皮丝放在鸭的上面，上笼蒸（或隔水蒸）30分钟。佐餐食。

【功效】开胃补虚。适用于脾胃虚弱，食欲不振。也可作为手术前后的饮食调理。

6.陈皮淡菜《膳食保健》

【材料】淡菜150克　陈皮50克　调料适量

【做法】前2味洗净切丝；淡菜加酒、姜片浸发后，拌入陈皮，精盐、味精上屉蒸1~2小时。

【功效】滋阴潜阳。适用于中老年更年期血压增高，心烦易怒，头晕耳鸣等症。

7.肝肺陈皮汤《疾病的食疗与验方》

【材料】猪肝1具　猪肺1具　陈皮125克　食盐适量

【做法】诸味洗净，水煮熟。吃肉喝汤。连服7天。

【功效】养血息风。适用于美尼尔氏综合症眩晕呕吐，耳鸣耳聋，面色萎黄，心悸怔忡，疲倦乏力，失眠健忘，食少乏味等。

8.陈皮牛肉《中国药膳学》

【材料】牛肉500~1000克　陈皮3克　砂仁3克　生姜15克　桂皮3克　胡椒3克

【做法】牛肉洗净。与诸药加水同煮，入葱、盐调味，至牛肉熟烂，取出切片食用。

【功效】补脾胃，益气血。适用于脾胃虚弱，不思饮食，身体瘦弱等症。

9.乌鲤鱼汤《得效方》

【材料】乌鲤鱼1尾　赤小豆100克　白术20克　桑白皮15克　橘皮10克　葱白3根

【做法】先将赤小豆煮涨，用纱布包紧白术、桑皮、橘皮，与鱼同放入赤小豆汤中，煮至赤小豆烂熟，去药包，将葱切细后放入，放盐即成。

【功效】健脾渗湿，利水消肿。

10.鲜橘皮肉汤《中医饮食疗法》

【材料】鲜橘皮15克　猪瘦肉500克　大料3克　桂皮3克　绍酒10克　香醋50克　白糖100克　精盐5克　酱油5克　葱白5克　姜块3克　香油5克　味精3克

【做法】橘皮、桂皮、大料用纱布袋装好，扎紧袋口备用。锅内加2碗汤，放入葱段、姜块、绍酒、香醋、白糖、精盐和药袋。煮开后，放入炸好的猪肉块，转用文火熬熟。然后拣出药袋、葱、姜，加入味精，大火收汁，淋入香油即成。

【功效】行气健脾，止痛和胃。

刀豆

本品为豆科一年生草质藤本植物刀豆*Canavalia gladiata*（Jacq.）DC.的成熟种子。主产于江苏、安徽、湖北等地。秋季果实成熟时采收。剥取种子，晒干。生用。

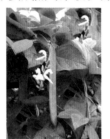

图11-3　刀豆植物图

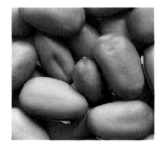

图11-4　刀豆药材图

一、性味归经

甘，温。归胃、肾经。

二、功效

温中下气，止呕逆，益肾。

三、性能特点

本品性温味甘，归胃、肾经，长于温中下气，止呕逆，益肾，用于病后及虚寒性呃逆、呕吐、腹胀及肾虚所致的腰痛等症。

四、用法用量

煎服，6~9克。

五、方剂

1.刀豆散《医级》

【组成】刀豆

【功效】降逆止呕，疏肝理气。

【主治】气滞呃逆，膈闷不舒。

【用法】将刀豆炒熟，研为细末。每服6~9克，开水送服。

六、药膳

1.刀豆鹌鹑丁《膳食保健》

【材料】鹌鹑肉150克 刀豆150克 鸡蛋1个 调料适量

【做法】将刀豆切丁，入沸水焯3分钟，再用冷水冲淋；鹌鹑肉切丁，加少许黄酒、精盐与蛋清、生粉拌匀。把猪油烧至六成熟，爆肉丁，用武火翻炒，入刀豆，再加适量白糖、味精调味，淋上猪油。佐餐用。

【功效】补脑润肺，增乳补虚。适用于肺病，哮喘，心脏病等疾患。

2.刀豆腰子《中国药膳学》

【材料】刀豆子20克 猪腰1个 精盐适量

【做法】将猪腰剖开，去白色筋膜部分，洗净；刀豆子洗净。然后将刀豆包在猪腰内，用线扎紧，放入锅中，加水适量，用武火煮沸后，改用文火煮熟，加精盐调味。可佐餐食用。

【功效】温中益肾补元。适用于肾虚腰痛。

【注意】胃热甚者慎用。

3.刀豆粥《粥谱》

【材料】刀豆30克 粳米50克

【做法】煮粥，随意食。

【功效】温中下气，益肾补元。适用于虚寒呃逆，呕吐，腹胀，肾虚腰痛，痰喘。

4.生姜刀豆饮《常见病的饮食疗法》

【材料】柿蒂5个 刀豆20克 生姜9克 红糖适量

【做法】刀豆切碎，与柿蒂、生姜加水同煮，去渣，加红糖调服。每日2~3次。

【功效】温中下气，降逆止呃。适用于胃寒呃逆，呕吐等症。

～沙棘～

本品为胡颓子科植物沙棘*Hippophae rhamnoides* L.的干燥成熟果实。主产于西南、华北、西北地区。野生或栽培。秋冬二季果实成熟时或天冷冻硬后采收，除去杂质，晒干或蒸后晒干，生用。

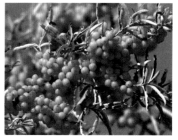

图11-5 沙棘植物图

一、性味归经

甘、酸，温。归脾、胃、肺、心经。

二、功效

止咳祛痰，消食化滞，活血散瘀。

三、性能特点

本品温养脾气，开胃消食；其味甘酸，又可化阴生津，可治脾气虚弱或脾胃气阴两伤，食少纳差，消化不良、脘胀腹痛等症。入肺经，能止咳去痰；有活血祛瘀的功效，可治胸痹心痛，跌打损伤，妇女月经不调等多种瘀血证。

四、用法用量

煎服，3~9克。

五、使用注意

本品味甘壅中，碍气助湿，对湿盛中满者慎用，必要时应辅以理气除湿药。

六、方剂

1.五味沙棘散《中国药典》2020年版

【组成】沙棘膏180克　木香150克　白葡萄干120克　甘草90克　栀子60克

【功效】清热祛痰，止咳定喘。

【主治】肺热久嗽，喘促痰多，胸中满闷，胸胁作痛；慢性支气管炎见上述证候者。

【用法】研粉，冲服。

2.二十五味鬼臼丸《藏药部颁标准》

【组成】鬼臼100克　藏茜草50克　石榴子70克　藏紫草80克　肉桂40克　矮紫堇70克　巴夏嘎60克　光明盐20克　硇砂20克　榜嘎50克　藏木香100克　诃子100克　熊胆2克　胡椒30克　喜马拉雅紫茉莉80克　余甘子80克　花蛇肉（去毒）40克　山奈50克　火硝35克　降香75克　沙棘膏100克　沉香50克　朱砂20克　肉豆蔻20克　枸杞子50克　紫草茸50克　芫荽果50克

【功效】祛风镇痛，调经血。

【主治】妇女血症，风症，子宫虫病，下肢关节疼痛，小腹、肝、胆、上体疼痛，心烦血虚，月经不调。

【用法】除熊胆、沙棘膏、朱砂另研细粉外，其余共研成细粉，过筛，加入熊胆、朱砂细粉串研，混匀，用沙棘膏加适量水泛制成丸子，干燥，即得，每服1~2克，每日2次。

3.诃子吉祥丸《藏药部颁标准》

【组成】诃子25克　藏木香10克　木香15克　渣驯膏15克　山奈15克　益母草40克　鬼臼25克　胎盘10克　硼砂5克　冷蒿10克　刺柏15克　牛黄1.5克　丁香5克　红花15克　朱砂2.5克　虫草10克　熊胆1.5克　沙棘膏15克

【功效】清热，抑风。

【主治】用于龙盛上行引起的身体沉重，出汗，胃肠胀鸣，神志不清，谵语，寒热相搏引起的头痛，四肢及肾腰疼痛。

【用法】渣驯膏、牛黄、朱砂、虫草、熊胆、沙棘膏另研成细粉，其余共研成细粉，过筛，加入牛黄、朱砂、虫草、熊胆配研，用沙棘膏、渣驯膏加适量水泛制成丸，阴干，即得，每服2~3丸，每日3次。

4.沙棘汤《中药部颁标准》

【组成】沙棘9克

【功效】止咳祛痰，消食化滞，活血散瘀。

【主治】咳嗽痰多，消化不良，食积腹痛，跌扑瘀肿，瘀血经闭。

【用法】水煎服。

七、药膳

1.沙棘天门冬（《中国药膳大辞典》）

【材料】天冬12克　沙棘9克　秋葵2个　橙2个

【做法】天冬洗净泡发备用，天冬改刀整型，沙棘、橙榨汁各1杯。锅内放入适量清水，加入沙棘汁、橙汁，小火熬制。稍后放入适量冰糖。秋葵洗净、切片，与天冬摆盘即可。

【功效】健脾养胃、止咳化痰。

2.沙棘面（《中国药膳大辞典》）

【材料】面粉1000克　沙棘汁100克

【做法】将沙棘汁倒入面粉里，加盐5克，水适量揉团做面。

【功效】止咳祛痰，消食化滞，活血散瘀。

佛手

本品为芸香科小乔木或灌木植物佛手 *Citrus medica* L. var. *sarcodactylis* Swingle 的果实。主产于广东、福建、四川、云南等省。秋季果实尚未变黄或刚变黄时采收。切薄片，晒干或低温干燥。生用。

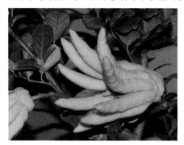

图11-6　佛手植物图

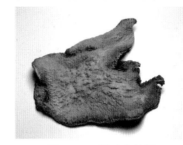

图11-7　佛手药材图

一、性味归经

辛、苦、酸，温。归肝、脾、胃、肺经。

二、功效

疏肝理气，和胃止痛，燥湿化痰。

三、性能特点

本品清香浓郁，药食俱佳，醒脾开胃，既能辛行苦泄而疏理肝气，又能苦温燥湿而健脾化痰，兼有理肺化痰之能，多用于肝郁气滞，肝胃不和及脾胃气滞证，亦治痰湿壅肺之咳嗽胸痛。因其药性平和，故广泛用于多种气机不畅证。

四、用法用量

煎服，3~10克。

五、方剂

1.佛手酒《本草纲目》

【组成】佛手10克

【功效】行气解郁。

【主治】祛痰止咳。

【用法】煮酒饮。

2.佛手汤《本草纲目》

【组成】佛手10克

【功效】行气解郁。

【主治】心下气痛。

【用法】水煎服。

3.白术和中汤《通俗伤寒论》

【组成】白术4.5克　新会陈皮4.5克　焦六曲9克　佛手0.5克　茯苓12克　春砂仁3克　五谷虫9克　陈仓米9克

【功效】消食和胃，理气宽中。

【主治】食积不消，脾虚湿滞，症见中满腹胀，少食体倦，呕恶吞酸，口干多涎，舌苔白滑。

【用法】水煎服。

4.佛手露《全国中药成药处方集》

【组成】佛手120克　五加皮30克　木瓜12克　青皮12克　栀子15克　陈皮15克　高良姜9克　砂仁9

克 肉桂9克 木香6克 公丁香6克 当归18克

【功效】舒肝理气，和中止痛，化痰止咳。

【主治】胁肋疼痛，心烦易怒，胸闷不舒，嗳气泛恶，纳谷不香，消化不良等症。

【用法】上药研为粗末，放入20斤白酒中文火煮，过滤加5斤白糖即成。每服约30克，1日3次。

5.佛手半夏汤《全国中草药汇编》

【组成】佛手6克 姜半夏6克

【功效】理气化痰。

【主治】湿痰咳嗽。

【用法】加砂糖6克，水煎服。

六、药膳

1.白扁豆佛手粥《常见病食疗食补大全》

【材料】白扁豆（鲜者加倍）60克 佛手15克 粳米60克

【做法】先将佛手加水煎汤，去渣后再加入扁豆、粳米煮作粥。每日1剂，连服10~15剂。

【功效】健脾祛湿。适用于脾虚湿热所致的溃疡病。

2.佛手姜汤《食物与治疗》

【材料】佛手10克 生姜2片 白糖适量

【做法】前2味水煎取汁，调入白糖。温服。

【功效】疏肝理气，和中止呕。适用于肝气郁结，脾胃气滞，胸腹痞满，胁肋胀满，或食欲不振，呕恶等症。

3.佛手粥《百病饮食自疗》

【材料】佛手15克 苏梗15克 粳米30~60克

【做法】前2味水煎取汁；粳米淘净，加水煮粥，待粥将熟时兑入药汁共煮至熟，入白糖调味温服。

【功效】理气解郁。适用于妊娠小腹胀痛，胸腹痞满等症。

4.佛手露酒《全国中药成药处方集》

【材料】佛手120克 五加皮30克 木瓜12克 山栀15克 良姜9克 砂仁9克 木香6克 公丁香6克 当归8克 广陈皮15克 青皮12克 肉桂9克 白酒1000毫升 冰糖1500克

【做法】将上药装入生绢袋内，浸入酒中，用文火加热30分钟后，过滤，加冰糖溶化，以瓷坛或玻璃瓶贮存。每日早午各温饮2~3小盅。

【功效】疏肝理气。适用于肝郁气滞，脾胃不和，胸胁满闷心烦，气逆欲呕，食欲不振，胃脘胀痛等症。

【注意】孕妇忌服。

ᗣ 香橼 ᗧ

本品为芸香科小乔木植物枸橼*Citrus medica* L.或香圆*Citrus wilsonii Tanaka*的成熟果实。主产于浙江、江苏、广东等地。秋季果实成熟时采收。趁鲜切片，晒干或低温干燥。生用。

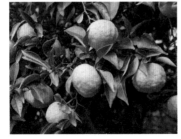

图11-8 香橼植物图

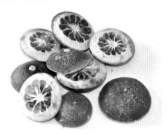

图11-9 香橼药材图

一、性味归经

辛、苦、酸，温。归肝、脾、肺经。

二、功效

疏肝理气，和中，化痰。

三、性能特点

本品芳香行散，可疏肝、调脾、和胃、理肺，兼能顺气化痰，广泛用于各种气滞证。较佛手化痰之力略胜，而清香之气与止痛之功不及。

四、用法用量

煎服，3~10克。

五、使用注意

阴虚血燥及孕妇气虚者慎服。

六、方剂

1.十香止痛丸《中国药典》2020年版

【组成】醋香附160克　檀香40克　香橼80克　沉香10克　零陵香80克　丁香10克　木香40克　砂仁10克　高良姜6克　乌药80克　醋延胡索80克　蒲黄40克　姜厚朴80克　降香40克　醋五灵脂80克　香排草10克　醋乳香40克　熟大黄80克

【功效】疏气解郁，散寒止痛。

【主治】气滞胃寒，两胁胀满，胃脘刺痛，腹部隐痛。

【用法】上药研为细末，每100克细末加140~160克炼蜜制成质量为6克的大蜜丸；每服1丸，每日2次。

2.牛黄消肿方《中国中医研究院广安门医院方》

【组成】人工牛黄10克　制乳香15克　制没药15克　海龙15克　黄芪30克　山慈菇30克　香橼30克　炒三仙30克　夏枯草60克　三七粉60克　首乌60克　薏苡仁60克　紫花地丁60克　莪术60克　仙灵脾60克

【功效】活血解毒，软坚散结。

【主治】乳腺癌。

【用法】上药研为细末，加水泛制成丸子，每服3克，每日2次，温水送服。

3.慢肝解郁胶囊《中国药典》2020年版

【组成】当归31克　白芍41克　三棱10克　柴胡31克　茯苓31克　白术20克　甘草20克　薄荷20克　丹参85克　麦芽136克　香橼68克　川楝子17克　延胡索34克

【功效】疏肝解郁，健脾养血。

【主治】肝郁脾虚所致的肝区胀痛，胸闷不舒，食欲不振，腹胀便溏者；迁延性肝炎或慢性肝炎见上述证候者。

【用法】当归、柴胡、薄荷、三棱、茯苓、丹参、延胡索粉碎成细粉；其余白芍等六味，加水煎煮二次，第一次3小时，第二次2小时，合并煎液，滤过，滤液浓缩成浸膏，加当归等细粉，混匀，于80℃以下干燥，粉碎，过筛，混匀。装入胶囊，制成1000粒，每粒装0.25克。每服4粒，每日3次。

4.胃苏颗粒《中国药典》2020年版

【组成】紫苏梗166.7克　香附166.7克　陈皮100克　香橼166.7克　佛手100克　枳壳166.7克　槟榔100克　炒鸡内金100克

【功效】理气消胀，和胃止痛。

【主治】气滞型胃脘痛，症见胃脘胀痛，窜及两胁，得嗳气或矢气则舒，情绪郁怒则加重，胸闷食少，排便不畅，舌苔薄白，脉弦；慢性胃炎及消化性溃疡见上述证候者。

【用法】紫苏梗、香附、陈皮、香橼、佛手、枳壳蒸馏提取挥发油，挥发油另器保存；药渣与槟榔、鸡内金加水煎煮二次，第一次2小时，第二次1小时，煎液滤过，滤液合并，浓缩至相对密度为1.35~1.38（70~80℃），加入蔗糖与糊精的混合物（3.5份蔗糖与1份糊精）适量，混合均匀，制成颗粒，干燥，喷入挥发油，混匀，制成1000克。或滤液合并，浓缩至相对密度为1.26~1.29（70~80℃），加入适量糊精、甜菊素2.7克、羧甲基淀粉钠0.7克，制颗粒，干燥，喷入挥发油，混匀，制成333克。开水冲服。每服1袋，每日3次。15天为1个疗程，可服1~3个疗程或遵医嘱。

七、药膳

1.香橼饮《食物与治病》

【材料】鲜香橼1个　麦芽糖适量

【做法】香橼洗净，切片，与麦芽糖同放碗内，加盖后隔水炖3~4小时，至香橼熟烂。每服10~20毫升，每日2次。

【功效】理气宽胸，养心宁神。适用于心气不足，胸中窒塞，时而作痛等症。

2.香橼醴《养疴漫笔》

【材料】鲜香橼100克　蜂蜜50毫升　白酒200毫升

【做法】将香橼洗净切碎，置锅内，加水200毫升，煮烂后加蜂蜜、白酒，沸后停火，同入细口瓶中，密闭贮存，1月后饮用。每服10毫升，每日2次。

【功效】理气消痰，补中润燥。适用于久咳不止等症。

3.香橼露《本草纲目拾遗》

【材料】香橼500克

【做法】加水浸泡2小时，入蒸馏器内蒸2次，收集芳香馏液。每服30毫升，炖温服，每日2次。

【功效】疏肝理脾，和中化痰。适用于肝脾不和，心烦易怒，胁肋胀痛，呕吐嗳气，及痰饮咳嗽，痰多清稀等症。

4.百果酒《寿世编》

【材料】香橼120克　佛手120克　核桃肉477.5克　圆眼肉477.5克　莲肉477.5克　橘饼477.5克　柏子仁477.5克　松子仁180克　红枣1200克　黑糖286.5克

【做法】浸入4775毫升烧酒中，酌量饮用。

【功效】益寿强身。

薤白

本品为为百合科多年生草本植物小根蒜*Allium macrostemon* Bge.或薤*Allim chinense* G. Don的鳞茎。中国各地均有分布，主产于江苏、浙江、吉林等地。夏秋季节采挖。蒸透或沸水中烫透，晒干。生用。

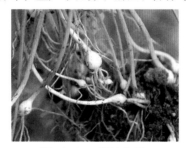

图11-10　薤植物图

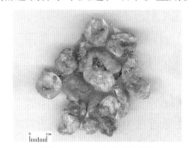

图11-11　薤白药材图

一、性味归经

辛、苦，温。归心、肺、胃、大肠经。

二、功效

通阳散结，行气导滞。

三、性能特点

本品温通滑利，辛散苦降，畅通上下。上通胸中阳气，散阴寒邪气，为治胸痹要药；中能调畅脾胃气机；下行胃肠滞气，专治泻痢后重。

四、用法用量

煎服，5~10克。

五、使用注意

气虚无滞及胃弱纳呆者不宜用。

六、方剂

1. 瓜蒌薤白半夏汤《金匮要略》

【组成】栝蒌实12克　薤白9克　半夏9克　黄酒70毫升

【功效】行气解郁，通阳散结。

【主治】痰盛瘀阻胸痹证。症见胸中满痛彻背，背痛彻胸，不能安卧者，短气，或痰多黏而白，舌质紫暗或有暗点，苔白或腻，脉迟。

【用法】水煎服。

2. 枳实薤白桂枝汤《金匮要略》

【组成】枳实12克　厚朴12克　薤白9克　桂枝6克　瓜蒌12克

【功效】通阳散结，祛痰下气。

【主治】胸阳不振，气滞痰阻之胸痹。胸满而痛，甚或胸痛彻背，喘息咳唾，短气，气从胁下冲逆，上攻心胸，或者寒伤阳明太阴证，舌苔白腻，脉沉弦或紧。

【用法】水煎服。

3. 清心生脉饮《效验秘方》

【组成】黄连3克　党参15~30克　麦冬12~15克　丹参30克　北沙参15~30克　元参9~12克　五味子3~5克　郁金12克　降香5~9克　瓜蒌皮9克　薤白5~9克　苦参10克

【功效】益气养阴，豁痰化瘀，清心定悸。

【主治】病毒性心肌炎、胸痹之气阴两虚兼痰浊瘀滞者。症见胸闷心悸心烦，舌尖红、舌下瘀紫、苔黄，脉细数。

【用法】水煎服。

4. 通腑祛风汤《蓝云祥经验方》

【组成】柴胡9克　黄芩9克　半夏9克　生大黄9克　炒枳壳9克　薤白9克　荆芥9克　防风9克　白芷9克　赤芍12克　蝉蜕12克　蒺藜15克　苦参18克　瓜蒌24克

【功效】通腑泻热，祛风止痒。

【主治】顽固性荨麻疹，病属肠胃实热者。风疹块久治不愈，反复发作，多发于外感之后。常有胃痛，纳差，便秘，脉沉稍数，舌苔薄黄。

【用法】水煎服。

5.心梗煎《经验方》

【组成】蒲黄15克　丹参15克　薤白15克　瓜蒌15克　桂枝9克　半夏9克　桃仁9克　红花9克　三七3克　琥珀3克

【功效】活血化瘀，通阳散结。

【主治】心肌梗死，心绞痛。症见胸闷气短，心前区作痛，舌紫黯或有瘀斑，脉沉涩等。

【用法】水煎服。

6.薤白汤《类证活人书》

【组成】豉250克　薤白30克　栀子10克

【功效】通阳散结。

【主治】伤寒，热毒内蕴，下利色赤，状如烂肉汁，腹痛。

【用法】水煎服。

七、药膳

1.薤白鸡蛋《饮食与长寿》

【材料】薤白120克　鸡蛋2枚

【做法】将薤白洗净，切碎，打入鸡蛋，将二者煮作蛋汤。早晚空腹顿服。

【功效】补益阳气。适用于久泻伤阳。

2.薤白炖猪肚《食疗本草学》

【材料】猪肚1具　薤白150克　薏苡仁适量

【做法】将上3味洗净，薤白、薏苡仁混合放入猪肚中，用绳扎住，加水、盐、胡椒等，炖至猪肚熟透。分3~4次服食。

【功效】补益脾胃，增进饮食。适用于脾胃虚弱，食少不化，形体消瘦等。

3.人参粥《圣济总录》

【材料】人参30克　粟米250克　薤白15克　鸡子白1枚

【做法】先煮参取汁，后入粟米煮粥，将熟下鸡子白、薤白，候熟食之。如食不尽，可作2次。

【功效】补脾益胃，安神益智。适用于中风后烦躁不食。

❀ 玫瑰花 ❀

本品为蔷薇科灌木植物玫瑰 *Rosa rugosa Thunb.* 的花蕾。主产于江苏、浙江、福建等地。春末夏初花将开放时分批采摘，及时低温干燥。生用。

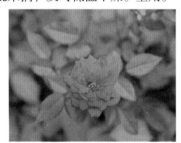

图11-12　玫瑰植物图

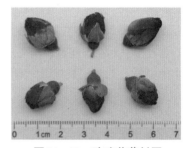

图11-13　玫瑰花药材图

一、性味归经

甘、微苦，温。归肝、脾经。

二、功效

行气解郁，和血，止痛。

三、性能特点

本品芳香气浓，清而不浊，和而不猛，柔肝醒脾，行气活血，兼以苦泄，药性平和，既能疏肝解郁，又能醒脾和胃，并能止痛，以治肝胃不和为佳，亦治气滞血瘀诸痛症。既可单用泡服，又可与行气活血药同用。

四、用法用量

煎服或泡服，3~6克。

五、方剂

1.新加酒沥汤《重订通俗伤寒论》

【组成】生地黄12克　归身4.5克　橘白2.4克　薄荷0.9克　白芍9克　甘草1.8克　蜜炙柴胡1.2克　玫瑰花3朵　陈绍酒2匙　淡竹沥2瓢

【功效】滋阴养血，调气疏郁。

【主治】阴虚血亏，气滞郁结。

【用法】水煎服。

2.红避瘟散《全国中药成药处方集》

【组成】香排草1500克　零陵香144克　姜黄144克　甘松144克　白芷336克　丁香336克　玫瑰花336克　木香288克　檀香1288克

【功效】清暑散风，通窍止痛。

【主治】四时不正，呕吐恶心，夏令受暑，头目眩昏，伤风头痛，晕车船。

【用法】上药研为细末，取少许细末吹入鼻内，必要时可一起内服，每服0.3克，温水送服。

3.助孕汤《临证医案医方》

【组成】月季花6克　玫瑰花6克　丹参15克　当归9克　生地黄9克　白芍9克　柴胡6克　香附9克　苏梗6克　桔梗6克　仙灵脾9克　鹿衔草9克

【功效】调经助孕。

【主治】月经不调，久不孕育者。

【用法】水煎服。

4.归桂化逆汤《医醇賸义》

【组成】当归6克　酒白芍4.5克　肉桂1.5克　青皮3克　茯苓6克　蒺藜12克　郁金6克　合欢花6克　木香1.5克　牛膝6克　玫瑰花1.5克　红枣5枚　降香1.5克

【功效】解郁和中。

【主治】肝气犯胃，食入作吐。

【用法】水煎服。

5.加味和胃止痉汤《千家妙方》

【组成】瓦楞子30克　刀豆子30克　赤芍30克　白芍30克　当归12克　木瓜12克　藕节12克　旋覆花10克　代赭石10克　杏仁10克　橘红10克　红花10克　香附10克　玫瑰花10克　砂仁4.5克　生姜4.5克

【功效】平肝和胃，活血化痰。

【主治】主气滞血瘀，痰血凝结，肝胃不和所引起的脘痛呛噎，嗳气泛酸，恶心呕吐（贲门痉挛）。

【用法】水煎服。

六、药膳

1.玫瑰蚕豆花茶《泉州本草》

【材料】玫瑰花4~5朵　蚕豆花9~12克

【做法】开水同泡。代茶频饮。

【功效】行气解郁，和血，止痛。适用于肝风头痛。

2.玫瑰酒酿饼《膳食保健》

【材料】面粉500克　甜酒酿250克　干玫瑰花5克　白糖适量

【做法】面粉铺开，拌上酒酿，加温水少许，放白糖及揉碎的玫瑰花，快速揉和成面团，盖盖醒30分钟，揉好后做饼，烙黄酥。

【功效】通经络，祛风湿。适用于风湿痹症，关节疼痛。

3.玫瑰番茄菜花《华夏药膳保健顾问》

【材料】鲜玫瑰花1朵　鲜菜花500克　调料适量

【做法】玫瑰花洗净切丝。菜花洗净、切小块、放碗内加盐、味精腌渍入味。姜、葱、蒜切末。把盐、料酒、味精、白糖、湿淀粉、鸡汤放碗内兑成芡汁。鸡蛋打开放碗内，加湿淀粉、面粉调成蛋糊。花生油烧至6成热时，把菜花逐块裹满菜糊，入油炸至浅黄色，捞出控油。锅内留底油烧热，入番茄酱炒透，投入葱、姜、蒜末。炒出香味时入芡汁炒熟，略淋上香油，速倒入炸好的菜花，翻炒几下，待番茄汁全裹在菜花上，出锅，盛入盘内，速撒上玫瑰花丝。

【功效】健脾消食，解毒。适用于乳病，痈肿。

4.玫瑰花烤羊心《饮膳正要》

【材料】鲜玫瑰花50克　羊心50克　食盐50克

【做法】鲜玫瑰花加水，同食盐煎煮10分钟，待冷备用。羊心洗净，切成5厘米长、3厘米宽的块，穿在烤签上，边烤边蘸玫瑰盐水，反复烤至肉熟嫩。趁热食。

【功效】补心安神。适用于心血亏虚，惊悸失眠，郁闷不乐等症。

5.玫瑰花灯心茶《百病饮食自疗》

【材料】玫瑰花瓣6~10克　灯心草2~3克

【做法】煎灯心草取汁，去渣，趁热冲泡玫瑰花，加盖盖片刻。代茶饮。

【功效】疏肝理气。适用于肝郁气滞小便涩滞，小腹满痛，舌质偏红，脉弦；中气不足小腹坠胀疼痛，尿意窘迫，排尿余沥，面色㿠白，舌质偏淡，脉细无力等症。

代代花

本品为芸香科植物代代花 *Citrus aurantium* 'Daidai' 的干燥花蕾，别名为玳玳花、酸橙花、回青橙花等。主产江苏、浙江，5~6月采收，低温干燥。

一、性味归经

甘，微苦，平。归肝、胃经。

二、功效

理气宽中，开胃止呕。

三、性能特点

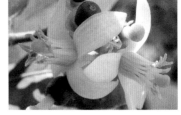

图11-14　代代花植物图

本品甘微苦，主入肝、胃经。既有理气宽中，又有开胃止呕的功效，用于胸腹闷胀痛、食积不化、痰饮、脱肛、疏肝、和胃、理气等症。

四、用法用量

水煎服1.5~3克；或泡茶饮。

五、方剂

1.白玫瑰露酒《中国医学大辞典》

【组成】白玫瑰花30克　玫瑰精少许　代代花60克　原高粱5000克　冰糖500克

【功效】舒肝郁，止腹痛，悦脾胃，进饮食，理滞气，宽中宫。

【主治】诸般风痛。

【用法】共入坛内，封固，1月余取出装瓶。

2.肝郁调经膏《中药部颁标准》

【组成】白芍60克　佛手45克　郁金50克　玫瑰花15克　代代花50克　牡丹皮60克　川楝子50克　制香附60克　当归60克　丹参60克　葛根60克　泽泻60克

【功效】疏肝解郁，清肝泻火，养血调经。

【主治】肝郁所致的月经失调、痛经、乳房胀痛、不孕等症。

【用法】以上十二味，当归粉碎成粗粉，照流浸膏剂与浸膏剂项下的渗鹿法，用70%乙醇作溶剂，浸渍48小时后，缓缓渗滤，收集滤液，回收乙醇，浓缩成相对密度约为1.26（70~75℃）的清膏；佛手、玫瑰花、代代花加水煎煮二次，每次30分钟；其余白芍等八味加水煎煮三次，第一次3小时，第二次2小时，第三次1小时；合并上述两种煎液，滤过，滤液浓缩至相对密度约为1.26（85~90℃）的清膏；将上述两种清膏混匀。每100克清膏加蔗糖200克，加热溶化，混匀，浓缩至规定的相对密度，即得。口服，每次20~40克，每日2次。

3.小儿增食丸《中药部颁标准》

【组成】焦山楂　焦神曲　焦麦芽　焦槟榔　黄芩　化橘红　砂仁　麸炒枳壳　代代花　炒鸡内金　炒莱菔子

【功效】消食化滞，健脾和胃。

【主治】食欲不振，停食停乳，嗳气胀满，消化不良。

【用法】以上十一味，粉碎成细粉，混匀，过筛，每100克粉末加炼蜜100~120克制成大蜜丸，即得。口服，周岁以内半丸；1~3岁1丸；3~7岁1.5丸；7~12岁2丸；每日2~3次。

六、药膳

1.三花橘皮茶《中医食疗金方妙方实用大全》

【材料】玫瑰花12克　茉莉花12克　代代花12克　荷叶12克　橘皮8克

【做法】上药共研为细末，开水冲泡，代茶饮。

【功效】健脾理气，利湿消脂。适用于脾湿、肝郁气滞患者。

2.夏枯草代代花膏《中医食疗金方妙方实用大全》

【材料】夏枯草100克　代代花20克　蜂蜜200克

【做法】夏枯草水煎去渣，文火熬至药汁将浓时把代代花研细撒入和匀，加蜂蜜煮沸即可。每用1~2匙，开水冲服。

【功效】清肝火，散郁结。适用于肝郁化火的食管癌患者服用。

第十二章

消食药

消食药是以消积导滞，促进消化为主要功效，用于治疗饮食积滞证的药物。由于引起食积的原因不同，且有轻重缓急之别，故使用本类药物，应根据不同的病情做适当的选择，并进行相应的配伍。若宿食停滞，脾胃气滞者，需配伍理气宽中药，以行气导滞；若脾胃虚弱、运化无力者，则应配伍健脾养胃药，以标本兼顾、消补并用；若积滞化热者，则当配以清热药，以泻热化积；若兼有寒象者，当配以温中散寒药，以散寒消食；若湿浊中阻者，当配以芳香化湿药，以化湿醒脾；若兼有表证者，当配伍解表药；若因肝郁气滞而致食积者，当配伍疏肝理气药；若有便秘或大便不爽者，宜配伍轻下之品。消食药虽作用缓和，但部分药物也有耗气之弊，对于气虚食积者当调养脾胃为主，消食药不宜过用久服，以免耗伤正气。对于病情急重者，消食药缓不济急，应用其他药物或方法予以治疗。

山楂

本品为蔷薇科落叶灌木或小乔木山里红 *Crataegus pinnatifida fida* Bge.var. major N.E.Br. 或山楂 *Crataegus pinnatifida* Bge. 的果实。主产于中国山东、河南、河北等地，以山东产量最大，质佳。秋季果实成熟时采收。切片，干燥。生用或炒用。

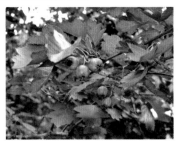

图12-1　山楂植物图

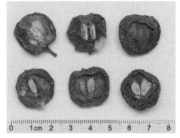

图12-2　山楂药材图

一、性味归经

酸，甘，微温。归脾、胃、肝经。

二、功效

消食健胃，行气散瘀。

三、性能特点

本品味酸而甘，性微温，入脾胃经，长于消食化积，健脾开胃，又能行气，可治多种饮食积滞之证，尤为消化油腻肉食积滞之要药；归肝经而入血分，又善活血化瘀，但化瘀血而不伤新血，多用治产后瘀滞腹痛，恶露不尽，经闭，痛经等妇科经产诸证，也可用治瘀滞胸痹心痛等证；兼能止泻止痢，可治多种泻痢腹痛；又能化浊降脂，近年常用治冠心病，高血压病，高脂血症。

四、用法用量

煎服，9~12克。大剂量可用至30克。生山楂多用于消食散瘀；焦山楂多用于止泻止痢。

五、使用注意

脾胃虚弱而无积滞者或胃酸分泌过多者均慎用。

六、方剂

1.大山楂丸《中国药典》2020年版

【组成】山楂1000克 麸炒六神曲150克 炒麦芽150克

【功效】开胃消食。

【主治】食积内停所致的食欲不振、消化不良、脘腹胀闷。

【用法】上药研为细末，过筛，混匀；另取600克蔗糖，加270毫升水与600克炼蜜，混合，炼至相对密度约为1.38（70℃）时，滤过，与上述粉末混匀，制成大蜜丸，每服1~2丸，每日1~3次，小儿酌减。

2.保和丸《丹溪心法》

【组成】山楂180克 神曲60克 半夏90克 茯苓90克 陈皮30克 连翘30克 莱菔子30克

【功效】消食和胃。

【主治】食积停滞，胸脘痞满，腹胀时痛，嗳腐吞酸，恶食，或呕吐泄泻，脉滑，舌苔厚腻或黄。

【用法】上药研为细末，炊饼制成直径为6~8毫米的丸子，每服9克，温水送服；或水煎服，用量按原方比例酌减。

3.通瘀煎《景岳全书》

【组成】当归尾9~15克 山楂6克 香附6克 红花6克 乌药3~6克 青皮4.5克 木香2.1克 泽泻4.5克

【功效】活血祛瘀，行气止痛。

【主治】妇人气滞血积，经脉不利，痛极拒按。及产后瘀血实痛，并男妇血逆、血厥等证。

【用法】水煎服。

4.活络流气饮《医宗金鉴》

【组成】苍术6克 木瓜6克 羌活6克 附子$_{先煎}$6克 山楂6克 独活6克 怀牛膝6克 麻黄6克 黄柏4.5克 乌药4.5克 干姜4.5克 槟榔4.5克 枳壳4.5克 甘草2.5克

【功效】通络止痛。

【主治】治青腿牙疳。牙龈肿痛，渐至溃烂出脓血，两腿青肿，形如云片，筋肉顽硬，步履艰难，或见四肢疼痛，浮肿。

【用法】加黑豆49粒，生姜3片，水煎服。

七、药膳

1.山楂内金散《常见病的饮食疗法》

【材料】山楂60克 鸡内金30克 刘寄奴15克 红糖适量

【做法】山楂去核、干燥、研粉；鸡内金拣净、干燥研粉。2粉混匀。刘寄奴水煎取汁，加红糖调匀。每次冲服药粉15克，每日3次。

【功效】活血化瘀通经。适用于各种闭经。

2.山楂红糖饮《常见病的饮食疗法》

【材料】山楂50克 红糖30克

【做法】山楂水煎取汁，冲红糖温服。

【功效】活血化瘀。适用于月经后期，小腹冷痛，量少紫暗，或有血块等症。

3.山楂荷叶茶《营养世界》

【材料】山楂15克 荷叶12克

【做法】上药研为粗末，水煎3次，取浓汁。每日1剂，代茶徐饮。

【功效】消食化积。适用于初期高血压，血脂过高及单纯性肥胖症等。

4.山楂消脂饮《疾病的食疗与验方》

【材料】鲜山楂30克　生槐花5克　嫩荷叶15克　草决明10克　白糖适量

【做法】前4者同放锅内煎煮，待山楂将烂时，碾碎，再煮10分钟，去渣取汁，调入白糖。频频饮。

【功效】降压降脂。适用于高血压，动脉硬化，高脂血症等。

5.山楂蛋糕《家庭药膳手册》

【材料】山楂糕625克　冻粉22克　鸡蛋清180克　白糖750克

【做法】将冻粉放在盆内，用清水浸泡2小时，洗净除去水分，放锅内，加清水740克烧开，待冻粉溶化后，加白糖，白糖溶化后离火、过滤，再倒入锅内保持烧开的温度备用。山楂糕切成长条。把鸡蛋清放入干净的蛋糕桶内，抽打成泡沫状，再慢慢倒入冻粉糖液，边倒边搅，搅匀后分成2份，一份要保持五六成的热度，另一份稍凉后倒入消毒干净的长方盘内摊平，摆上山楂糕条，再把另一份倒入摊平，待完全凉后先切成条，再把每条斜刀切成块。随时服用，夏秋季尤宜。

【功效】消食化积，健脾散瘀。适用于消化不良症。健康人食用能增进食欲，并能预防冠心病。

6.山楂煎《中国药膳学》

【材料】焦山楂10克（或鲜山楂10个）　红糖30克

【做法】水煎顿服。

【功效】消食化积，活血散瘀。适用于消化不良者。

【注意】胃酸过多者不宜多服、久用。

7.山楂元宵《滋补保健药膳食谱》

【材料】江米面1150克　面粉100克　山楂500克　核桃仁150克　红丝150克　芝麻100克　桂花卤20克　糖粉500克　植物油25克　香油25克　玫瑰香精适量

【做法】山楂洗净，煮或蒸烂，晾凉后去皮、核，捣成泥，与糖粉、面粉混合，加入擀碎的核桃仁及其他配料，再加油拌匀，装入木模框中压平、压实。脱模后切成18毫米见方的块，为馅。取平底容器，倒入江米面，用漏勺盛馅蘸水，倒入江米面中滚动，反复多次成元宵后煮熟。

【功效】开胃消食，降低血脂。适用于消化不良，食欲不振等症。可作为冠心病患者的保健食品。老幼皆宜。

༄ 麦芽 ༄

本品为禾本科一年生草本植物大麦 *Hordeum vulgare* L. 的成熟果实经发芽干燥的炮制加工品。中国各地均可生产。将麦粒用水浸泡后，保持适宜温度和湿度，待幼芽长至约0.5厘米时，晒干或低温干燥。生用、炒黄或炒焦用。

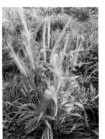

图12-3　大麦植物图

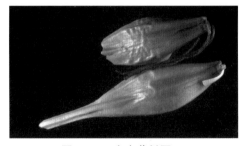

图12-4　大麦药材图

一、性味归经

甘，平。归脾、胃、肝经。

二、功效

行气消食，健脾开胃，回乳消胀。

三、性能特点

本品甘平，主入脾胃经，善消食化积，兼能行气，为治食积腹满之良药，尤宜于治疗米、面、薯、芋等淀粉类食物的积滞不化；又善回乳消胀，用于妇女断乳或乳汁郁积、乳房胀痛；兼能疏肝解郁，可用做治疗肝郁气滞或肝胃不和证的辅助药物。

四、用法用量

煎服，9~15克；大剂量30~120克。生麦芽功偏消食，炒麦芽多用于回乳消胀。

五、使用注意

哺乳期妇女不宜使用。

六、方剂

1.健脾丸《医方集解》

【组成】人参60克　炒白术60克　陈皮60克　炒麦芽60克　山楂45克　枳实90克

【功效】健脾消食。

【主治】脾虚食积证。症见食少难消，脘腹痞闷，体倦少气，舌淡苔白，脉虚弱。

【用法】上药研为细末，加神曲糊制成丸子，米汤送服。

2.灵脂丸《直指小儿》

【组成】北五灵脂6克　缩砂仁6克　白豆蔻仁6克　炒麦芽6克　蓬术6克　青皮6克　橘红6克　使君子6克　焦虾蟆9克

【功效】化湿行气，消积。

【主治】小儿脾疳、食疳。

【用法】上药研为细末，加米糊制成直径为0.5~0.7毫米的丸子。每服10丸，米汤送服。

3.镇肝息风汤《医学衷中参西录》

【组成】生赭石_{先煎}30克　生牡蛎_{先煎}15克　生龙骨_{先煎}15克　生杭芍15克　怀牛膝30克　生龟板_{先煎}15克　玄参15克　天冬15克　川楝子6克　生麦芽6克　茵陈6克　甘草4.5克

【功效】镇肝息风，滋阴潜阳。

【主治】类中风。症见头目眩晕，目胀耳鸣，脑部热痛，心中烦热，面色如醉，或时常噫气，或肢体渐觉不利，口角渐形歪斜；甚或眩晕颠仆，昏不知人，移时始醒；或醒后不能复原，脉弦长有力者。

【用法】水煎服。

4.枳实消痞丸《兰室秘藏》

【组成】枳实15克　厚朴12克　半夏曲9克　白术6克　干姜6克　炙甘草6克　麦芽6克　茯苓6克　人参9克　黄连15克

【功效】消痞除满，健脾和胃。

【主治】脾虚气滞，寒热互结证。心下痞满，不欲饮食，倦怠乏力，大便不畅，苔腻而微黄，脉弦。

【用法】上药研为细末，加水泛制成小丸或糊丸，每服6~9克，饭后温水送服，每日2次；或为汤剂，水煎服。

七、药膳

1.麦芽赤豆粥《常见病食疗食补大全》

【材料】麦芽60克　赤小豆30克

【做法】煮粥。每日2次服食。

【功效】健脾利水。适用于脾肾两虚所致的水肿。

2.麦芽山楂茶《北京卫生职工学院资料》

【材料】炒麦芽10克　炒山楂片3克　红糖适量

【做法】水煎，取汁。代茶饮。

【功效】消食健胃。适用于伤食呕吐，脘腹胀满，嗳腐吞酸，食后即吐，吐出下化宿食，其味酸臭，舌苔白腻，脉滑。

3.麦芽党参茯苓牛肚汤《中国药膳大辞典》

【材料】牛肚500克　麦芽100克　党参50克　淮山药50克　茯苓50克　陈皮6克　八角6克　茴香6克　生姜、大枣（去核）各适量

【做法】牛肚浸泡，切块，加水适量，小火炖煮30分钟，加入其他材料用小火再炖2个小时，加入盐、鸡精等，即可。

【功效】健脾开胃，消食化积。适用于食欲不振、倦怠乏力等。

鸡内金

本品为雉科动物家鸡 *Gallus gallus domesticus* Brisson 的干燥砂囊内壁。杀鸡后，取出鸡肫，立即剥下内壁，洗净，干燥。生用、炒用或醋制入药。

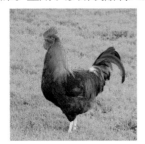

图12-5　鸡动物图

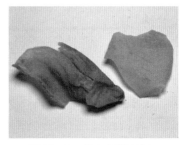

图12-6　鸡内金药材图

一、性味归经

甘、平。归脾、胃、小肠、膀胱经。

二、功效

消食健胃，固精止遗，通淋化石。

三、性能特点

本品甘平，主入脾胃经，有较强的消食化积之效，可广泛用于米、面、署、芋、肉食等各种食积证；又能健运脾胃，更善于治食积兼脾虚或小儿疳积之证；且能通淋化石，可用治多种结石病；还能固精止遗，治肾虚遗精，尿频遗尿。

四、用法用量

煎服，3~9克；研末服，每次1.5~3克，效果优于煎剂。

五、使用注意

脾虚无积滞者慎用。

六、方剂

1.玉液汤《医学衷中参西录》

【组成】山药30克　黄芪15克　知母10克　鸡内金6克　葛根10克　五味子10克　天花粉10克

【功效】益气滋阴，固肾止渴。

【主治】消渴。口常干渴，饮水不解，小便数多，困倦气短，脉虚细无力。

【用法】水煎服。

2.**理冲汤**《医学衷中参西录》

【组成】黄芪9克　党参6克　白术6克　山药15克　天花粉12克　知母12克　三棱9克　莪术9克　鸡内金9克

【功效】益气行血，调经祛瘀。

【主治】治妇女经闭不行，或产后恶露不尽，结为癥瘕，以致阴虚作热，阳虚作冷，食少劳嗽，室女月闭血枯，男子劳瘵，脏腑癥瘕积聚，气郁脾弱，满闷痞胀，不能饮食。

【用法】加醋，水煎服。

3.**鸡胵茅根汤**《医学衷中参西录》

【组成】鸡内金15克　白茅根60克　白术适量

【功效】健胃消食。

【主治】水臌，气臌。

【用法】水煎服。

4.**鸡腌胵丸**《太平圣惠方》

【组成】鸡内金60克　黄芪60克　龙骨_{先煎}30克　黄连15克　麦冬30克　土瓜根15克　熟干地黄30克

【功效】固精缩尿。

【主治】治小便数而多。

【用法】上药研为细末，加炼蜜制成直径6~8毫米的丸子，每服30丸，空腹用粥送服。

5.**菟丝子丸**《太平惠民和剂局方》

【组成】菟丝子30克　泽泻30克　鹿茸30克　石龙芮30克　肉桂30克　炮附子_{先煎}30克　石斛23克　熟干地黄23克　茯苓23克　牛膝23克　续断23克　山茱萸23克　肉苁蓉23克　防风23克　炒杜仲23克　补骨脂23克　荜澄茄23克　沉香23克　巴戟23克　炒茴香23克　五味子15克　桑螵蛸15克　川芎15克　覆盆子15克

【功效】补肾阳，壮腰膝，固下元。

【主治】治肾气虚损，元阳不足。腰膝痿软少力，阳痿遗精，小便频数，或溺有余沥，或腰欠温暖。

【用法】上药研为细末，加酒煮面糊制成6~8毫米的丸子，每服20丸，温酒或盐水送服。

6.**三金排石汤**《中医内科新论》

【组成】金钱草60克　海金沙60克　鸡内金12克　石韦12克　车前子15克　滑石15克

【功效】利尿排石。

【主治】石淋。证见尿中挟有砂砾，小便刺痛窘迫，时有突然尿中断，少腹连腰而痛，或见尿中带血，舌红脉数。

【用法】水煎服。

七、药膳

1.**内金肚条**《中医饮食疗法》

【材料】鸡内金5克　熟猪肚200克　火腿5克　青椒5克　白胡椒粉3克

【做法】鸡内金研粉；大火爆炒葱、姜，加入鲜汤50克，放入火腿、精盐、绍酒、酱油、味精、白糖、青椒条，煮开后把猪肚条推入锅内，烧开后撒入鸡内金粉、胡椒粉。淀粉水调成芡汁淋入，翻炒后淋入香油，翻炒、出锅即成。

【功效】开胃消食、健脾导滞。

2.**鸡橘粉粥**《中国药膳》

【材料】鸡内金6克　干橘皮3克　砂仁1.5克　粳米30克　白糖少许

【做法】前3味共研细末，与粳米同煮粥，临熟入白糖。温服。早晚各服1碗。

【功效】健脾消积。适用于食积不化，脘腹胀满，以及小儿消化不良，面黄肌瘦，呕恶便溏等症。

3.消食散《中医药膳学》

【材料】山楂120克　鸡内金30克　锅巴1500克　莲子（不去芯）120克　陈皮30克　怀山粉适量　白糖适量

【做法】将以上诸品焙干共研为细末，加入怀山粉、白糖和匀，开水冲服，每次1勺，每日3次。

【功效】清热导滞消积。适用于食滞发热。

4.鸡内金炒米粉《疾病的食疗与验方》

【材料】炙鸡内金30只　糯米1000克　白糖适量

【做法】鸡内金研粉；糯米浸2小时，捞出晒干蒸熟，再烘干，磨成粉。二粉混合，再磨1次，筛粉装瓶。每日2次，每次2匙，加白糖半匙，冲开水适量，拌匀，小钢精锅煮沸，当点心吃。3个月为1个疗程。

【功效】补中益气，健胃消食，化石止泻。适用于胃下垂，并可防治胆石症。

5.益脾饼《中医药膳学》

【材料】白术20克　干姜6克　鸡内金10克　熟红枣肉50克

【做法】先将白术切片后，与鸡内金、干姜共烘脆，研成细末，再将红枣肉蒸约20分钟，捣成枣泥，与上药末和匀。将平锅置文火上烧热，加油少许，然后将和匀的枣泥做成饼，于锅上反复烘干即成。

【功效】健脾温中。适用于脾阳亏虚证。

6.粟米山楂粥《中医药膳学》

【材料】怀山药30克　鸡内金10克　山楂10克　粟米150克　白糖50克

【做法】先将怀山药、鸡内金分别研为细末备用。再将山楂洗净去核，粟米淘洗干净，共入锅中，加水适量，熬煮成粥，待粥将熟时，将山药、鸡内金粉放入锅中搅匀，再熬煮片刻即成，服时调入白糖。

【功效】健脾消食。适用于脾虚夹积证。

❧ 莱菔子 ❧

本品为十字花科一年生或两年生草本植物萝卜 *Raphanus sativus* L.的干燥成熟种子。中国各地均产。夏季果实成熟时采割植株，晒干，搓出种子，除去杂质，再晒干。生用或炒用，用时捣碎。

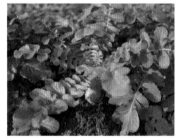

图12-7　萝卜植物图

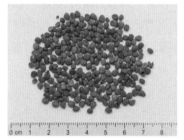

图12-8　莱菔子药材图

一、性味归经

辛、甘，平。归肺、脾、胃经。

二、功效

消食除胀，降气化痰。

三、性能特点

本品味辛行散，味甘和中，入脾胃经，善消食化积，并长于行气除胀，多用治食积气滞之脘腹胀痛。又入肺经，能降气化痰，止咳平喘，用治痰壅喘咳之证，兼有食积气滞者更适宜。

四、用法用量

煎服，5~12克。炒用消食、化痰，生用涌吐风痰。

五、使用注意

辛散耗气，气虚及无食积、痰滞者慎用；脾虚而无食积者不宜服用；不宜与人参同用，以免降低人参补气之力。

六、方剂

1.大安丸《丹溪心法》

【组成】山楂60克　白术60克　神曲30克　半夏30克　茯苓30克　陈皮15克　莱菔子15克　连翘15克

【功效】健脾消食。

【主治】脾虚食滞，腹胀食少，大便稀溏等症。

【用法】上药研为细末，加粥糊制成丸子，每服6~9克，温开水送服。

2.复方大承气汤《中西医结合治疗常见外科急腹症》

【组成】厚朴15~30克　炒莱菔子15~30克　枳壳15克　桃仁9克　赤芍15克　大黄_{后下}15克　芒硝9~15克

【功效】通里攻下，行气活血。

【主治】单纯性肠梗阻，阻塞性肠梗阻，麻痹性肠梗阻，腹部胀痛，并有阵发性绞痛，呕吐不能饮食，大便不通。

【用法】水煎服。

3.三子养亲汤《皆效方》

【组成】白芥子6克　紫苏子9克　莱菔子9克

【功效】温肺化痰，降气消食。

【主治】痰壅气逆食滞证。咳嗽喘逆，痰多胸痞，食少难消，舌苔白腻，脉滑。

【用法】三药捣碎，用纱布包裹，水煎服。

4.宽中降逆汤《温病刍言》

【组成】莱菔子10克　焦山楂10克　麦芽10克　神曲10克　厚朴6克　酒大黄6克　枳实6克

【功效】宣导中焦，理气降逆。

【主治】食滞中焦，脘腹胀满，呃逆嗳气，不思饮食。

【用法】水煎服。

5.肠粘连缓解汤《急腹症方药新解》

【组成】厚朴10~15克　木香10克　乌药10克　炒莱菔子10~15克　桃仁10克　赤芍10克　芒硝10克　番泻叶10克

【功效】行气祛瘀，通里消胀。

【主治】脏结，轻型粘连性或部分性肠梗阻。用于胃肠道手术后调整胃肠功能。症见阵发性腹痛，恶心呕吐，或食入即吐，便闭或无矢气，或得矢气则舒，舌淡苔白腻，脉弦紧。

【用法】水煎服，或经胃管注入。芒硝不入水煎，先煎诸药，去渣取汁，再将芒硝（分2次）加入药汁溶化后服用。

七、药膳

1.莱菔子粥《寿世青编》

【材料】莱菔子30克　粳米50克

【做法】先煎莱菔子，去渣，取汁，入粳米煮作粥。空腹食用。

【功效】下气定喘，消食化痰。适用于咳嗽痰喘，食积气滞，胸闷腹胀，下痢后重。

2.旋覆花粥《常见病食疗食补大全》

【材料】旋覆花9克　莱菔子9克　薏米30克　沙参15克

【做法】将旋覆花、莱菔子、沙参用纱布包，煎汤，去渣后与薏米煮作粥。每日1剂，15~20剂为1个疗程。

【功效】理气止痛。适用于痰气所致的食道癌。

3.川贝莱菔茶《长寿之道》

【材料】川贝母15克　莱菔子15克

【做法】共研粗末，加水煎汤，取汁。代茶饮。

【功效】祛痰，止咳。适用于慢性支气管炎，咳嗽痰多等症。

4.槟榔陈皮饮《中医药膳学》

【材料】焦槟榔10克　炒莱菔子10克　橘皮5克　白糖适量

【做法】将以上3味加水适量，用文火煎煮30分钟，去渣放入白糖搅匀，代茶饮服。

【功效】健胃消食止惊。适用于痰食惊风。

第十三章

驱虫药

驱虫药是以驱除或杀灭人体寄生虫为主要功效，用于治疗虫证的药物。应用驱虫药时，应根据寄生虫的种类、患者体质强弱、证情缓急，选用适宜的药物，并根据患者的不同兼证进行适当的配伍。如大便秘结者，当配伍泻下药；兼有积滞者，可与消积导滞药同用；应用无泻下作用的驱虫药，常配伍泻下药以促进虫体排出；脾胃虚弱者，配伍健脾和胃之品；体质虚弱者，须先补后攻或攻补兼施。但驱虫药一般应在空腹时服用，使药物充分作用于虫体而保证疗效。驱虫药对人体正气多有损伤，且多有毒，故要注意用量、用法，以免中毒或损伤正气；对素体虚弱、年老体衰、孕妇更当慎用。对发热或腹痛剧烈者，暂时不宜驱虫，待症状缓解后，再行施用驱虫药物。

❧ 榧子 ❧

本品为红豆杉科植物榧 *Torreya grandis* Fort.的干燥成熟种子。主产于安徽、福建、江苏等地。秋季种子成熟时采收，除去肉质假种皮，洗净，晒干。生用或炒用。

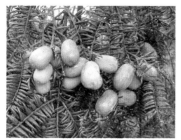

图13-1　榧植物图

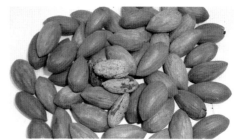

图13-2　榧子药材图

一、性味归经

甘，平。归肺、胃、大肠经。

二、功效

杀虫消积，润燥通便，润肺止咳。

三、性能特点

本品味甘性平，善杀虫消积，且杀虫而不伤胃，质润，兼能缓泻，促进虫体排出，为安全有效的驱虫良药；味甘质润，入肺、大肠经，还能润肺止咳，润肠通便，治疗肺燥咳嗽、肠燥便秘。

四、用法用量

煎服，9~15克。炒熟嚼服，一次15克。

五、使用注意

入煎剂宜生用。大便溏薄，肺热咳嗽者不宜用。服榧子时，不宜食绿豆，以免影响疗效。

六、方剂

1.榧子贯众汤《中医方剂临床手册》

【组成】榧子30克　槟榔30克　红藤30克　贯众15克

【功效】驱虫，消肿散结。

【主治】钩虫病。

【用法】水煎取汁，分2次服。每服药时随吃生大蒜2~3瓣。连用3天。

2.胆蛔汤《临证医案医方》

【组成】槟榔15克　苦楝根皮6克　炒使君子9克　炒榧子9克　乌梅3克　木香3克　枳实3克

【功效】驱蛔，解痉，止痛

【主治】胆道蛔虫病。右上腹阵发性剧痛，大汗淋漓，面色苍白，屈膝体位。

【用法】水煎服，本方用量为6~10岁儿童用量。

【注意】本方中使君子不可多服或生服，以免引起呃逆。

3.三仁化虫汤《民间散佚中医名方总钩沉》

【组成】杏仁3克　冬瓜仁6克　薏苡仁15克　滑石 先煎 6克　砂仁 后下 6克　半夏6克　厚朴6克　葛根12克　乌梅1枚　雷丸6克　榧子6克　甘草6克

【功效】宣畅气机，运脾除湿，生津益胃，安虫化虫。

【主治】小儿疳积、虫积实证。症见面黄肌瘦，毛发枯黄，腹胀便干，不思饮食，烦躁多惊，脐腹疼痛者。

【用法】水煎服。

七、药膳

1.榧子茶《经验方》

【材料】榧子30克

【做法】炒香，沸水冲泡。代茶频饮。

【功效】适用于钩虫病，蛲虫病。

2.榧子鸡蛋《中国药膳学》

【材料】榧子30克　鸡蛋1个

【做法】榧子研细末，调入鸡蛋搅匀，入热油中煎熟。空腹1次服完。连用2-3天。

【功效】驱蛔虫。适用于小儿蛔虫症。

3.榧子蒜片汤《中国药膳学》

【材料】榧子50克　使君子仁50克　大蒜50克

【做法】榧子切碎。使君子切细；大蒜切片，同水煎取汁。每日3次，空腹服。

【功效】功能驱虫。适用于蛔虫、蛲虫症。尤宜于小儿。

【注意】小儿用量酌减。

第十四章
止血药

止血药是以制止体内外出血为主要功效，用于治疗出血证的药物。本类药物可分为凉血止血药、化瘀止血药、收敛止血药和温经止血药四类。使用止血药，应根据出血证的不同病因和病情，进行合理选择，并进行必要的配伍。如血热妄行出血，应选择凉血止血药，并配伍清热泻火药和清热凉血药；阴虚火旺及阴虚阳亢出血，亦选用凉血止血药，并配伍清热泻火药和清热凉血药；阴虚火旺及阴虚阳亢出血，亦选用凉血止血药，并配伍滋阴降火、滋阴潜阳药；若瘀血内阻，血不循经出血，应选择化瘀止血药，并配伍行气活血之品；若为虚寒性出血，应选用温经止血药和收敛止血药，并配伍益气健脾温阳之品；若出血过多，气随血脱者，则需急投大补元气之药，以益气固脱、益气摄血，即所谓"有形之血不能速生，无形之气所当急固"，而一般止血、补血之品卒难取效。同时，使用止血药还要根据出血的不同部位而选配相应的药物，前人有"下血必升举，吐衄必降气"之说，如下部之便血、痔血、崩漏、月经过多等，可配伍升举之品；上部之出血如吐血、衄血，多属气火上冲，宜配降火、降气之品。但对出血兼瘀或出血初期，不宜单独使用凉血止血药和收敛止血药，宜酌加活血祛瘀之品，以免凉遏恋邪留瘀。

❀小蓟❀

本品为菊科多年生草本植物刺儿菜*Cirsium setosum*（Willd.）MB.的干燥地上部分。中国大部分地区均产。夏、秋两季花开时采割取地上部分，除去杂质，晒干，生用或炒炭用。

一、性味归经

甘，苦，凉。归心、肝经。

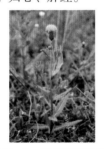

图14-1　刺儿菜植物图

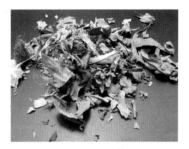

图14-2　小蓟药材图

二、功效

凉血止血，散瘀解毒消痈。

三、性能特点

本品性凉，入血分，善清血分之热而凉血止血，兼能活血散瘀，有止血而不留瘀之特点，主治血热出血诸证，"凡咯血、吐血、衄血、二便下血之因热者，服之莫不立愈"（《医学衷中参西录》）。因兼能利尿通淋，故尤善治尿血、血淋。又善解毒消痈，以治热毒疮疡为宜，内服外用皆能奏效。

四、用法用量

煎服，5~12克。外用鲜品适量，捣烂敷患处。

五、方剂

1.十灰散《十药神书》

【组成】大蓟9克　小蓟9克　荷叶9克　侧柏叶9克　白茅根9克　茜根9克　栀子9克　大黄9克　牡丹皮9克　棕榈皮9克

【功效】凉血止血。

【主治】血热妄行之上部出血证。呕血、吐血、咯血、嗽血、衄血等，血色鲜红，来势急暴，舌红，脉数。

【用法】各药烧炭存性，研为细末，藕汁或萝卜汁磨京墨适量，调服9~15克；或水煎服，用量按原方比例酌定。

2.小蓟饮子《济生方》

【组成】生地黄9克　小蓟9克　滑石_{先煎}9克　木通9克　蒲黄9克　藕节9克　淡竹叶9克　当归9克　栀子9克　甘草9克

【功效】凉血止血，利水通淋。

【主治】热结下焦之血淋、尿血。尿中带血，小便频数，赤涩热痛，舌红，脉数。

【用法】水煎服，用量据病证酌情增减。

六、药膳

1.小蓟速溶饮《圣济总录》

【材料】小蓟2500克　白糖500克

【做法】小蓟洗净、切碎，中火水煮1小时，去渣取汁，文火浓缩成浸膏。待温，加入白糖，吸取药液，冷却晾干，轧粉装瓶。每次10克，滚开水冲开。温服，每日3~4次。

【功效】清热凉血止血。适用于血热妄行之吐血、衄血、便血、尿血、崩漏等。

【注意】失血非因热者不宜用。

2.小蓟锅巴茶《经验方》

【材料】小蓟炭30克　糯米锅巴50克

【做法】水煎，取汁。代茶饮。每日1次。

【功效】凉血止血。适用于功能性子宫出血。

3.小蓟饮《食疗本草学》

【材料】小蓟60克　益母草60克

【做法】同加水煎汤，去渣再煎至浓稠服。

【功效】祛瘀止血。适用于胎堕后或产后瘀血不尽，出血不止。

4.刺菜茶《防治心血管病的饮食》

【材料】大蓟10克　小蓟10克

【做法】水煎。化茶饮。

【功效】化瘀解毒消痈。适用于高血压病。

【注意】持续使用，中间需及时复测出血压变化，安全使用。

～槐花（槐米）～

本品为豆科落叶乔木植物槐 *Sophora japonica* L.的干燥花及花蕾。中国各地区产，以黄土高原和华北平原为多。夏季花开放或花蕾形成时采摘，前者习称"槐花"，后者习称"槐米"。采收后除去花序的枝、梗及杂质，及时干燥，生用、炒用或炒炭用。

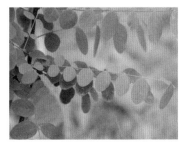

图14-3 槐树植物图

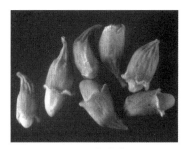

图14-4 槐米药材图

一、性味归经

苦,微寒。归肝、大肠经。

二、功效

凉血止血,清肝泻火。

三、性能特点

本品味苦性凉,善清泄血分之热,有凉血止血之效,适用于血热出血诸症。因其味厚而沉,偏走下焦,"凉血之功都在大肠"(《药品化义》),故以凉大肠,清血热见长,对大肠火盛或湿热蕴结所致的痔血、便血最为适宜;又治肝火上炎诸证,乃清肝涤热之效。

四、用法用量

煎服,5~10克。外用适量。止血炒炭用;清热泻火生用。

五、使用注意

脾胃虚寒及阴虚发热而无实火者慎服。

六、方剂

1.槐花散《普济本事方》

【组成】炒槐花12克 侧柏叶12克 荆芥穗6克 麸炒枳壳6克

【功效】清肠止血,疏风行气。

【主治】风热湿毒,壅遏肠道,损伤血络证。便前出血,或便后出血,或粪中带血,以及痔疮出血,血色鲜红或晦暗,舌红苔黄脉数。

【用法】上药研为细末,每服6克,温水或米汤送服;或水煎服,用量按原方比例酌定。

2.槐花散《丹溪心法》

【组成】苍术30克 厚朴30克 陈皮30克 当归30克 枳壳30克 槐花60克 甘草15克 乌梅15克

【功效】燥湿理气,凉血止血。

【主治】肠胃不调,胀满下血。

【用法】水煎服。

3.八仙散《普济方》

【组成】炮川山甲 白药子 瓜蒌仁 大黄 木黎 槐花 白矾 山栀子各等分。

【功效】敛疮生肌。

【主治】治诸疮。

【用法】水煎服,舍上迎露,日未出服之。

4.榆槐脏连丸《成方便读》

【组成】川连60克 槐米45克 地榆炭45克 猪大肠0.67米

【功效】清湿热,凉血疏风。

【主治】治湿热郁于大肠，逼于血分，症见新久痔漏，肠风下血，脱肛痛痒，肠痈脏毒。

【用法】先将地榆、槐米装入猪大肠内，用米泔水煮烂，再加川连，打为丸。

5. 槐花饮《余居士选奇方》

【组成】焦槐花20克　白矾100克

【功效】止血。

【主治】治酒毒吐血。

【用法】水煎服。

七、药膳

1. 槐花茯苓粥《常见病食疗食补大全》

【材料】生槐花30克　土茯苓30克　粳米60克　红糖适量

【做法】生槐花、土茯苓放入锅内，水煎汤，去渣后入粳米煮粥，加红糖调匀食。每日1剂，7天为1疗程。

【功效】清热解毒。适用于银屑病。

2. 槐花米煲牛脾《饮食疗法》

【材料】槐花米15克　牛脾200~250克

【做法】牛脾切块，与槐花米同煲汤，不加盐。饮汤吃牛脾。

【功效】清利湿热，凉血止血，健脾消积。适用于痔疮疼痛，痔疮出血等。

3. 槐花酿猪大肠《古方饮食疗法》

【材料】猪大肠1段　槐花30克

【做法】猪大肠用食盐搓洗干净后装入槐花，两头扎紧，加水煮熟，调味。食肠饮汤。每日2次。

【功效】清热凉血，润肠止血。适用于内痔便血，及肛裂大便出血。

【注意】孕妇不宜用。

4. 槐花糕《疾病的食疗与验方》

【材料】鲜槐花100克　玄参20克　鲜茅根30克　玉米面1000克　白糖适量

【做法】玄参、茅根水煎，提取药液2次；槐花清水洗净。用药液调和玉米面，加槐花和白糖，拌匀后摊在蒸锅屉上，蒸成发糕。作主食用。

【功效】补中健胃，凉血化斑。适用于血热蕴肤之皮肤发斑，色鲜红，自觉灼热，伴有咽喉疼痛，大便干结，小便色黄等症。

5. 槐花粥《常见病食疗食补大全》

【材料】槐花9克　薏苡仁30克　冬瓜仁20克　粳米60克

【做法】槐花、冬瓜仁加水煮汤，去渣后再入薏米、粳米煮粥。每日1剂，连服7-8剂。

【功效】清热解毒，利水消肿。适用于实热所致的慢性盆腔炎。

⌘ 鲜白茅根 ⌘

本品为禾本科植物白茅 *Imperata cylindrica* Beauv. var. major（Nees）C.E.Hubb.的干燥根茎。中国大部分地区均产，以华北地区较多。春、秋二季采挖，除去须根和膜质叶鞘，洗净，晒干，切断生用。

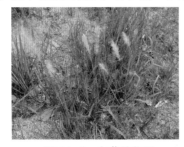

图14-5　白茅植物图

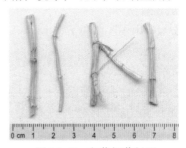

图14-6　白茅根药材图

一、性味归经

甘，寒。趋向沉降。归肺、胃、膀胱经。

二、功效

凉血止血，清热利尿。

三、性能特点

本品甘寒，入血分，能清血分之热而凉血止血，可用于血热出血诸证，因兼能利尿，故以治尿血、血淋最为适宜。又能导湿热下行，用治湿热淋证、水肿尿少、湿热黄疸。此外，本品入肺、胃经，其"清泄肺胃，尤有专长"（《本草正义》）。既能入肺清热以宁嗽定喘，又能入胃清热生津以疗烦渴呕逆。

四、用法用量

煎服，10~30克，鲜品加倍。

五、方剂

1.如神汤《太平圣惠方》

【组成】白茅根一握　桑白皮等分

【功效】清脾胃热，泻肺平喘，利水消肿。

【主治】肺热气喘。

【用法】水煎服。

2.凉血五根汤《赵炳南临床经验集》

【组成】白茅根30~60克　瓜蒌根15~30克　茜草根9~15克　紫草根9~15克　板蓝根9~15克

【功效】凉血活血，解毒化斑。

【主治】血热发斑，热毒阻络所引起的多形性红斑（血风疮）、丹毒初起，紫癜、结节性红斑（瓜藤缠）及一切红斑类皮肤病的初期偏于下肢者。

【用法】水煎服。

3.清热除湿汤《张皆春眼科证治》

【组成】茯苓6克　蔓荆子6克　薏苡仁9克　甘草1.5克　酒黄芩12克　白茅根15克　荆芥3克

【功效】清热除湿，疏风散邪。

【主治】睑弦赤烂。湿热偏盛，痛痒相兼，糜烂色红，或有黄痂堆积者。

【用法】水煎服。

4.疏风清热汤《张皆春眼科证治》

【组成】薄荷3克　金银花15克　赤芍9克　白茅根15克　天花粉9克　枳壳3克

【功效】疏风清热，活血通络。

【主治】眼疮初起，胞睑微肿稍痒，渐变肿硬者。

【用法】水煎服。

六、药膳

1.白茅根炖猪皮《疾病的食疗与验方》

【材料】猪皮500克　白茅根60克　冰糖适量

【做法】白茅根布包水煎，取汁，用之煎煮去毛洗净之猪皮，炖至汤汁稠黏时，入冰糖拌匀。每日1剂，分4~5餐食，连服数剂。

【功效】清热解毒，凉血止血。适用于血小板减少性紫癜属热毒郁营型者，皮肤出现紫斑，或有鼻衄、牙龈、尿血、便血，小便黄赤等症。

2.柴甘茅根茶《本草纲目》

【材料】柴胡50克　甘草10克　白茅根50克

【做法】上药共为粗末，水煎，取汁。代茶频饮。

【功效】疏散退热，生津利尿。适用于黄疸病兼有表症者。

3.荷叶茅根粥《常见病食疗食补大全》

【材料】鲜荷叶50克　白茅根30克　粳米30克　白糖适量

【做法】白茅根用清水淘洗后放锅内，兑水煎煮30分钟，滗出汁液，去掉茅根药渣，取汁液煮粳米粥，粳米煮至烂熟时，放入洗净的鲜荷叶，略煮。食用时放白糖。

【功效】消暑化湿。适用于痱子。

松花粉

本品为松科植物马尾松 *Pinus massoniana* Lamb.、油松 *Pinus tabulieformis* Carr.或同属数种植物的干燥花粉。春季花刚开时，采摘花穗，晒干，收集花粉，除去杂质。

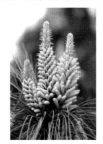

图14-7　马尾松植物图

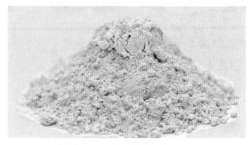

图14-8　松花粉药材图

一、性味归经

甘，温。归肝、脾经。

二、功效

收敛止血，燥湿敛疮。

三、性能特点

本品性温味甘，归肝、脾经，长于收敛止血，燥湿敛疮，用于外伤出血，湿疹，黄水疮，皮肤糜烂，脓水淋漓。

四、用法用量

内服：煎汤，3~6克；浸酒或调服。外用：干掺或调敷。

五、使用注意

血虚、内热者慎服，多食发上焦热病。

六、方剂

1.松花散《太平圣惠方》

【组成】松花粉45克　炙甘草15克　紫菀15克　百合15克　薯蓣30克　人参15克　鹿角胶30克　生地黄30克　茯苓15克　茜草根15克　刺蓟15克　艾叶0.3克

【功效】摄血止血。

【主治】吐血久不止。

【用法】上药研为细末，每服6克，粥饮送服，不拘时候。

2.松花浸酒方《太平圣惠方》

【组成】松花30000克　酒3升

【功效】祛风益气。

【主治】风头旋脑皮肿痹。

【用法】每服，空腹暖饮500毫升，晚食前再服。

3.复方牙痛宁搽剂《经验方》

【组成】松花粉120克　花椒90克　冰片22克　丁香15克　薄荷脑13克　荆芥10克　荜茇10克　茵陈10克　甘草10克　八角茴香10克　制成1000毫升

【功效】消肿止痛。

【主治】牙痛、牙周肿痛。

【用法】口腔用药，用小棉球蘸取0.5毫升药液放在肿痛处，每日2次；或临睡前使用。

4.甘石散《中医皮肤病学简编》

【组成】炉甘石31克　石决明31克　煅龙骨31克　熟石膏31克　松花粉62克　枯矾15克　冰片6克

【功效】拔毒，敛疮生肌。

【主治】足跟溃疡。

【用法】外用。

七、药膳

松花山药生地粥（《中国药膳大辞典》）

【材料】生地黄20克　山药20克　破壁松花粉3克　粳米50克　冰糖适量

【做法】先将生地黄以水浸泡15分钟，大火烧开，文火煎煮15分钟，去渣留汁，入粳米、山药煮粥。将成加冰糖适量，稍煎待溶即成。食用之前放破壁松花粉。

【功效】滋阴润燥、益气和中。

【注意】本粥可以根据个人口味，对原料进行增减。比如对于咳嗽迁延不愈者，可以加生地黄、沙参、麦冬一起煎煮，然后去渣留汁，熬制各种粥。

第十五章

活血化瘀药

活血化瘀药是以疏通血脉，促进血行，消散瘀血为主要功效，用于治疗瘀血证的药物。应用活血化瘀药时，除根据各药的性能功用特点随证选用外，尚需结合引起瘀血的原因进行配伍，以标本兼治。如寒凝血瘀者，应配散寒通经药；瘀热互结者，应配清热凉血药；痰凝湿阻，血行不畅者，应配祛痰除湿药；因虚致瘀者，应配补益药；血瘀癥瘕，应配软坚散结药。此外，血的运行有赖气的推动，气行则血行，气滞则血凝，故本类药物常需与行气药同用，以增强活血化瘀的功效。但本类药物易耗血动血，妇女月经过多及其他出血证而无瘀血者慎用。孕妇当慎用或禁用。破血逐瘀之品易伤正气，中病即止，不可过服。

～ 桃仁 ～

本品为蔷薇科落叶小乔木植物桃 *Prunus persica*（L.）Batsch.或山桃 *Prunus davidiana*（Carr.）Franch.的干燥成熟种子。前者中国各地均产，多为栽培；后者主产于辽宁、河北、河南等地，野生。果实成熟后收集果核，取出种子，去皮晒干。生用或炒用。

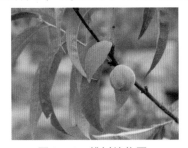

图15-1 桃树植物图

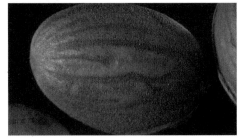

图15-2 桃仁药材图

一、性味归经

苦、甘，平。归心、肝、大肠经。

二、功效

活血祛瘀，润肠通便，止咳平喘。

三、性能特点

本品善苦泄破瘀，既为治妇科血瘀经产诸证所常用，又为治癥瘕积聚、跌打损伤等多种瘀血证所必须。且善泄血分之壅滞，而治热毒壅聚、气血凝滞之肠痈、肺痈。此外，质润多脂，既能润燥滑肠，以治肠燥便秘；又能润肺降气而止咳平喘，以治咳嗽气喘。

四、用法用量

煎服，5~10克，宜捣碎入煎。桃仁霜入汤剂宜包煎。

五、使用注意

便溏者慎用。孕妇忌用。有小毒，不可过量。过量可致中毒，出现头晕、心悸、甚至呼吸衰竭而死亡。

六、方剂

1.大黄牡丹汤《金匮要略》

【组成】大黄60克　牡丹皮15克　桃仁50个　冬瓜仁100毫升　芒硝60毫升

【功效】泻热破结，散结消肿。

【主治】肠痈初起，湿热瘀滞证。证见右下腹肿痞，疼痛拒按，按之痛如淋，小便自调，时时发热，自汗恶寒，或右足屈而不伸，苔黄腻，脉滑数。

【用法】水煎服，芒硝溶服。

2.桂枝茯苓汤《四圣心源》

【组成】桂枝9克　茯苓9克　甘草6克　牡丹皮9克　芍药9克　桃仁9克

【功效】疏木达郁而润其风燥。

【主治】妊娠下血症块连胎者。

【用法】水煎服。

3.和营止痛汤《伤科补要》

【组成】赤芍9克　当归尾9克　乌药9克　川芎6克　苏木6克　陈皮6克　桃仁6克　乳香6克　没药6克　木通6克　甘草6克　续断12克

【功效】活血通经止痛，祛瘀生新。

【主治】骨伤中期。症见损伤处青紫肿痛，筋骨不利。但较初期为轻。

【用法】水煎服。

4.活血散瘀汤《外科正宗》

【组成】川芎3克　当归3克　赤芍3克　苏木3克　牡丹皮3克　枳壳3克　瓜蒌仁3克　桃仁3克　槟榔2克　酒大黄6克

【功效】活血散瘀。

【主治】产后恶露不尽，或经后瘀血作痛，或男子跌打损伤后瘀血流注肠胃作痛，渐成内痈；及腹痛大便燥结者。亦可用以治疗委中毒，局部肿痛微硬，屈曲艰难。

【用法】水煎服。

5.桃红四物汤《中医妇科治疗学》

【组成】生地黄12克　归尾9克　赤芍9克　川芎6克　桃仁6克　红花6克　牡丹皮9克　五灵脂9克

【功效】清热通瘀。

【主治】月经先期，血瘀而兼热者，经色紫，质稠粘，中夹血块，腹痛拒按，舌质淡红或略带紫色，苔黄而干，脉沉数或弦滑有力。

【用法】水煎服，空腹服。

6.生化汤《傅青主女科》

【组成】当归24克　川芎9克　桃仁6克　炮姜2克　炙甘草2克

【功效】养血祛瘀，温经止痛。

【主治】血虚寒凝，瘀血阻滞证。产后恶露不行，小腹冷痛。

【用法】水煎服。

7.身痛逐瘀汤《医林改错》

【组成】秦艽3克　川芎6克　桃仁9克　红花9克　甘草6克　羌活3克　没药6克　当归9克　炒灵脂6克　香附3克　牛膝9克　地龙6克

【功效】活血祛瘀，通经止痛，祛风除湿。

【主治】痹症有瘀血者。

【用法】水煎服。

8.血府逐瘀汤《医林改错》

【组成】桃仁12克　红花9克　当归9克　生地黄9克　牛膝9克　川芎4.5克　桔梗4.5克　赤芍6

克　枳壳6克　甘草6克　柴胡3克

【功效】活血化瘀，行气止痛。

【主治】胸中血瘀证。胸痛，头痛，日久不愈，痛如针刺而有定处，或呃逆日久不止，或饮水即呛，干呕，或内热瞀闷，或心悸怔忡，失眠多梦，急躁易怒，入暮潮热，唇暗或两目暗黑，舌质暗红，或舌有瘀斑、瘀点，脉涩或弦紧。

【用法】水煎服。

9.桃仁煎《妇人良方大全》

【组成】桃仁36克　大黄36克　朴硝36克　虻虫18克

【功效】通经下血，逐瘀破癥。

【主治】经闭不通，胳腹胀满，小便不通，痛不可忍者。

【用法】上药研为细末，加醋制成直径为6~8毫米的丸子，每服5丸，温酒送服；或水煎服，用量按原方比例酌情增减。

七、药膳

1.桃仁莲藕汤《饮食疗法》

【材料】桃仁10克　白藕50克　食盐适量

【做法】桃仁去皮尖，研细；藕去节、洗净切片，2味加水500毫升煮汤，调入盐。吃藕饮汤。每日1次。

【功效】凉血活血化瘀。适用于产后血瘀发热。

2.桃仁决明蜜茶《家庭饮食疗法》

【材料】桃仁10克　决明子12克　白蜜适量

【做法】桃仁去皮尖，研细；决明子捣碎。两者水煎取汁，调入白蜜。代茶饮。

【功效】清肝热，化瘀。适用于脑血栓形成者。

【注意】脑出血患者不宜用。

3.丝瓜桃仁糖浆《中国药膳宝典》

【材料】桃仁10克　鲜丝瓜250克　红糖15克

【做法】先煮前2味，煮沸后入糖，煮熟即成。

【功效】活血化瘀通络。适用于乳络不通之缺乳等症。

4.桃红水酒《常见病的饮食疗法》

【材料】桃仁10克　红花3克　丹皮6克　黄酒适量　红糖适量

【做法】桃仁去皮尖。研细，与红花、丹皮同水煎取汁，兑入黄酒、红糖搅匀。每日1剂，分2次温服。

【功效】活血通经。适用于气血瘀滞之月经后期，经行腹痛等症。

5.桃仁山楂粥《常见病的饮食疗法》

【材料】桃仁9克　山楂9克　贝母9克　荷叶半张　粳米60克

【做法】前4味煎汤，去渣后入粳米煮粥。每日1剂，共服30剂。

【功效】清热散结，止咳化痰。适用于痰瘀凝结所致的寻常痤疮。

6.桃仁牛血羹《饮食疗法》

【材料】桃仁12克　新鲜牛血（已凝固者）200克　盐少许

【做法】桃仁去皮、尖，研细，与牛血加500毫升水同煲汤，调入食盐。佐餐食。

【功效】活血通络，补血润肠。适用于血瘀经闭及血燥便秘。

西红花

本品为鸢尾科多年生草本植物番红花 Crocus sativus L.的花柱头。又称"藏红花""番红花"。引入栽培种。现北京、山东、浙江、四川等地有栽培。秋季花开时，摘下柱头，阴干即成。

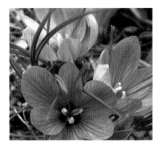

图15-3　番红花植物图

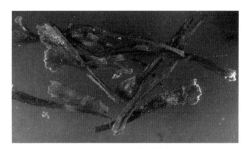

图15-4　西红花药材图

一、性味归经

甘，平。归心、肝经。

二、功效

活血化瘀，凉血解毒，解郁安神。

三、性能特点

本品性平味甘，归心、肝经，长于活血化瘀，凉血解毒，用于经闭癥瘕，产后瘀阻，温毒发斑，又善解郁安神，用于忧郁痞闷，惊悸发狂。

四、用法用量

煎服或沸水泡服，1～3克。

五、使用注意

孕妇慎用。

六、方剂

1.胶红饮《良方集腋》

【组成】阿胶烊化30克　当归30克　西红花24克　冬瓜子15克

【功效】养血止崩。

【主治】年迈妇人骤然血海大崩不止，亦名倒经。

【用法】水煎服。

2.十八太保英雄丹《古今名方》

【组成】制松香15克　象皮15克　血竭15克　胆星15克　藏红花15克　防风15克　白芷15克　马钱子15克　海螵蛸15克　升麻15克　乳香24克　没药30克　土鳖虫12克　龙骨9克　当归9克　石菖蒲9克　蟹骨9克　麝香9克

【功效】祛瘀消肿，活血止痛。

【主治】跌打损伤，流血不止或未破而皮肤黑紫者，或被重物折压而致瘀肿疼痛难忍者。

【用法】上药研为细末，装入瓶中，密封好；血流不止者，将药面撒在伤处，立即止痛止血；未破溃者，用冷开水调和涂于患处。

3.金刚活络丹《古今名方》

【组成】金刚莲900克　五加皮900克　马钱子霜900克　三七9克　藏红花9克　橘红9克　接骨木9克

【功效】疏经活络、消肿止痛。

【主治】各种扭伤、挫伤。

【用法】每服2～3粒；睡前服用；重症可服3～5粒。

【注意】本方有毒性药物，用量不可过大。

4.化症回生丹《温病条辨》

【组成】人参180克　安南桂60克　两头尖60克　麝香60克　姜黄60克　丁香90克　川椒炭60克　虻虫60克　三棱60克　蒲黄炭30克　藏红花60克　苏木90克　桃仁90克　苏子霜60克　五灵脂60克　降香60克　干漆60克　当归尾120克　没药60克　白芍120克　杏仁90克　香附60克　吴茱萸60克　元胡索60克　水蛭60克　阿魏60克　小茴香炭90克　川芎60克　乳香60克　良姜60克　艾炭60克　益母膏240克　熟地黄120克　鳖甲胶1斤　醋制大黄240克

【功效】化瘀血，消症积。

【主治】燥气深入下焦血分而成的症积，痛或不痛；血痹；疟母、左胁痛，寒热；妇女干血劳，属于实证；闭经、痛经，经来紫黑有块；产后瘀血腹痛；跌打损伤所致的头晕、腰痛而有瘀滞者。

【用法】上药研为细末，家炼蜜制成质量为4.5克的丸子，用蜡皮封存，空腹时用温水送服；症状更严重者，用黄酒送服。

5.通经甘露丸《慈禧光绪医方选议》

【组成】当归240克　牡丹皮120克　枳壳60克　陈皮60克　五灵脂90克　砂仁60克　熟地黄120克　生地黄120克　炙元胡索120克　熟大黄240克　赤芍90克　青皮90克　炙香附750克　炮姜60克　肉桂60克　三棱240克　茯苓240克　甘草60克　藏红花60克

【功效】活血理气，逐瘀生新。

【主治】妇人月经不通，或瘰疬痞块，少腹胀痛，骨蒸劳热等。

【用法】上药研为细末，加3斤醋和120克苏木取汁，泛制成丸子。

6.除痔丸《全国中药成药处方集》

【组成】夏枯草120克　槐花120克　连翘120克　甘草120克　西红花30克　金银花500克

【功效】清热利湿，止血生肌。

【主治】痔疮，痔漏，痔出血，肛痛，肛痒，脱肛，肛门湿疹，肛门破裂。

【用法】前五味药研为极细粉，加金银花汁和炼蜜制成质量为6克的丸子，每服1丸，温水送服。

七、药膳

壮筋补血酒《中国药膳大辞典》

【材料】当归45克　枸杞子45克　三七30克　杜仲30克　熟地黄30克　虎骨30克　木瓜30克　五加皮30克　续断23克　沉香7.5克　黄芪22克　人参15克　何首乌15克　羌活15克　独活15克　西红花4.5克　冰糖250克　高粱酒2500毫升

【做法】将上药捣碎，与高粱酒同放入容器中，密封浸泡15日以上，加入冰糖溶化后即可饮用。中午、晚上各1次，每次饮服30毫升。

【功效】补肾壮骨、养血舒筋、祛风利湿。适用于骨折、脱位整复后，筋骨虚弱乏力者。

❧ 姜黄 ❧

本品为姜科多年生草本植物姜黄 Curcuma longa.L.的干燥根茎。主产于四川、福建、广东等地。冬季采挖，除去须根，蒸或煮至透心，干燥。切厚片生用。

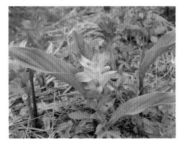

图15-5　姜黄植物图

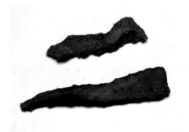

图15-6　姜黄药材图

一、性味归经

辛、苦，温。归肝、脾经。

二、功效

破血行气，通经止痛。

三、性能特点

本品既善破血行气、通经止痛，可广泛用于血瘀气滞诸痛症，又能散风寒湿邪、行肢臂而除痹痛。常用治血瘀气滞寒凝所致胸肋刺痛、经闭腹痛，跌打损伤及风寒湿痹肩臂疼痛。

四、用法用量

煎服，3~10克。外用适量，研末油调外敷。

五、使用注意

孕妇忌用。

六、方剂

1. 姜黄散《圣济总录》

【组成】姜黄15克　丁香15克　当归15克　白芍15克

【功效】调顺荣气。

【主治】室女月水滞涩。

【用法】上药研为粗末，温酒调服。

2. 蠲痹汤《医学心悟》

【组成】羌活3克　独活3克　肉桂1.5克　秦艽3克　当归3克　川芎2.1克　炙甘草1.5克　海风藤6克　桑枝9克　乳香2.4克　木香2.4克

【功效】祛风除湿，蠲痹止痛。

【主治】风寒湿三气合而成痹者。

【用法】水煎服。

3. 五痹汤《太平惠民和剂局方》

【组成】姜黄30克　羌活30克　白术30克　防己30克　炙甘草15克

【功效】祛风除湿，活血止痛。

【主治】风寒湿邪，客留肌体，手足缓弱，麻痹不仁，或气血失调，痹滞不仁。

【用法】加生姜10片，水煎服。

4. 洪宝丹《仙传外科集验方》

【组成】天花粉90克　姜黄30克　白芷30克　赤芍60克

【功效】清热解毒，活血消肿。

【主治】痈肿阳证，焮热红肿疼痛。

【用法】上药研为粗末，茶水或酒调和，热敷患处。

5. 推气散《重订严氏济生方》

【组成】麸炒枳壳15克　肉桂15克　姜黄15克　炙甘草9克

【功效】行气止痛，宽中除胀。

【主治】右胁疼痛，胀满不食。

【用法】上药研为粗末，加热酒、生姜、大枣汤调服。

6. 朴沉化郁丸《部颁标准》

【组成】醋香附150克　醋延胡索35克　麸炒枳壳50克　檀香35克　木香35克　姜黄15克　柴胡35

克　姜厚朴75克　丁香35克　沉香35克　高良姜25克　醋青皮35克　陈皮100克　甘草35克　豆蔻35克　醋莪术25克　砂仁35克　肉桂15克

【功效】舒肝化郁，开胃消食。

【主治】用于胸腹胀满，消化不良，呕吐恶心，停食停水，气滞闷郁，胃脘刺痛。

【用法】上药研为细末，每100克细末加160~180克炼蜜制成大蜜丸。口服，每服1丸，每日2次。

7.瑞金散《妇人大全良方》

【组成】姜黄120克　牡丹皮45克　莪术45克　红花45克　当归45克　赤芍45克　川芎45克　肉桂45克　延胡索45克

【功效】温经活血。

【主治】妇人血气撮痛，经前呕吐，疼痛及月经不通。

【用法】水煎服，每日3次。

七、药膳

1.人参姜黄汤《中国药膳大辞典》

【材料】姜黄12克　郁金12克　丹皮12克　人参10克　鸡内金5克　甘草5克

【做法】鸡内金、丹皮捣碎；人参清水泡软，洗净；郁金、甘草泡软，洗净。所有药材放入砂锅中，大火煮沸后转小火，煎煮1小时，捞去药渣，加糖调味即可。

【功效】益气活血、补虚健脾。

2.姜黄鸡蛋《常见病验方研究参考资料》

【材料】姜黄21克　鸡蛋2个　甜酒300毫升

【做法】鸡蛋水煮后去壳，与姜黄共煮，取鸡蛋与甜酒同服。行经期内服2~3次。

【功效】理气活血止痛。适用于气滞血瘀，经前或经期小腹疼痛，月经淋漓不断，血色紫黑挟块，胸胁作胀等症。

3.姜黄瘦肉汤《中国药膳大辞典》

【材料】鲜姜黄20克　瘦肉100克

【做法】先将姜黄洗净切成小片，备用。瘦肉洗净切成小块，两味共入锅中，加适量水；用小火炖至肉烂，以少量盐调味。

【功效】适用于经闭或产后腹痛，尿毒症气机逆乱，恶心头晕，腹胀便闭等症。

第十六章
化痰止咳平喘药

化痰药是以消痰或祛痰为主要功效，用于治疗痰证的药物，止咳平喘药是以制止或减轻咳嗽喘息为主要功效，用于咳喘证的药物，两者统称化痰止咳平喘药。本类药物可分为温化寒痰药、清化热痰药和止咳平喘药三类。使用化痰止咳平喘药时，应根据病证不同，针对性地选择不同性能特点的化痰药及止咳平喘药，并根据痰、咳、喘之成因和证型作适当的配伍，以治病求本，标本兼顾。化痰药有利于制止咳喘，止咳平喘当以化痰为先，故化痰药与止咳平喘药常配伍同用。如外感有表证者，配解表药；里热者，配清热泻火药；里寒者，配温肺散寒药；肺肾虚劳者，配补肺益气或补肺肾纳气药；阴虚火旺者，配滋阴降火药；脾虚湿阻者，配健脾燥湿药。此外，眩晕、癫痫惊厥、脑卒中痰迷者，则当配平肝息风、开窍、安神药；瘿瘤、瘰疬者，配软坚散结药；阴疽流注、麻木肿痛者，配温阳散寒通滞药。因痰饮形成的病机为气化失司，水液停滞，气机失调，故历代医家强调治痰之要在于调气，气行则水行，气降则痰降，所以应配伍行气、降气药。但使用温燥药性的温化寒痰药，不宜用于热痰、燥痰；寒凉药性的清化热痰药，不宜用于寒痰、湿痰；凡咳嗽兼咯血或痰中带血等有出血倾向者，或胃肠有出血或孕妇，不宜使用强烈而有刺激性的化痰药，以免加重出血或引起胎动不安；麻疹初起有表邪之咳嗽，不宜单投止咳药，温性或有收敛功效的止咳药尤为所忌，以免恋邪而影响麻疹之透发；有毒性的药物，应注意炮制、用法与用量及不良反应的防治。

～◎ 白果 ◎～

本品为银杏科植物银杏 *Ginkgo biloba* L.的干燥成熟种子。主产于广西、四川、河南、山东、湖北等地。秋季种子成熟时采收，除去肉质外种皮，洗净，稍蒸或略煮后烘干。生用或炒用，用时捣碎。

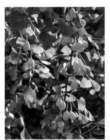

图16-1 银杏植物图

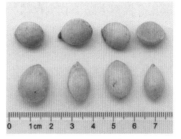

图16-2 白果药材图

一、性味归经

甘、苦、涩，平；有毒。归肺、肾经。

二、功效

敛肺平喘，止带缩尿。

三、性能特点

本品甘苦性平，涩敛而降，入肺、肾经。既能敛肺定喘，且兼有一定化痰之功，为治喘咳痰多所常用；又收涩而固下焦，能除湿泄浊，止带缩尿，治带下白浊，遗尿尿频等。

四、用法用量

煎服，5~10克。用时捣碎。入药时须去其外层种皮及内层薄皮和心芽。

五、使用注意

本品生食有毒，忌生食。

六、方剂

1.定喘汤《摄生众妙方》

【组成】白果9克　麻黄9克　苏子6克　甘草3克　款冬花9克　苦杏仁4.5克　蜜炙桑白皮9克　黄芩4.5克　法半夏9克

【功效】宣降肺气，清热化痰。

【主治】风寒外束，痰热内蕴证。咳喘痰多气急，质稠色黄，或微恶风寒，舌苔黄腻，脉滑数者。

【用法】水煎服。

2.白果定喘汤《重订通俗伤寒论》

【组成】白果21枚　姜半夏9克　桑白皮9克　款冬花9克　杏仁9克　苏子6克　橘红4.5克　黄芩4.5克　麻黄3克　甘草1.5克

【功效】豁痰下气。

【主治】痰喘。寒痰遏热，壅塞气管，咳逆气粗，咯痰稠粘，甚则目突如脱，喉间辘辘有声者。

【用法】上药研为细末，开水冲服；或水煎服。

七、药膳

1.白果蒸鸡蛋《家庭食疗手册》

【材料】白果2枚　鸡蛋1个

【做法】鸡蛋于一端开孔，白果去壳后，从孔纳入，用纸黏封小孔，口朝上置器中，隔水蒸熟。每日服1次。

【功效】化湿止带，益气安中。适用于妇女白带过多，小儿虚寒腹泻等症。

2.白果覆盆子煲猪小肚《饮食疗法》

【材料】白果5枚　覆盆子10克　猪膀胱100~150克

【做法】白糖炒熟去壳，猪膀胱洗净，切小块，三者加水适量煮汤，饮汤食肉。

【功效】补益肝肾，缩泉止遗。适用于小儿夜间尿多或遗尿等症。

3.白果鸭脯《养生食疗菜谱》

【材料】水盆鸭1只　白果250克　葱20克　姜片15克　绍酒50克　精盐10克　胡椒面1.5克　花椒12粒　味精1克　熟猪油500克（耗70克）　熟鸡油20克　湿淀粉2克　清汤280克

【做法】将白果去壳，入开水中煮熟，撕去膜皮，切去两头，用竹签挑去芯，用开水泡去苦味，放入油锅中炸一二分钟捞起。将水盆鸭宰去头，脚洗净，晾干水分，用精盐5克、胡椒面1克、绍酒40克，调匀，在鸭身内外抹匀，放入蒸碗内，加姜片、葱、花椒，从背部剖开，取出大小骨，鸭皮朝碗底，用刀沿碗口将鸭修成圆形，多余鸭肉切成白果大的丁，与白果一齐放在鸭脯上，注入厚汁，加清汤上笼蒸至炮烂翻入盘。炒锅置中火上，加清汤、精盐、味精、胡椒、湿淀粉兑成汁，下锅匀成不淡不浓的滋汁，淋入鸡油，舀于鸭脯上。

【功效】滋补阴液，敛肺止咳平喘。适用于阴虚所引起的骨蒸潮热、咳嗽、口渴。且止黄带、治淋浊。

4.白果莲肉粥《濒湖集简方》

【材料】白果6克　莲肉15克　江米50克　乌骨鸡1只

【做法】先将白果末，莲肉末纳入鸡膛内，再入米、水，慢火煮熟。食肉饮粥，每日2次。

【功效】补肝肾，止带浊。适用于下元虚惫，赤白带下。

5.白果小排汤《膳食保健》

【材料】小排骨500克　白果30克　调料适量

【做法】小排骨洗净，加黄酒、姜片、水适量，文火焖煮1.5小时，白果去壳及红衣，加于汤内，加盐调味再煮15分钟，加味精调匀，并撒上青葱末。

【功效】止咳平喘。适用于咳嗽痰多气喘等症。

6.鸡冠花冰糖饮《中医药膳学》

【材料】鸡冠花30克　金樱子20克　白果20克　冰糖20克

【做法】将鸡冠花、金樱子、白果加水3碗，煎至1碗，去渣加入冰糖，待溶解后，微温饮服。每日1次，连服3~5天。

【功效】消热解毒，利湿止带。适用于湿毒下注证。

杏仁（甜、苦）

本品为蔷薇科落叶乔木山杏 *Prunus armeniaca* L.var.ansu Maxim.、西伯利亚杏 *Prunus sibirica* L.、东北杏 *Prunus mandshurica*（Maxim.）Koehne 或杏 *Prunus armeniaca* L.的干燥成熟种子。主产于东北、内蒙古、华北、西北、新疆及长江流域等地。夏季采收成熟果实，除去果肉和核壳，取出种子，晒干。

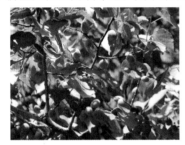

图16-3　杏植物图

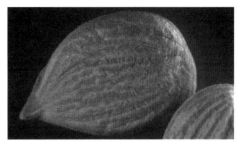

图16-4　杏仁药材图

一、性味归经

苦，微温；有小毒。归肺、大肠经。

二、功效

降气止咳平喘，润肠通便。

三、性能特点

本品苦温润降，质润多脂，入肺、大肠经。上能降肺气、疏利开通而止咳平喘，为治咳喘之要药，凡咳嗽喘满，无论新久、寒热、虚实，有无外感，皆可配伍应用；下能降气润肠而通利大便，用于肠燥便秘。

四、用法用量

煎服，5~10克。宜打碎入煎。生品入煎剂宜后下。

五、使用注意

本品有小毒，故用量不宜过大。阴虚咳嗽、大便溏泻者忌用。婴儿慎服。

六、方剂

1.麻黄汤《伤寒论》

【组成】麻黄45克　桂枝30克　苦杏仁70个　炙甘草15克

【功效】发汗解表，宣肺平喘。

【主治】外感风寒表实证。恶寒发热，头身疼痛，无汗而喘，舌苔薄白，脉浮紧。

【用法】水煎服。

2.麻杏石甘汤《伤寒论》

【组成】麻黄60克　苦杏仁50个　炙甘草30克　石膏_{先煎}120克

【功效】辛凉宣泄，清肺平喘。

【主治】外感风邪，邪热壅肺证。身热不解，咳逆气急，鼻煽，口渴，有汗或无汗，舌苔薄白或黄，脉滑而数者。

【用法】水煎服。

3.大青龙汤《伤寒论》

【组成】麻黄18克　桂枝6克　炙甘草6克　苦杏仁6克　石膏_{先煎}18克　生姜9克　大枣6克

【功效】发汗解表，兼清郁热。

【主治】外感风寒，兼有里热，恶寒发热，身疼痛，无汗烦躁，脉浮紧。亦治溢饮，见上述症状而兼喘咳面浮者

【用法】水煎服。

4.三仁汤《温病条辨》

【组成】苦杏仁15克　滑石粉_{先煎}18克　通草6克　白蔻仁6克　竹叶6克　厚朴6克　薏苡仁18克　半夏15克

【功效】宣畅气机，清利湿热。

【主治】湿温初起或暑温夹湿之湿重于热证。头痛恶寒，身重疼痛，肢体倦怠，面色淡黄，胸闷不饥，午后身热，苔白不渴，脉弦细而濡。

【用法】水煎服。

5.桑白皮汤《古今医统大全》

【组成】桑白皮2.4克　半夏2.4克　苏子2.4克　苦杏仁2.4克　贝母2.4克　山栀子2.4克　黄芩2.4克　黄连2.4克

【功效】清肺降气，化痰止嗽。

【主治】肺气有余，痰火盛而作喘者。

【用法】水煎服。

七、药膳

1.杏陈薏米粥《百病饮食自疗》

【材料】杏仁5克　陈皮6克　薏苡仁30克　粳米100克

【做法】前2味水煎取汁，入薏苡仁、粳米煮稀粥，温服。

【功效】健脾和胃，化痰祛湿。适用于痰浊中阻所致眩晕，恶心呕吐，胸闷食少，倦困多寐，舌苔白腻等症。

2.杏仁酿酒《普济方》

【材料】杏仁30000克　糯米100000克　麦曲120000克

【做法】杏仁煎汤取汁，加曲、米如常法酿酒，每服10~30毫升，常令半醺，无至醉吐为妙，糟为末，和酒服。

【功效】适用于风腰腿，四肢不收，失音不语等症。

3.杏仁奶茶《患者保健食谱》

【材料】杏仁200克　白糖200克　牛奶250毫升　清水适量

【做法】杏仁去皮尖，磨细过滤，加白糖，清水，煮沸后入牛奶。代茶饮。

【功效】补肺止咳，润肠通便。适用于肺虚咳嗽，老年或产后津亏血燥便秘。

4.杏仁燕窝《滋补保健药膳食谱》

【材料】燕窝25克　甜杏仁50克　白砂糖250克

【做法】燕窝用50度温水浸泡至松软时，用镊子摘去绒毛杂质，用清水洗净，放入碗内，加清水250克、白糖50克；杏仁用沸水泡5分钟，去皮尖，放入另一碗内，加水50克，与燕窝一起上屉蒸15分钟取出，滗去原汁，然后将燕窝放入汤碗内。另将白糖200克，加清水750克煮成糖水，用纱布滤净残渣，倒入燕窝碗内，再将杏仁围在燕窝四周，上屉蒸5分钟。

【功效】滋阴清热，润肺平喘。适用于肺阴虚，潮热盗汗，干咳少痰，及年老体弱，肠燥便秘，肺结核等症。

5.消痰下气凉菜《中医药膳学》

【材料】陈皮60克　杏仁100克　生姜10克

【做法】先将杏仁浸泡，去皮，陈皮、生姜切丝，共煮，加入少量食盐，待熟后再泡一天后，即可食用。

【功效】消痰化浊。适用于痰浊壅结证。

昆布

本品为海带科植物海带*Laminaria japonica* Aresch.或翅藻科植物昆布*Ecklonia kurome* Okam.的干燥叶状体。主产于山东、辽宁、浙江等地。夏、秋两季采挖，除去杂质，漂净，切宽丝，晒干。

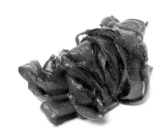

图16-5　昆布植物图

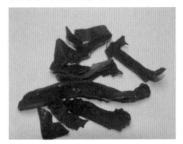

图16-6　昆布药材图

一、性味归经

咸，寒。归肝、胃、肾经。

二、功效

消痰软坚散结，利水消肿。

三、性能特点

本品咸寒，入肝、胃、肾经。有清热消痰，软坚散结作用，为消散瘿瘤瘰疬的常用药。

四、用法用量

煎服，6~12克。

五、使用注意

脾胃虚寒者慎用。

六、方剂

1.海藻玉壶汤《外科正宗》

【组成】海藻30克　昆布15克　贝母15克　半夏10克　青皮6克　橘皮10克　当归15克　川芎10克　连翘10克　甘草6克

【功效】化痰软坚，理气散结，滋阴泻火。

【主治】瘿瘤初起，或肿或硬，或赤或不赤，但未破者，甲状腺机能亢进，脂膜炎，乳腺增生，淋巴结核，结核性腹膜炎，多发性疖病等。

【用法】水煎服。

2. 橘核丸《重订严氏济生方》

【组成】炒橘核30克　海藻30克　昆布30克　海带30克　川楝子30克　桃仁30克　姜厚朴15克　木通15克　麸炒枳实15克　炒延胡索15克　肉桂15克　木香15克

【功效】行气活血，软坚散结。

【主治】㿉疝。睾丸肿胀，偏有大小，或坚硬如石，不痛不痒，或引脐腹绞痛，甚则阴囊肿大，或成疮毒，轻则时出黄水，甚则成痈溃烂。

【用法】上药研为细末，加酒湖制成6~8毫米的丸子，每服70丸，空腹时用盐酒或盐汤送服。

3. 昆布散《圣济总录》

【组成】昆布90克　海藻90克　松萝30克　海蛤60克　木通60克　白蔹60克　肉桂60克

【功效】软坚散结，利水消肿。

【主治】气瘿初结。

【用法】上药研为粗末，每服1.75克，温酒送服。

4. 昆布散《幼幼新书》

【组成】昆布15克　蓬莪术15克　川芎15克　槟榔15克　小茴香15克　海藻15克　荆三棱15克　炙甘草15克　木香0.3克　丁香0.3克　青橘皮0.3克

【功效】行气止痛，软坚散结。

【主治】童男童女风土瘿气，及因气结所成者。

【用法】取猪靥3枚，灯焰上用针串在尖上燎熟，加入其他药，水煎服，临睡服用。

七、药膳

1. 昆布羹《中国药膳学》

【材料】昆布500克

【做法】米泔浸1宿，去咸味，洗净，水煮半熟，切小块，加葱白数根，再煮至昆布极烂，入盐、醋、豉，调和，作羹分服。

【功效】利水消肿。适用于小腹胀满，小便不利。

2. 昆布小茴汤《食疗本草学》

【材料】昆布15克　海藻15克　山楂15克　小茴香10克

【做法】加水适量，煎汤。

【功效】软坚散结，行气活血。适用于疝气肿痛，睾丸肿大。

3. 昆布海藻煮黄豆《家庭食疗手册》

【材料】昆布30克　海藻30克　黄豆150~200克　白糖适量

【做法】昆布、海藻浸泡1天，漂洗干净，切碎，与黄豆文火煮汤。待豆熟，加白糖调味。每日服2次。

【功效】滋阴清热降压。适用于高血压属阴虚有热者，及单纯性甲状腺肿，慢性颈淋巴腺炎等。

【注意】胃寒畏冷者不宜服用。

4. 杏仁海藻粥《常见病食疗食补大全》

【材料】甜杏仁9克　海藻9克　昆布9克　薏米30克

【做法】前3味加水煎汤，入薏米煮粥。每日1剂，连续服食20~30剂。

【功效】消痰软坚散结。适用于痰郁凝结所致的寻常痤疮。

❀ 罗汉果 ❀

本品为葫芦科草质藤本罗汉果 *Siraitia grosvenorii*（Swingle）C. Jeffrey ex A.M. Lu et Z.Y. Zhang 的干燥果实。主产于广西、广东、江西等地。秋季果实由嫩绿变深绿色时采收。晒数天后，低温干燥。生用。

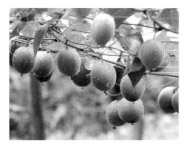

图16-7　罗汉果植物图

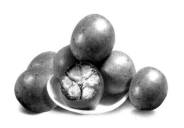

图16-8　罗汉果药材图

一、性味归经

甘，凉。归肺、大肠经。

二、功效

清热润肺，利咽开音，滑肠通便。

三、性能特点

本品甘凉质润，药性平和，入肺、大肠经。善清肺热、化痰饮、利咽止痛、生津止渴、润肠通便，最宜于肺与大肠津伤之证，为一味药食两用之清润佳品。

四、用法用量

煎服，9~15克；或开水泡服。亦可制成冲剂、露剂、片剂、糖浆剂。

五、使用注意

风热咳嗽者慎用。梦遗、夜尿者忌用。不宜长期服用。

六、方剂

1.川贝罗汉止咳冲剂《中药部颁》

【组成】川贝母35克　枇杷叶435克　桔梗130克　薄荷脑0.8克　罗汉果14克

【功效】清肺，止咳，祛痰。

【主治】伤风咳嗽，支气管炎。

【用法】川贝母粉碎成细粉，枇杷叶、桔梗和罗汉果加水煎煮二次，滤过，合并滤液，静置，取上清液浓缩成相对密度为1.33~1.36（50~55℃）的清膏，取清膏1份，加蔗糖2份与川贝母粉，混匀，制成颗粒，干燥，加入薄荷脑和香精适量，混匀，即得。开水冲服，每服10克，每日3次。

2.罗汉果止咳糖浆《中药部颁》

【组成】罗汉果46克　枇杷叶176克　桑白皮12克　白前18克　百部30克　桔梗12克薄荷油0.2克

【功效】祛痰止咳。

【主治】感冒咳嗽及支气管炎。

【用法】除薄荷油外，其余罗汉果等六味加水煎煮二次，第一次1.5小时，第二次1小时，合并煎液，滤过，滤液浓缩至约200毫升，放冷，加入4倍量的乙醇，搅拌，静置，滤过，滤液回收乙醇并浓缩至适量。另取蔗糖400克，加水煮沸使溶解，滤过，滤液与上述浓缩液混合，加入枸橼酸1克及适量的薄荷油乙醇溶液、防腐剂和香精，再加水至1000毫升，搅匀，即得。口服，每服10~15毫升，每日3次。

【注意】忌食辛辣、油腻食物。

3.止咳平喘糖浆《中药部颁》

【组成】麻黄45克　苦杏仁45克　石膏90克　制半夏75克　陈皮45克　茯苓60克　桑白皮100克　罗汉果30克　鱼腥草60克　甘草20克　薄荷油0.1毫升

【功效】清热宣肺，止咳平喘。

【主治】用于风热感冒，急性支气管炎等引起的咳喘，气粗痰多，周身不适，咽痛等。

【用法】除薄荷油外，其余麻黄等十味加水煎煮二次，合并煎液，滤过，滤液浓缩至清膏，醇沉，滤过，滤液浓缩至适量。另取蔗糖650克，加水煮沸溶解，上述浓缩液混匀，加入薄荷油、收集的挥发油、0.5克枸橼酸与0.1毫升香精，再加水至1000毫升，混匀，即得。口服，每服10~20毫升，每日3次，小儿酌减。

【注意】高血压患者慎用。

七、药膳

1.罗汉果肉汤《岭南采药录》

【材料】罗汉果30~60克　猪瘦肉100克

【做法】将罗汉果与猪瘦肉均切成片，加水适量，煮熟。稍加食盐调味服食。每日1~2次。

【功效】补虚清肺，润燥止咳。适用于久咳肺虚有热及肺痨咳嗽。

2.罗汉果柿饼汤《饮食疗法》

【材料】罗汉果半个　柿饼2~3个

【做法】两药加清水2碗半，煎至1碗，去渣取汁，加糖少许调味。分3次，1日内服完。

【功效】清肺润肠。适用于痰热咳嗽，喘急，痰稠等症。

3.罗汉果速溶饮《广西中药志》

【材料】罗汉果250克　白糖500克

【做法】罗汉果洗净，打碎，水煎3次，每次30分钟，合并煎液，文火浓缩到稍稠黏将要干锅时，停火，待冷，拌入白糖粉，混匀，晒干，压碎，装瓶。每次10克，沸水冲化饮，次数不限。

【功效】清利咽喉。适用于急性咽炎，喉炎等。

❧ 桔梗 ❧

本品为桔梗科多年生草本植物桔梗 *Platycodon grandiflorum*（Jacq.）A.DC.的干燥根。主产于安徽、河南、辽宁等地，华东地区质量较优。春、秋二季采挖，洗净，除去须根，剥去外皮或不去外皮，切片，晒干生用。

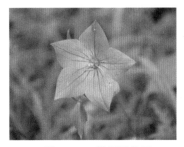

图16-9　桔梗植物图

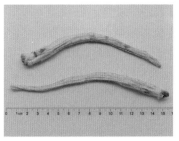

图16-10　桔梗药材图

一、性味归经

苦、辛，平。归肺经。

二、功效

宣肺，利咽，祛痰、排脓。

三、性能特点

本品辛散苦泄，性善上行，专走肺经，为肺经气分之要药。善开宣肺气而治咳嗽痰多，无论外感内伤、属寒属热均可应用。又能散肺气之结，利胸中之滞，以宽胸快膈，促进肺中脓痰排出，故为祛痰排脓治肺痈之要药。还能宣肺以利咽开音，治咽痛失音。

四、用法用量

煎服，3~10克。

五、使用注意

本品性升散，凡气机上逆之呕吐、呛咳、眩晕及阴虚火旺咳血等，不宜用。用量过大易致恶心呕吐。

六、方剂

1.败毒散《小儿药证直诀》

【组成】柴胡30克　前胡30克　川芎30克　枳壳30克　羌活30克　独活30克　茯苓 30克　桔梗30克　人参30克　甘草15克

【功效】益气解表，散风祛湿。

【主治】气虚外感风寒湿邪表证。症见憎寒壮热，头项强痛，肢体酸痛，无汗，鼻塞声重，咳嗽有痰，胸膈痞满，舌淡苔白或腻，脉浮而重取无力。

【用法】加少量薄荷、生姜，水煎服。

2.参苏饮《太平惠民和剂局方》

【组成】人参6克　紫苏叶6克　葛根6克　半夏6克　前胡6克　茯苓6克　枳壳4克　木香4克　陈皮4克　甘草4克　桔梗4克

【功效】益气解表，理气化痰。

【主治】气虚外感风寒，内有痰湿证。发热恶寒，无汗，鼻塞头痛，胸脘满闷，咳嗽痰白，气短懒言，倦怠无力，苔白，脉弱。

【用法】加生姜7片，大枣1枚，水煎服。

3.桔梗汤《金匮要略方论》

【组成】桔梗15克　甘草30克

【功效】宣肺止咳，祛痰排脓。

【主治】肺痈。咳而胸痛，振寒，脉数，咽干不渴，时出浊唾腥臭，久久吐脓如米粥者。

【用法】水煎服。

4.宁嗽化痰汤《证治准绳·类方》

【组成】桔梗3克　麸炒枳壳3克　姜半夏3克　陈皮3克　前胡3克　葛根3克　茯苓3克　桑白皮3克　麻黄3克　紫苏3.6克　杏仁3克　甘草1.2克　生姜3片

【功效】宣肺散寒，化痰止咳。

【主治】感冒风寒，咳嗽鼻塞。

【用法】水煎服。

5.干葛解肌汤《伤寒六书》

【组成】柴胡9克　葛根9克　黄芩9克　白芍9克　羌活6克　白芷6克　桔梗6克　石膏24克　甘草3克　生姜3片　大枣4枚

【功效】清热解肌。

【主治】外感风寒，寒郁化热证。症见恶寒渐轻，身热增重，头痛身痛，心烦口渴，舌苔薄黄，脉浮数。

【用法】水煎服。

6.清金化痰汤《医学统旨》

【组成】黄芩12克　栀子12克　桔梗9克　麦冬9克　桑白皮15克　贝母9克　知母15克　瓜蒌子15克　橘红9克　茯苓9克　甘草3克

【功效】清肺化痰。

【主治】热痰壅肺，咳嗽，咯痰黄稠，舌质红，苔黄腻，脉濡数。

【用法】水煎服。

7.清咽利膈汤《外科选要·补遗方》

【组成】连翘3克　黄芩3克　甘草3克　桔梗3克　荆芥3克　防风3克　党参3克　大黄6克　芒硝6克

【功效】疏风清热，解毒利咽。

【主治】积热，咽喉肿痛，痰涎壅盛；及乳蛾，喉痹，喉痈，重舌，或胸膈不利，烦躁饮冷，大便秘结。

【用法】水煎服。

七、药膳

1.桔梗鱼腥草汤《食疗本草学》

【材料】桔梗15克　冬瓜仁12克　鱼腥草30克　甘草6克

【做法】水煎服。

【功效】祛痰排脓，清热解毒。适用于肺痈咳唾脓痰，大叶性肺炎。

2.玉露糕《养心录》

【材料】天花粉10克　葛根10克　桔梗10克　绿豆粉500克　白糖250克

【做法】天花粉、葛根、桔梗切片，烘干打细末，与绿豆粉、白糖和匀，加清水调湿，置饭盒内，武火蒸30分钟，取糕，切成重约25克的块。酌量食。

【功效】清热生津，润肺止咳。适用于肺燥干咳、痰少及胃热口渴喜饮等症。

3.菊花玄麦饮《中华药膳宝典》

【材料】菊花10克　玄参15克　麦冬15克　桔梗3克　蜂蜜30克

【做法】先将前四味药煎水取汁，调入蜂蜜，代茶频频饮之。

【功效】疏散风热，滋阴润肺。适用于秋天燥热感冒。

黄芥子

本品为十字花科一年生或越年生草本植物白芥 *Sinapis alba* L.或芥 *Brassica Juncea*（L.）Czern.et Coss 的干燥成熟种子。前者习称"白芥子"，后者习称"黄芥子"。主产于安徽、河南等地。夏末秋初，果实成熟时割取全株，晒干，打下种子，簸去杂质即得。生用或炒用。

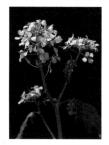

图16-11　芥植物图

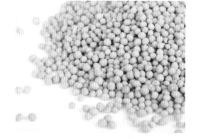

图16-12　黄芥子药材图

一、性味归经

辛，温。归肺经。

二、功效

温肺豁痰利气，散结通络止痛。

三、性能特点

本品辛散温通，利气机，通经络，化寒痰，逐饮邪，专入肺经。既能温肺祛痰、利气通络，善除皮里膜外之痰，治疗寒痰喘咳，悬饮胸胁胀痛。又能通络止痛、消肿散结，治痰滞经络所致肢体麻木、关节肿痛及寒痰凝滞之阴疽流注等。

四、用法用量

煎服，3~9克。用炒制品并研粉入药效果更好。外用适量，用散剂或膏剂外敷。

五、使用注意

本品辛散走窜之性强，非顽疾体壮邪实者慎用；气虚阴亏及有出血倾向者忌用。本品对皮肤有发疱作用，故皮肤过敏、破溃者不宜外敷。

六、方剂

1.控涎丹《三因极一病症方论》

【组成】甘遂300克　大戟300克　白芥子300克

【功效】攻逐痰饮。

【主治】治痰涎内伏，胸背、手脚、颈项、腰胯突然痛不可忍，内连筋骨，牵引钓痛，坐卧不宁，走易不定，或头痛不可举，昏倦多睡，饮食无味，痰唾稠黏，夜间喉中多有锯声，及手脚沉重，腿冷痹麻，气脉不通等。

【用法】上药研为细末，制成直径为6~8毫米的糊丸，姜汤送服。

2.白芥子散《妇人大全良方》

【组成】白芥子60克　麸炒木鳖子60克　没药15克　肉桂15克　木香15克

【功效】行气活血，通络止痛，搜痰。

【主治】荣卫之气循行失度，痰滞经络，与正气相搏，以致臂痛外连肌肉，牵引背胛，时发时止，发则有似瘫痪。

【用法】上药研为细末，每服3克，温酒调服，每日两次。

3.散偏汤《辨证录》

【组成】白芍15克　川芎30克　郁李仁3克　柴胡3克　白芥子9克　香附6克　甘草3克　白芷1.5克

【功效】疏肝解郁，活血止痛。

【主治】郁气不宣，又加风邪袭于少阳经，遂致半边头风，或痛在右，或痛在左，其痛时轻时重，遇顺境则痛轻，遇逆境则痛重，遇拂抑之事而更加。风寒之天，则大痛而不能出户。

【用法】水煎服。

4.清膈煎《景岳全书》

【组成】陈皮4.5克　贝母6~9克　胆南星3~6克　浮海石6克　白芥子1.5~2.1克　木通6克

【功效】清化痰热。

【主治】痰因火动，气壅喘满，内热烦渴。

【用法】水煎服。

5.硼芥散《中医验方汇选》

【组成】硼砂30克　白芥子30克

【功效】催吐。

【主治】误服硫黄及其他各种毒物，尚停在胃中而未下达入肠者。

【用法】上药研为细末，冲服。

七、药膳

1.苏杏粥《济众新编》

【材料】苏子15克　炒白芥子10克　杏仁10克　粳米50克　蜂蜜20毫升

【做法】前三味磨成细粉，煎汤去渣，入粳米煮做粥，调蜜任意食用。

【功效】调中下气，利大小便，润心肺，消痰气，益五脏。适用于上气喘逆，咳嗽，霍乱反胃。

2.三子养亲茶《韩氏医通》

【材料】紫苏子3克　白芥子3克　萝卜子3克

【做法】洗净，微炒；击碎，生绢小袋盛，煮汤。代茶饮。

【功效】止咳平喘，理气化痰。适用于年老咳嗽，气逆痰痞。

紫苏子

本品为唇形科一年生草本植物紫苏 *Perilla frutescens*（L.）Britt.的干燥成熟果实。主产于江苏、安徽、河南等地。秋季采收，晒干。生用或微炒，用时捣碎。

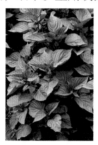

图16-13　紫苏植物图

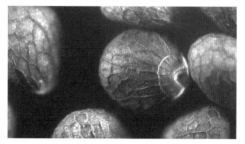

图16-14　紫苏子药材图

一、性味归经

辛，温。归肺、大肠经

二、功效

降气消痰，止咳平喘，润肠通便。

三、性能特点

本品辛温润降，入肺经。长于降肺气，化痰涎，气降痰消则咳喘自平，故无论外感、内伤所致的痰壅气逆咳喘均可应用，为治痰壅气逆咳喘之要药；又富含油脂，能润燥滑肠，且降泄肺气以助大肠传导，为治肠燥便秘之佳品。

四、用法用量

煎服，3~10克。或入丸散。

五、使用注意

阴虚咳嗽及脾虚便溏者慎服。

六、方剂

1.宽中八宝散《赤水玄珠》

【组成】木香4.5克　当归尾4.5克　槟榔4.5克　莱菔子4.5克　紫苏子4.5克　砂仁4.5克　沉香3克　牙皂3克

【功效】行气活血，祛痰泄浊。

【主治】七情忧思，胸腹胀满痞塞。

【用法】上药研为细末，每服3~6克，黄酒送服；或水煎服。

2.紫苏子饮《圣济总录》

【组成】紫苏子30克　人参30克　陈橘皮30克　大腹皮30克　桑白皮30克　炒葶苈子30克　炙甘草30克　当归30克

【功效】降气平喘。

【主治】产后肺气上喘，烦闷。

【用法】上药研为粗末，每服6克，水煎服。

3.苏子降气汤《太平惠民和剂局方》

【组成】紫苏子75克　制半夏75克　当归45克　炙甘草60克　前胡30克　姜厚朴30克　肉桂45克

【功效】降气平喘，祛痰止咳。

【主治】上实下虚喘咳证。痰涎壅盛，胸膈满闷，喘咳短气，呼多吸少，或腰疼脚弱，肢体倦怠，或肢体浮肿，舌苔白滑或白腻，脉弦滑。

【用法】加生姜2片，枣子1个，苏叶2克，水煎服，用量按原方比例酌定。

4.紫苏子汤《太平惠民和剂局方》

【组成】紫苏子50克　前胡15克　厚朴15克　甘草15克　当归15克　半夏（汤洗去滑七遍）50克　橘皮45克　大枣20枚　生姜10克　桂心12克

【功效】清神顺气，和五脏，行滞气，进饮食，去湿气。

【主治】寒痰上壅，咳嗽气喘，胸膈满闷

【用法】水煎服。

5.华盖散《太平惠民和剂局方》

【组成】炙桑白皮30克　麻黄30克　杏仁30克　紫苏子30克　茯苓30克　陈皮30克　炙甘草15克

【功效】宣肺平喘，降气化痰。

【主治】肺感寒邪，咳嗽上气，胸膈烦满，项背拘急，声重鼻塞，头昏目眩，痰气不利，呀呷有声。

【用法】上药研为粗末，每服6克，水煎服，饭后温服。

七、药膳

1.紫苏子酒《寿亲养老新书》

【材料】紫苏子1000毫升　清酒30000毫升

【做法】将紫苏子微炒捣碎，以牛绢袋盛，纳于酒中，浸3宿，取汁备用。每次饮用少许。

【功效】调中，益五脏，下气，补虚，润心肺，消痰气。

2.紫苏子粥《圣济总录》

【材料】紫苏子15克　粳米100克　姜适量　葱适量　豉适量

【做法】先将紫苏子以水研取汁，去渣，入粳米煮粥，将熟时入姜、葱、豉各少量。空腹食。

【功效】降气平喘，祛湿消肿。适用于咳嗽痰喘，气粗息高，或脚气浮肿，胀满者。

【注意】便溏者慎用。

3.苏子龙肝粥《养生康复粥谱》

【材料】苏子6克　伏龙肝12克　大米面30克

【做法】水煎苏子、伏龙肝，去渣取汁，下米面熬成稀粥。少量频食。

【功效】降气和胃止呕。适用于胃中虚寒，呕吐涎水，胸脘痞闷等症。

第十七章

安神药

安神药是以安定神志为主要功效，用于治疗心神不宁病证的药物。本类药物可分为养心安神药和重镇安神药两类。使用安神药时，应根据引起心神不安的病因、病机的差异而进行合理的选择与配伍，如属实证之心神不安，应选用重镇安神药物。若因肝郁化火引起，则配伍清肝泻火类药物；心火亢盛者，则配伍清泻心火类药物；肝阳上扰者则配伍平肝潜阳类药物；痰浊所致者，应配伍化痰开窍类药物。如属虚证心神不安，应选用养心安神药物。若心肝血虚阴亏者，须配伍补血、养阴类药物；心脾两虚者，则与补益心脾药配伍；心肾不交者，又与滋阴降火、清心除烦之品配伍。但本类药物多属对症治标之品，特别是矿石类重镇安神药，只宜暂用，不可久服，应中病即止；有毒药物，不宜过量，以防中毒；矿石类安神药，入汤剂，应打碎先煎、久煎，如作丸散剂服时，须配伍养胃健脾之品，以免伤胃耗气。

∽ 酸枣仁 ∾

本品为鼠李科植物酸枣 *Ziziphus jujuba Mill.var.spinosa*（Bunge）Hu ex H.F.Chou 的干燥成熟种子。主要产于辽宁、河北、陕西等地。秋末冬初采收成熟果实，除去果肉及核壳，收集种子，晒干。生用或炒用，用时捣碎。

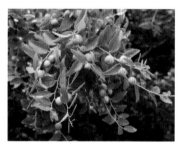

图 17-1 酸枣植物图

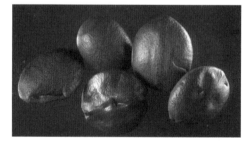

图 17-2 酸枣仁药材图

一、性味归经

甘、酸，平。归肝、胆、心经。

二、功效

养心补肝，宁心安神，敛汗，生津。

三、性能特点

本品甘酸补敛，性平不偏，主入心、肝、胆经。善于养心益肝而安神，善治心肝阴血亏虚之心神不安、失眠多梦、惊悸怔忡，为养心安神之要药。兼能敛汗治疗体虚多汗，亦可生津止渴，可治阴液亏虚之口渴咽干。

四、用法用量

煎服，10~15克。

五、方剂

1.天王补心丹《校注妇人良方》

【组成】人参15克　茯苓15克　玄参15克　丹参15克　桔梗15克　远志15克　当归30克　五味子30克　麦冬30克　天冬30克　柏子仁30克　酸枣仁30克　生地黄120克

【功效】滋阴清热，养血安神。

【主治】阴虚血少，神志不安证。心悸怔忡，虚烦失眠，神疲健忘，或梦遗，手足心热，口舌生疮，大便干结，舌红少苔，脉细数。

【用法】上药研为细末，加炼蜜制成直径6~8毫米的丸子，朱砂拌衣，每服6~9克，竹叶煎汤送服。

2.补肝汤《医学六要》

【组成】当归10克　白芍10克　熟地黄10克　川芎6克　炙甘草6克　木瓜6克　酸枣仁6克

【功效】补肝，养筋，明目。

【主治】肝血不足，筋缓手足不能收持，目暗视物不清，舌质淡，脉弦细。

【用法】水煎服。

3.珍珠母丸《普济本事方》

【组成】珍珠母22克　酸枣仁30克　柏子仁30克　龙齿15克　当归30克　熟地黄30克　人参30克　茯神15克　沉香15克　犀角15克

【功效】滋阴养血，镇心安神。

【主治】阴血不足，肝阳偏亢，症见神志不宁，入夜少寐，时而惊悸，头目眩晕，脉细弦等。

【用法】上药研为细末，加炼蜜制成直径6~8毫米的丸子，朱砂拌衣，每服40~50丸，金银、薄荷汤送服。

4.养心汤《仁斋直指方论》

【组成】炙黄芪15克　茯苓15克　茯神15克　半夏15克　当归15克　川芎15克　远志8克　肉桂8克　柏子仁8克　酸枣仁8克　五味子8克　人参8克　炙甘草12克

【功效】补益气血、养心安神。

【主治】气血不足，心神不宁证。症见神思恍惚，心悸易惊，失眠健忘，舌淡脉细。

【用法】上药研为粗末，每服9克，生姜五片，大枣二枚，水煎服。

5.酸枣仁汤《金匮要略》

【组成】酸枣仁15克　甘草3克　知母6克　茯苓6克　川芎6克

【功效】养血安神，清热除烦。

【主治】肝血不足，虚热内扰证。虚烦失眠，心悸不安，头目眩晕，咽干口燥，舌红，脉弦细。

【用法】水煎服。

6.二阴煎《景岳全书》

【组成】生地黄9克　麦冬9克　酸枣仁6克　甘草3克　玄参5克　黄连6克　茯苓9克　木通5克

【功效】清心泻火，养阴安神。

【主治】心经有热，水不制火，惊狂失志，多言多笑，喜怒无常；或疮疡疹毒，烦热失血。

【用法】加灯草20根或淡竹叶，水煎服。

7.滋水清肝饮《医宗己任编》

【组成】熟地黄10克　山药10克　山茱萸10克　牡丹皮10克　茯苓10克　泽泻10克　白芍10克　栀子10克　酸枣仁10克　当归10克　柴胡6克

【功效】滋阴养血，清热疏肝。

【主治】阴虚肝郁，症见胸胁胀痛，耳聋耳鸣，腰膝酸软，山干口苦，大便干结，头目眩晕，骨蒸盗汗，视物模糊，遗精梦泄，舌红苔少，脉弦细。

【用法】水煎服。

六、药膳

1.酸枣仁地黄粥《常见病食疗食补大全》

【材料】酸枣仁30克　生地黄30克　粳米100克

【做法】酸枣仁加水研碎，取汁；生地黄取汁；粳米加水煮粥，粥成兑入枣仁、地黄汁。每日1~2次，温服。

【功效】养心安神，生津敛汗。适用于骨蒸劳热，心烦不眠，肺结核低热，痰中带血者。

【注意】大便滑泻者不宜服食。

2.酸枣仁粥《饮膳正要》

【材料】酸枣仁15克　粳米100克

【做法】酸枣仁炒黄研末；粳米煮粥，临熟下酸枣仁末，再煮。空腹食。

【功效】宁心安神。适用于心悸，失眠，多梦，心烦。

3.龙眼枣仁茶《食物与治病》

【材料】龙眼肉10克　炒酸枣仁10克　芡实12克

【做法】煮汁。随意饮。

【功效】益智安神。适用于心阴血虚，虚火内扰不能下济肾阴，以致出现心悸，怔忡，失眠，健忘，神倦，遗精等症。

4.红枣玉竹枣仁汤《常见慢性病食物疗养法》

【材料】红枣20个　玉竹10克　酸枣仁10克　白糖半匙

【做法】红枣用温水浸泡片刻，洗净滤干；酸枣仁打碎，与玉竹一起倒入小瓦罐内，加冷水1大碗，小火煎至大半碗滤出药汁，弃渣。将红枣、药汁倒入小沙锅内，加白糖半匙，小火炖20~30分钟，剩汁小半碗，红枣已熟时，离火。当点心吃。

【功效】养肝健脾，安神强心，润燥。适用于脾胃不健，胃纳不佳，口干失眠等症。

5.猪心枣仁汤《四川中药志》

【材料】猪心1具　茯神15克　酸枣仁15克　远志6克

【做法】猪心剖开，洗净，置沙锅内；洗净打破的枣仁及洗净的茯神、远志一并放入锅内，加清水适量，武火烧沸，打入浮沫后，文火炖至猪心熟透。加食盐少许调味。食猪心饮汤。

【功效】补血养心，益肝宁神。适用于心肝血虚所引起的心悸、怔忡、失眠等症。

灵芝

本品为多孔菌科真菌赤芝 *Ganoderma lucidum*（Leyss.ex Fr.）Karst.紫赤 *Ganoderma sinense* Zhao，Xu et Zhang的干燥子实体。主产于四川、浙江、江西等地。除野生外，现多为人工培育品种。全年可采收，除去杂质，剪除附有的朽木，泥沙或培养基制的下段菌柄，阴干或在40~50℃烘干。

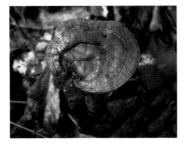

图17-3　灵芝植物图

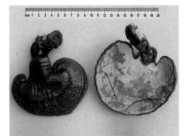

图17-4　灵芝药材图

一、性味归经

甘，平。归心、肺、肝、肾经。

二、功效

补气安神，止咳平喘。

三、性能特点

本品性味甘平，入心、肺、肝、肾经，既能养心安神，又能补益强壮，扶助正气，同时具有较好的化痰止咳平喘之功，善治气血不足之失眠、健忘、食欲不振以及各种痰饮症，同时可作为补益药来补益正气，治疗虚劳症。

四、用法用量

煎服，6～12克；研末吞服，1.5～3克。

五、方剂

1.灵乌二仁膏《医方新解》

【组成】灵芝500克　首乌500克　核桃仁250克　薏苡仁250克

【功效】滋养肝肾，补益精血，调和脾肺。

【主治】肝肾阴虚，精血亏损，症见头晕头痛，失眠多梦，心悸健忘，大便不畅，或兼咳喘。临床用于高血压，冠心病、脑动脉硬化症、脂肪肝及高脂血症。

【用法】首乌、灵芝、薏苡仁反复浓煎，加蜜制成膏剂。将核桃肉研碎末兑入。

2.紫芝丸《圣济总录》

【组成】紫芝45克　山芋0.45克　天雄0.45克　炒柏子仁0.45克　麸炒枳实0.45克　巴戟天0.45克　茯苓0.45克　人参0.9克　生地黄0.9克　麦冬0.9克　炒五味子0.9克　炒半夏0.9克　牡丹皮0.9克　附子0.9克　蓼实0.3克　远志0.3克　泽泻15克　炒瓜子仁15克

【功效】安神保精。

【主治】虚劳短气，胸胁苦伤，唇口干燥，手足逆冷，或有烦躁，腹内时痛。

【用法】上药研为细末，加炼蜜制成直径为6~8毫米的丸子，每服15~30丸，空腹、温酒送服，中午、睡前各1服。

六、药膳

1.灵芝河蚌汤《良药佳馔》

【材料】灵芝20克　蚌肉250克　冰糖60克

【做法】沙锅煮灵芝1小时，取汁，入蚌肉，煮至熟烂时，入冰糖。吃肉喝汤。2~3天服1次。

【功效】滋补强壮，安神健胃，补虚劳。适用于体虚头晕失眠，食欲不振，慢性咳嗽，形体羸瘦。

2.灵芝煲乌龟《食用菌饮食疗法》

【材料】灵芝30克　乌龟1只　红枣10枚

【做法】红枣去核；乌龟放锅内，清水煮沸，捞出，宰净去内脏，切块略炒，与红枣、灵芝同入沙锅内煲汤，调料调味。

【功效】滋补健身，养血安神。适用于肺结核病，神经衰弱，高脂血症及肿瘤。

3.灵芝炖乳鸽《中国药膳大全》

【材料】灵芝3克　乳鸽1只　调料适量

【做法】乳鸽除去毛、内脏，洗净，放入盅内，加水适量：灵芝去杂质，洗净切片，亦放入盅内，加绍酒、生姜片、葱、食盐、味精，隔水炖熟。

【功效】补中益气。适用于中气虚弱，体倦乏力，表虚自汗，白细胞减少等症。

4.灵芝大枣汤《食用菌饮食疗法》

【材料】灵芝15~20克　大枣50克　蜂蜜5克

【做法】灵芝、大枣入锅加水共煎，取煎液2次，合并后兑入蜂蜜煮沸。

【功效】抑制肿瘤细胞。适用于肿瘤防治。

5.灵芝女贞丹参汤《疾病的食疗与验方》

【材料】灵芝10~12克　女贞子15克　丹参9克　内金9克

【做法】共水煎1小时取汁，再煎取汁1次。早晚温服，每日1剂。

【功效】补肝肾，和血，助消化。适用于肝肾不足，胁痛，疲劳，纳差，慢性肝炎胁肋隐痛，劳则痛甚，食少等症。

6.灵芝鸭《中国药膳大全》

【材料】灵芝5克　肉桂5克　草果5克　鸭子1只　调料适量

【做法】鸭子宰杀后，去毛桩、内脏，洗净；生姜、葱洗净，切片、节；灵芝、肉桂、草果水煎20分钟，取汁，如此煎取2次，共取药汁3000毫升。药汁放入锅内，加姜、葱、鸭子，最好药汁没过鸭子，文火煮至鸭熟，捞起稍晾凉，再放入卤汁，锅内卤熟后，捞出，揩净浮沫。取适量的卤汁放入锅内，加食盐、冰糖屑、味精拌匀，调好色味，放入鸭子，在文火上边滚边浇卤汁，直到卤汁均匀地粘在鸭子上，颜色红亮时捞出，再均匀地涂上芝麻油装盘。

【功效】滋阴补肺，益肾止咳。适用于肺虚咳嗽，支气管炎，哮喘等病证。

第十八章

平肝息风药

平肝息风药是以平肝潜阳、息风止痉为主要功效，用于治疗肝阳上亢或肝风内动病证的药物。本类药物可分为平抑肝阳药和息风止痉药两类。使用平肝息风药时，应根据病因、病机及兼证的不同进行相应的配伍。如用治肝阳上亢证，多配伍滋养肝肾之阴的药物，益阴以制阳；肝阳可化热生火，二者常相兼并见，故亦常配伍清泻肝火之品；若肝阳化风致肝风内动，应将息风止痉药与平肝潜阳药并用；热极生风之肝风内动，当配伍清热泻火凉血药物；阴血亏虚之肝风内动，当配伍养阴补血药物；兼窍闭神昏者，当配伍开窍醒神药物；兼失眠多梦、心神不宁者，当配伍安神药物；兼痰邪者，当配伍祛痰药。但本类药物有性偏寒凉或性偏温燥之不同，故应区别使用，如脾虚慢惊者，不宜使用寒凉之品；阴虚血亏者，当忌温燥之品；阳气下陷者亦忌用本类药物。

牡蛎

本品为牡蛎科动物长牡蛎 *Ostrea gigas* Thunberg、大连湾牡蛎 *Ostrea talienwhanensis* Crosse 或近江牡蛎 *Ostrea rivularis* Gould 的贝壳。主产于中国沿海一带。全年均可采收，去肉，洗净，晒干。生用或煅用，用时打碎。

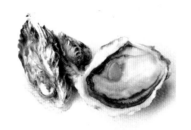

图18-1　牡蛎动物图

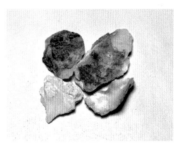

图18-2　牡蛎药材图

一、性味归经

咸、涩，微寒。归肝、肾经。

二、功效

益阴潜阳，软坚散结，收敛固涩，制酸止痛。

三、性能特点

本品咸涩微寒，质重沉降，入肝肾经。生用为平肝潜阳之要药，兼可滋阴清热，善治阴虚阳亢、头晕目眩之证；尤其长于软坚散结，治痰核、瘰疬、癥瘕之疾，常为首选之药。煅用既能收敛固涩，而止滑脱，治自汗、盗汗、遗尿、崩漏、带下等滑脱证；又能制酸止痛，治胃痛泛酸。

四、用法用量

煎服，9~30克，宜打碎先煎。

五、使用注意

不宜多服、久服，易引起便秘或消化不良；体虚多寒者忌用。因有收涩作用，湿热实邪者忌用。

六、方剂

1.栝蒌牡蛎散《金匮要略》

【组成】栝蒌根20~30克　煅牡蛎20~30克

【功效】生津止渴，益阴潜阳。

【主治】百合病。肺胃津伤，口渴不愈者。

【用法】上药研为细末，每服10克，温水送服，每日3次。

2.牡蛎散《太平惠民和剂局方》

【组成】煅牡蛎30克　黄芪30克　麻黄根30克

【功效】敛阴止汗，益气固表。

【主治】体虚自汗、盗汗证。常自汗出，夜卧更甚，心悸惊惕，短气烦倦，舌淡红，脉细弱。

【用法】上药研为粗末，每服9克，加小麦30克，水煎服。

3.固冲汤《医学衷中参西录》

【组成】炒白术30克　黄芪18克　煅龙骨24克　煅牡蛎24克　山萸肉24克　白芍12克　海螵蛸12克　茜草9克　棕边炭6克　五倍子1.5克

【功效】益气健脾，固冲摄血。

【主治】脾肾虚弱，冲脉不固证。血崩或月经过多，或漏下不止，色淡质稀，心悸气短，神疲乏力，腰膝酸软，舌淡，脉细弱。

【用法】水煎服。

4.镇肝息风汤《医学衷中参西录》

【组成】怀牛膝30克　赭石先煎30克　生龙骨先煎15克　生牡蛎先煎15克　生龟板先煎15克　白芍15克　玄参15克　天冬15克　川楝子6克　麦芽6克　茵陈6克　甘草4.5克

【功效】镇肝息风，滋阴潜阳。

【主治】类中风。头晕目眩，目胀耳鸣，脑部热痛，面色如醉，心中烦热，或时常噫气，或肢体渐觉不利，口眼渐形㖞斜；甚或眩晕颠仆，昏不知人，移时始醒；或醒后不能复原，脉弦长有力。

【用法】水煎服。

5.柴胡加龙骨牡蛎汤《伤寒论》

【组成】柴胡60克　龙骨先煎24克　黄芩24克　生姜24克　铅丹24克　人参24克　桂枝24克　茯苓24克　生半夏30克　大黄30克　煅牡蛎先煎24克　大枣6枚

【功效】和解少阳，通阳泻热，重镇安神。

【主治】伤寒少阳兼痰热扰心证。症见胸满烦惊，小便不利，谵语，一身尽重，不可转侧。

【用法】水煎服。

6.桂枝甘草龙骨牡蛎汤《伤寒论》

【组成】桂枝15克　炙甘草30克　煅牡蛎先煎30克　龙骨先煎30克

【功效】温补心阳，安神定悸。

【主治】心阳不足证，烦躁不安，心悸，或失眠，心胸憋闷，畏寒肢冷，气短自汗，面色苍白，舌淡苔白，脉迟无力。

【用法】水煎服。

七、药膳

1.牡蛎知母莲子汤《常见慢性病食物疗养法》

【材料】生牡蛎20克　知母6克　莲子30克　白糖1匙

【做法】前2味水煎半小时，取汁；莲子洗净，用热水半碗浸泡1小时，连同浸液一起倒入沙锅内，加牡蛎药汁，小火慢炖1小时，加白糖，再炖1小时，至莲子酥烂。当点心吃。

【功效】健脾安神，潜阳固精。适用于相火旺的梦遗，血压偏高者。

2.牡蛎猪肚《中国药膳学》

【材料】煅牡蛎30克　白术30克　苦参15克　猪肚1个

【做法】前3味装入纱布袋，扎口；猪肚洗净，与药加水同煮，熟后去药，入食盐调味。饮汤食肉。

【功效】健脾补虚，涩精。适用于脾虚食少，乏力，或梦遗早泄，小便频数等症。

3.加味甘麦大枣汤《常见病的饮食疗法》

【材料】浮小麦30克　甘草10克　大枣5枚　黄芪20克　牡蛎30克

【做法】5味加水1000毫升，煎取600毫升，日内3次服完。

【功效】补气固表，育阴潜阳，收敛止汗。适用于肺痨阴虚，潮热盗汗，夜寐不安等症。常服效佳。

❧ 天麻 ❧

本品为兰科多年生寄生草本天麻 *Gastrodia elata* Bl.的干燥块茎。主产于四川、云南、贵州等地。立冬后至次年清明前采挖，立即洗净，蒸透，敞开低温干燥。用时润透，切片。生用。

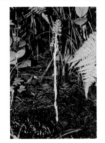

图18-3　天麻植物图

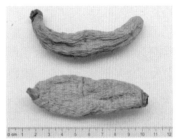

图18-4　天麻药材图

一、性味归经

甘，平。归肝经。

二、功效

息风止痉，平抑肝阳，祛风通络。

三、性能特点

本品甘平柔润，专入肝经。既善息风止痉，对于肝风内动，惊痫抽搐，不论寒热虚实，皆可配伍应用。天麻又善止眩晕头痛，可用治肝阳上亢，血虚肝旺，风痰上扰之眩晕头痛等症，为止内风眩晕之良药；还能祛风通络，治风中经络之肢体麻木、半身不遂及风湿痹痛等症。

四、用法用量

煎服，3~10克。研末冲服，每次1~1.5克。

五、方剂

1.天麻丸《御药院方》

【组成】龙脑薄荷叶30克　荆芥穗75克　天麻75克　炙甘草75克　川芎45克　羌活45克　白芷45克　马牙消45克　玄参45克　制川乌头0.75克

【功效】凉膈明目。

【主治】肺脏风热，鼻塞不通，头昏脑闷。

【用法】上药研为细末，加炼蜜制成直径约3厘米的丸子，每服1~2丸，食后细嚼，茶水送服。

2.辰砂天麻丸《太平惠民和剂局方》

【组成】川芎75克　麝香30.3克　白芷30.3克　辰砂150克　炮附子150克　天麻300克　天南星600克

【功效】除风化痰，清神思，利头目。

【主治】主治诸风痰盛，头痛目眩，眩晕欲倒，呕哕恶心，恍惚健忘，神思昏愦，肢体疼倦，颈项拘急，头面肿痒，手足麻痹。

【用法】上药研为细末，加面糊制成直径6~8毫米的丸子。

3.天麻防风丸《幼幼新书》

【组成】天麻15克　防风15克　人参15克　炒干蝎7.5克　白僵蚕7.5克　炙甘草3克　朱砂3克　雄黄3克　麝香3克　牛黄1.5克　天南星1.5克　炮附子3克

【功效】退风温邪热，疗惊悸。

【主治】小儿急慢惊风，筋脉跳掣，精神昏闷，涎不利。

【用法】上药研为细末，加炼蜜制成直径6~8毫米的丸子。每服2丸，薄荷汤化服，不拘时候。

4.红绵散《幼幼新书》

【组成】麻黄15克　干蝎7个　天麻0.3克　炙甘草0.3克

【功效】解表。

【主治】小儿伤寒壮热。

【用法】上药研为粗末，每次取3克于1片红棉上，加1片生姜，大枣半个，水煎服。

5.天麻钩藤饮《中医内科杂病证治新义》

【组成】天麻9克　牛膝12克　钩藤12克　石决明18克　山栀子9克　杜仲9克　黄芩9克　益母草9克　桑寄生9克　夜交藤9克　茯神9克

【功效】平肝熄风，清热活血，补益肝肾。

【主治】肝阳偏亢，肝风上扰证。头痛，眩晕，失眠多梦，或口苦面红，舌红苔黄，脉弦或数。

【用法】水煎服。

6.防风天麻丸《宣明论方》

【组成】滑石60克　防风15克　天麻15克　川芎15克　羌活15克　白芷15克　草乌15克　白附子15克　荆芥穗15克　当归15克　甘草15克

【功效】开郁散结，宣风通气。

【主治】风寒湿痹，肢节疼痛，走注不定；中风偏枯，暴喑不语。

【用法】上药研为细末，加炼蜜制成直径约3厘米的丸子，每服半丸或1丸，温酒化服；或研为粗末，蜜酒调服。

7.人参羌活散《太平惠民和剂局方》

【组成】柴胡60克　独活60克　羌活60克　人参30克　川芎30克　麸炒枳壳30克　茯苓30克　炙甘草30克　桔梗15克　前胡15克　酒天麻15克　地骨皮15克

【功效】散风邪，除风热。

【主治】小儿寒邪温病，时疫疮疹，头痛体痛，壮热多睡，及潮热烦渴，痰实咳嗽。初作急惊；小儿疹痘，因服热药，多发而不透，身体头面两目皆肿，连每日风搐，奋身硬直。

【用法】水煎服，不拘时候。

六、药膳

1.天麻陈皮炖猪脑《饮食疗法》

【材料】天麻10克　陈皮10克　猪脑1个

【做法】共置器内，加清水适量，隔水炖熟服食。

【功效】化痰降逆，平肝潜阳。适用于痰浊中阻，眩晕头重，头痛昏蒙，时呕吐涎，脘闷食少，困倦多寐，或肝阳上亢，眩晕耳鸣，头胀且痛，急躁易怒，少寐多梦等症。

2.天麻钩藤白蜜饮《常见病的饮食疗法》

【材料】天麻20克　钩藤30克　全蝎10克　白蜜适量

【做法】天麻、全蝎加水500毫升，煎取300毫升后，入钩藤煮10分钟，去渣，加白蜜混匀。每服10毫升，每日3次。

【功效】息风止痉，通络止痛。适用于风中经络，半身麻木不遂，口眼歪斜，舌强语謇，头痛目眩等症。

3.天麻灵脾酒《太平圣惠方》

【材料】仙灵脾30克　明天麻30克　独活30克　制附子30克　牛膝30克　桂心30克　当归30克　五加皮30克　川芎30克　石斛30克　茵芋30克　萆薢30克　狗脊30克　海桐皮30克　虎胫骨60克　牛蒡子30克　苍耳子30克　川椒30克　好酒200毫升

【做法】药共为粗末，以生白布袋盛，酒浸，密封7日。每日温饮1~2杯，随时喝。常令酒气相续，酒尽再添，以药味薄即止。

【功效】祛风通络。适用于治疗中风半身不遂，肢节疼痛无力。

4.天麻石决明猪脑汤《疾病的食疗与验方》

【材料】猪脑1个　天麻10克　石决明15克

【做法】同放锅中，加水适量，文火炖1小时，成厚羹汤，去天麻、石决明。分2~3次，食脑喝汤。常服。

【功效】平肝潜阳。适用于肝阳头痛、头晕胀痛，心烦易怒，睡眠不宁等症。

5.天麻鸭子《百病饮食自疗》

【材料】天麻15克　生地黄30克　麻鸭1只（约500克）

【做法】鸭宰杀，去毛及内脏，与洗净、切片之天麻、生地黄共炖至鸭烂熟，或加食盐、味精等调味。食肉饮汤。

【功效】滋阴潜阳，平肝息风。适用于阴虚阳亢，妊娠先兆子痫，于妊娠晚期出现头目眩晕、耳鸣头痛、口苦咽干等症。

第十九章
补虚药

补虚药是以补虚扶弱、纠正人体气血阴阳虚衰为主要功效，用于治疗虚证的药物。本类药物可分为补气药、补阳药、补血药及补阴药四类。使用补虚药时，除应根据虚证的不同类型选用相应的补虚药外，还应充分重视人体气、血、阴、阳互相依存的关系。一般说来，阳虚者必兼气虚，而气虚渐重易致阳虚；阴虚者每兼见血虚，而血虚者也易致阴虚；气虚、阳虚则生化无力，可致血虚、阴虚；而血虚、阴虚则生化无源，无以化气，易致气虚、阳虚；气虚或血虚日久不愈，可致气血两亏；阴虚或阳虚日久不愈，可致阴阳俱虚；而热病后期或久病不愈，耗伤气阴，每致气阴两虚。故补气药和补阳药，补血药和补阴药，往往相辅而用。至于气血两亏、气阴两虚、阴阳俱虚的证候，又当气血双补、益气养阴或阴阳并补。补虚药除有上述"补可扶弱"的功能外，还可配伍祛邪药，用于邪盛正衰或正气虚弱而病邪未尽的证候，以起到"扶正祛邪"的作用，达到邪去正复的目的。使用补虚药时，还应注意顾护脾胃，适当配伍健脾消食药，以促进运化，使补虚药能充分发挥作用。但虚弱证一般病程较长，补虚药宜作蜜丸、煎膏（膏滋）、片剂、口服液、颗粒剂或酒剂等，以便保持和服用。如作汤剂，应适当久煎，使药味尽出。《医学源流论》说："补益滋腻之药，宜多煎，取其熟而停蓄"，颇有法度。个别挽救虚脱的补虚药，则宜制成注射剂，以备急用。

❦ 人参 ❦

本品为五加科植物人参 *Panax g inseng* C. A. Mey. 的干燥根和根茎。主产于吉林、辽宁、黑龙江。栽培的俗称"园参"，野生者为"山参"，播种在山林野生状态下自然生长的称"林下山参"，习称"籽海"。多于秋季采挖，鲜参洗净后干燥者称"生晒参"；蒸制后干燥者称"红参"。切片或研粉用。

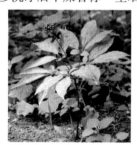

图19-1　人参植物图

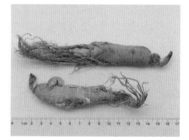

图19-2　人参药材图

一、性味归经

甘、微苦、微温，归脾、肺、心、肾经。

二、功效

大补元气，复脉固脱，补脾益肺，生津养血，安神益智。

三、性能特点

本品甘温，入脾、肺、心、肾经，其功重在大补元气，还可补肺气、补脾气、补心气、补肾气和生津、安神益智。元气亏虚，必然导致肺脾心肾等脏腑功能低下，出现相应的虚衰表现，人参的大补元气功能也间接地达到补肺脾心肾气、生津止渴、安神益智的作用，因此，人参的功效既有直接作用，又有间接作用，故可"治男妇一切虚证"，为治虚劳内伤第一要药。《神农本草经》云："补五脏、安精神，定魂魄，止惊悸，除邪气，明目，开心益智。"

四、用法用量

3~9克，另煎兑服；也可研粉吞服，一次2克，每日2次。

五、使用注意

不宜与藜芦、五灵脂同用。实证、热证而正气不虚者忌服。

六、方剂

1.人参胡桃汤《济生方》

【组成】人参6克　胡桃30克

【功效】补虚定喘。

【主治】喘促日久，肺肾两虚。

【用法】水煎服。

2.生脉散《医学启源》

【组成】人参9克　麦冬9克　五味子6克

【功效】益气生津，敛阴止汗。

【主治】温热、暑热、耗气伤阴证。汗多神疲，体倦乏力，气短懒言，咽干口渴，舌干红少苔，脉虚数；久咳伤肺，气阴两虚证。干咳少痰，短气自汗，口干舌燥，脉虚数。

【用法】水煎服。

3.白薇汤《全生指迷方》

【组成】白薇30克　当归30克　人参15克　炙甘草0.3克

【功效】大补元气，复脉固脱，补血活血，清热凉血。

【主治】郁冒，又名血厥，居长无苦，忽然如死，身不动，默默不知人，目闭不能开，口噤不能语，又或似有知而恶闻人声，或但如眩冒，移时乃瘥；产后胃弱不食，脉微多汗。

【用法】水煎服。

4.竹叶石膏汤《伤寒论》

【组成】竹叶6克　石膏_{先煎}50克　人参6克　麦冬20克　半夏9克　甘草6克　粳米10克

【功效】清热生津，益气和胃。

【主治】伤寒、温病、暑病余热未清，气津两伤证。身热多汗，心胸烦热，气逆欲呕，口干喜饮，气短神疲，或虚烦不寐，舌红少苔，脉虚数。

【用法】水煎服。

5.启脾丸《内经拾遗方论》

【组成】人参30克　白术30克　茯苓30克　山药30克　莲肉30克　山楂15克　炙甘草15克　陈皮15克　泽泻15克

【功效】健脾开胃，消食和中。

【主治】大人、小儿脾积，五更泻。

【用法】上药研为细末，加荷叶汤汁制成直径6~8毫米的饭丸，每服9~12克。

6.保真汤《劳证十药神书》

【组成】当归9克　人参9克　生地黄9克　熟地黄9克　白术9克　黄芪9克　茯苓9克　天冬6克　麦冬6克　赤芍6克　白芍6克　知母6克　黄柏6克　五味子6克　柴胡6克　地骨皮6克　甘草4.5克　陈皮4.5克　厚朴4.5克

【功效】补虚除热。

【主治】劳证骨蒸体虚，潮热盗汗。

【用法】水煎服。

7.桑螵蛸散《本草衍义》

【组成】桑螵蛸30克　远志30克　石菖蒲30克　龙骨30克　人参30克　茯神30克　当归30克　龟甲30克

【功效】调补心肾，涩精止遗。

【主治】心肾两虚证。小便频数，或尿如米泔色，或遗尿，或遗精，心神恍惚，健忘，舌淡苔白，脉细弱。

【用法】上药研为细末，睡前用人参汤调服；或水煎服，用量按原方比例酌定。

七、药膳

1.人参鸽蛋汤《百病饮食自疗》

【材料】人参6克　鸽蛋3枚

【做法】人参水煎，煮鸽蛋。每次食鸽蛋1枚，饮汤，每日3次。

【功效】益气养阴。适用于顿咳恢复期。

2.人参菠饺《中国药膳学》

【材料】人参粉5克　菠菜750克　面粉3000克　猪肉500克　调料适量

【做法】菠菜洗净，去茎留叶，搓成菜泥，加水，用纱布包好挤出菜汁备用。猪肉洗净，剁成肉末，加适量盐、酱油、胡椒粉、姜末、葱花、麻油、人参粉拌成馅。用菠菜汁和面，放馅，包成饺子，煮熟。随意服食。

【功效】补气养神。适用于气虚神疲，四肢无力，心悸，怔忡等症。

3.人参燕窝汤《食疗本草学》

【材料】白燕窝6克　人参3克

【做法】将两者放瓷杯中，加水适量，再隔水炖熟。徐徐服食。

【功效】补益脾胃，增进饮食。适用于泻痢后干呕欲吐，饮食不进等症。

4.人参猪肚《良药佳馐》

【材料】人参10克　甜杏仁10克　茯苓15克　红枣12克　陈皮1片　糯米100克　雄猪肚1具　花椒7粒　姜1块　独头蒜4个　葱1茎

【做法】人参洗净，加水适量，于旺火上煨30分钟，然后切片，留汤待用。红枣洗净，酒喷去核；茯苓洗净；杏仁先以开水浸泡，再用冷水洗净，搓去皮，晾干；陈皮洗净，破为两半；猪肚两面洗净，刮去白膜，用开水稍烫。姜、蒜拍破，葱切段，糯米淘净。用纱布袋将上述各药及糯米、花椒、白胡椒装袋，袋口扎紧，放猪肚内。旺火蒸猪肚2小时，至猪肚熟烂时取出。稍凉后取出纱布袋解开，取出人参、杏仁、红枣待用，余物取出弃去不用，只留糯米饭。将红枣放碗内，猪肚切片置其上，人参放肚片上。把盘内原汤与人参汤倒进锅内煮沸，调入味精。

【功效】健脾养肺，补虚益气。

5.清蒸人参甲鱼《滋补保健药膳食谱》

【材料】甲鱼1只　人参3克　鸡翅250克　火腿10克　姜10克　熟猪油10克　冬笋15克　香菇15克　料酒15克　葱15克　清汤750克

【做法】人参洗净，切片，用白酒浸泡数日，制成人参白酒液约6毫升。甲鱼宰杀洗净，切块；在锅内加水适量，烧沸后加少量葱、姜及料酒，放入甲鱼块烫去腥味，捞出用清水冲洗干净，沥干水。火腿、冬笋、香菇切片，分别铺于蒸碗底部，甲鱼肉放在中央，再放上剩余的火腿、冬笋、香菇、鸡翅及葱、姜、蒜、料酒、盐、清汤、人参白酒液，上屉用武火蒸1.5小时，至肉熟烂时取出。将汤滗入另一锅内，甲鱼肉翻扣于大汤碗中。原汤锅调味，烧沸，浇入甲鱼肉碗内，人参片撒于其面上即成。

【功效】益气养阴，补虚强身。

6.参归乌鸡汤《百病饮食自疗》

【材料】人参10克　陈皮10克　当归30克　枸杞子30克　乌骨鸡1只（约500克）

【做法】鸡去毛及内脏、头、足，洗净。诸药洗净，装纱布袋中，扎口，放鸡腹中。武火煮2小时，加调料。食鸡饮汤。

【功效】补气养血调经。适用于气血两虚，月经不调，心悸气短，头晕眼花等症。

党参

本品为桔梗科植物党参*Codonopsis pilosula*（Franch.）Nannf.、素花党参*Codonopsis pilosula* Nannf. var. modesta（Nannf.）L.T.Shen或川党参*Codonopsis tangshen* Oliv.的干燥根。主产于山西、陕西、甘肃。秋季采挖，洗净，晒干。切厚片，生用。

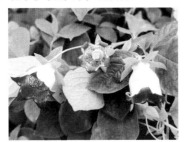

图19-3　党参植物图

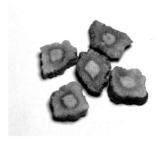

图19-4　党参药材图

一、性味归经

甘，平。归脾、肺经。

二、功效

补脾益肺，养血生津。

三、性能特点

本品甘平，入脾、肺经，有类似人参而弱于人参的补脾益肺、生津功效，多用于治疗脾肺气虚症及气津两伤症；又能养血，可治气血双亏，面色萎黄，头晕心悸，体弱乏力。

四、用法用量

煎服，9~30克。

五、使用注意

不宜与藜芦同用。

六、方剂

1.两仪膏《中药部颁标准》

【组成】党参124克　熟地黄248克

【功效】补益气血。

【主治】用于面色不华，头昏目眩，心悸失眠，体瘦气。

【用法】加水煎煮三次，第一、二次各4小时，第三次3小时，合并煎液，滤过，滤液浓缩至相对密度1.26，加苯甲酸钠3克，蔗糖834克，煮沸15分钟，调整总量至1000毫升，每次15克温开水冲服。

2.参芪膏《中药部颁标准》

【组成】党参500克　黄芪500克

【功效】补脾益肺。

【主治】用于脾肺气虚，动辄喘乏，四肢无力，食少纳呆，大便溏。

【用法】加水煎煮三次，第一、二次各2小时，第三次1小时，合并煎液，滤过，滤液浓缩成相对密度1.20的清膏；另取冰糖250克、防腐剂适量，加清膏适量，搅拌使溶，滤过，再加入剩余清膏，搅匀，浓缩成相对密度1.34，每次10克温开水冲服。

3.香砂六君丸《重订通俗伤寒论》

【组成】党参60克　白术60克　茯苓60克　制香附60克　姜半夏30克　陈皮30克　炙甘草30克　砂仁45克

【功效】益气健脾，行气和胃。

【主治】中虚气滞，饮食不化，呕恶胀满，胃痛，腹鸣泄泻。

【用法】水泛制成丸。每服6~9克。

4.防风通圣散《宣明论方》

【组成】防风15克　川芎15克　当归15克　芍药15克　大黄15克　薄荷叶15克　麻黄15克　连翘15克　芒硝15克　石膏30克　黄芩30克　桔梗30克　滑石90克　甘草60克　荆芥穗7.5克　白术7.5克　栀子7.5克　生姜3片

【功效】发汗达表，疏风退热。

【主治】风热郁结，气血蕴滞证。憎寒壮热无汗，口苦咽干，二便秘涩，舌苔黄腻，脉数。

【用法】水煎服，用量按原方比例酌定。

5.引血归经汤《杏林医镜》

【组成】党参20克　白术15克　茯苓15克　当归10克　山萸肉12克　枸杞子12克　菟丝子15克　阿胶_{烊化}10克　龟板胶_{烊化}6克　鹿角胶_{烊化}6克　煅龙骨20克　茜草炭7克　木香8克　甘草8克

【功效】补脾益肾，调理冲任，固气摄血。

【主治】崩漏。

【用法】水煎服。

6.归脾合剂《中药部颁标准》

【组成】党参68克　炒白术136克　炙黄芪68克　炙甘草34克　茯苓136克　制远志136克　酸枣仁68克　龙眼肉136克　当归136克　木香34克　大枣34克　生姜17克

【功效】益气健脾，养血安神。

【主治】用于心脾两虚，气短心悸失眠多梦，头昏头晕，肢倦乏力，食欲有振，崩漏便血。

【用法】白术、木香和当归分别提取挥发油；白术、木香渣与党参等九味加水煎煮，合并当归滤液，加入上述挥发油，加水至1000毫升，搅匀即得。口服，一次10~20毫升，每日3次。

7.党参养荣丸《中药部颁标准》

【组成】党参150克　炒白术150克　炙甘草50克　肉桂50克　陈皮50克　五味子50克　炒白芍150克　熟地黄300克　制黄芪200克　当归200克　制远志50克　茯苓100克　大枣200克　生姜200克

【功效】益气，补血，养心。

【主治】用于心脾不足，气血两亏，形瘦神疲，食少便溏，病后虚弱。

【用法】除生姜外，先将五味子略炒，后与党参等十二味混合，粉碎成细粉。生姜榨汁，每100克粉末加炼蜜、生姜汁泛制成丸；口服，每次9克。

8.参归承气汤《医门八法》

【组成】炒枳实6克　厚朴6克　党参6克　炒山楂6克　川大黄9克　当归身9克　炒神曲9克

【功效】健脾益气，理气调中，消食导滞。

【主治】内伤饮食。

【用法】水煎服。

七、药膳

1.参芪鸡丝冬瓜汤《中医临床药膳食疗学》

【材料】鸡脯肉200克　党参3克　黄芪3克　冬瓜200克　黄酒适量　盐适量

【做法】砂锅置火上，放入鸡肉丝、党参、黄芪，加水适量，以小火炖至八成熟，加入冬瓜片，加精盐、黄酒、味精，待冬瓜至烂即成。

【功效】健脾补气，轻身减肥。

2.归参山药炖腰花《滋补中药保健菜谱》

【材料】党参20克　山药20克　当归10克　猪腰500克

【做法】先将猪腰剔去筋膜、臊腺，洗净；加入前三味药清炖至熟；取出猪腰，用冷开水漂一下，切片装盘，浇酱油、醋加姜丝、蒜末、麻油等调料即可。

【功效】适用于气血不足，心悸失眠。

3.黄芪大枣粥《中国药膳大观》

【材料】黄芪30克　党参30克　甘草15克　粳米100克　大枣10枚

【做法】先将前三味煎取浓汁，再用后两味煮粥，兑入前药汁早晚分食。

【功效】补中益气。

4.党参百合猪肺汤《疾病的食疗与验方》

【材料】党参15克　百合30克　猪肺250克

【做法】将猪肺洗净、切块；两药用布包好，同入砂锅内，加水适量，文火煎煮，熟后调味即成。饮汤食肺。1日内分2次服完。

【功效】益气养肺。适用于肺结核之气短、咳痰、胸闷、纳差、语言低弱、面色㿠白等症。

5.鲫鱼健脾汤《中医药膳学》

【材料】鲫鱼1条　党参15克　白术15克　怀山药30克　调料适量

【做法】先将鳝鱼剖后洗净切丝；当归、党参用布扎扎，共放锅内，加水适量，煎煮约1小时，捞出药包，加入葱、姜、盐调味，稍煮二三沸即成，吃鱼喝汤。

【功效】益气补血。适用于脾胃虚弱证。

～西洋参～

本品为五加科植物西洋参*Panax quinque folium* L.的干燥根。主产于美国、加拿大。我国北京、吉林、辽宁等地亦有栽培。秋季采挖生长3~6年的根，晒干或烘干，切片生用。

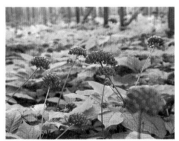

图19-5　西洋参植物图

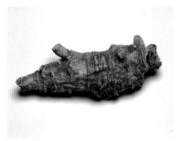

图19-6　西洋参药材图

一、性味归经

甘、微苦，凉。归肺、心、肾经。

二、功效

补气养血，清热生津。

三、性能特点

本品甘微苦而凉，既能补气，又能养阴，为治气阴两伤症之良药；又能清热生津，尤善治气阴不足而火盛者，为清补佳品。

四、用法用量

3~6克，另煎兑服。

五、使用注意

不宜与藜芦同用。

六、方剂

1.清暑益气汤《温热经纬》

【组成】西洋参5克　石斛15克　麦冬9克　黄连3克　竹叶6克　荷梗6克　知母6克　甘草3克　粳米15克　西瓜翠衣30克

【功效】清暑益气，养阴生津。

【主治】暑热气津两伤证。身热多汗，口渴心烦，小便短赤，体倦少气，精神不振，脉虚数。

【用法】水煎服。

2.加味解毒生脉散《千家妙方》

【组成】西洋参15克　五味子10克　玄参15克　生地黄15克　牡丹皮15克　天花粉15克　知母10克　黄柏10克　金银花30克　麦冬30克　赤芍15克　远志15克　鲜茅根60克　川贝母12克　犀角1.5克　羚羊粉1.5克

【功效】强心护阴，清营解毒。

【主治】肺炎热闭心包，神志不清。

【用法】水煎服。

3.益气清肺缓肝丸《慈禧光绪医方选议》

【组成】西洋参9克　茯神18克　白术9克　甘草4.5克　生地黄18克　白芍9克　牡丹皮12克　泽泻9克　熊胆9克　乌犀角9克　麦冬18克　白豆蔻6克　浙贝母12克　桔梗9克　金石斛9克　郁金18克

【功效】益气，清肺，缓肝。

【主治】热病气虚津伤诸证。

【用法】上药研为细末，加炼蜜制成直径3~4毫米的丸子，朱砂披衣，每服6克，早、晚温水送服。

4.加味益营煎《顾氏医经读本》

【组成】当归6克　白芍6克　山药6克　枸杞子6克　炙甘草6克　牡丹皮6克　生地黄6克　知母6克　麦冬6克　西洋参3克　五味子3克。

【功效】气阴两补，和血调经。

【主治】主阴虚火旺。

【用法】水煎服。

5.复脉汤《医门补要》

【组成】炙甘草12克　西洋参6克　火麻仁9克　生地黄12克　麦冬12克

【功效】益阴生脉。

【主治】气血阴液不足，心脉失于濡养，心悸心慌，口干舌燥，大便干结，脉三五不调。

【用法】水煎服。

6.西洋参酒《丸散膏丹集成》

【组成】西洋参60克　白酒1000毫升。

【功效】益气养阴、生津止渴。

【主治】少气口干、疲乏无力、声音嘶哑、肺虚久咳、咯血等症。

【用法】上药切碎，加入白酒，密封，每日振摇1次，浸泡14天后取出，每服15毫升，每日2次。

7.复方益气固脱汤《关幼波临床经验选》

【组成】西洋参6克　麦冬24克　五味子12克　甘草10克　炙麻黄0.9克　杏仁10克　生石膏_{先煎}30克　金银花30克　板蓝根30克　生地黄10克　玄参15克　天花粉15克　知柏10克　瓜蒌子10克　川贝母10克　青蒿10克　浮小麦30克

【功效】益气固脱，清热养阴，宣肺开窍。

【主治】主治感染性多发性神经炎。肺部感染。肺热不清，逆传心包，正气欲脱，高热不退，神志不清，气喘短促，大汗如油，四肢发凉，小便短，大便黑，舌质红无苔，脉数而无力。

【用法】水煎服，兼服安宫牛黄丸1丸。

七、药膳

1.洋参粥《良药佳馐》

【材料】西洋参3克　麦冬5克　淡竹叶10克　粳米50克　冰糖少许

【做法】前4味共洗净，煮粥后入冰糖，或加调味品服食。每日2次，早晚餐服。

【功效】益气滋阴。适用于热病后气阴不足，气促乏力，口干口渴等症。

2.蒸龙眼西洋参《补品补药与补益良方》

【材料】龙眼肉30克　西洋参3克　白糖适量

【做法】将龙眼肉洗净；西洋参切片，同放于小瓷缸内，缸口用湿绵纸罩上，放锅上蒸。

【功效】补气养阴生血。适用于产后或病后的气血不足或气阴不足症。

3.燕窝参《强身食制》

【材料】燕窝3克　西洋参3克

【做法】燕窝湿水泡发，择去毛，与参一起加滚开水，放于炖盅内加盖，隔水炖3小时。

【功效】益肺阴，清虚热。适用于肺阴虚有热，干咳，咯血，潮热，盗汗等症。

4.洋参西瓜汁《中医药膳学》

【材料】西洋参3克　西瓜汁50毫升

【做法】西洋参切片，加水适量，隔水蒸炖，去渣加入西瓜汁，即可服食。

【功效】益气生津，清热止呕。

✤ 黄芪 ✤

本品为豆科植物蒙古黄芪*Astragalus membranaceus*（Fisch）Bge.var.mongholicus（Bge）Hsiao或膜荚黄芪*Astragalus membranaceus*（Fisch）Bge.的干燥根。主产于内蒙古、山西、黑龙江等地。春、秋两季采挖。晒干。生用或蜜炙用。

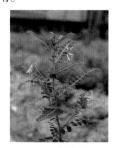

图19-7　黄芪植物图

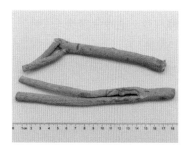

图19-8　黄芪药材图

一、性味归经

甘，微温。归脾、肺经。

二、功效

补气升阳，固表止汗，利水消肿，生津养血，行滞通痹，托毒排脓，敛疮生肌。

三、性能特点

本品味甘微温，入脾、肺经，既善补益脾肺之气，有"补气之长"之美称，又善升举阳气，常用于脾肺气虚诸证，而对脾阳不升、中气下陷，症见久泻脱肛、内脏下垂者尤为适宜。补气又具升发外达之性，而能实卫固表以止汗，为治自汗、盗汗之良药。补气利水以退肿，又为治疗气虚浮肿尿少之要药。气旺能生血、摄血、行血、行津，故又常用于气血两亏之证，能补气以生血；用于气虚不能摄血之便血、崩漏等，能补气升提以摄血；用于气虚血滞之肢体麻木、半身不遂或痹痛，能补气以行滞；用于气虚津亏之消渴，能补气以生津止渴。此外，本品甘温升补，又能托毒生肌，为"疮痈圣药"，善治疮疡难溃难腐或溃久难敛者。

四、用法用量

煎汤，9~30克。一般认为，治气虚卫表不固、疮疡脓成不溃、溃后不敛者，多用生品；蜜炙可增强其补中益气作用，多用于气血不足、中气下陷、脾肺气虚。

五、方剂

1.黄芪桂枝五物汤《金匮要略》

【组成】黄芪9克　桂枝9克　芍药9克　生姜18克　大枣4枚

【功效】益气温经，和血通痹。

【主治】血痹。肌肤麻木不仁，脉微涩而紧。

【用法】水煎服。

2.补中益气汤《内外伤辨惑论》

【组成】黄芪15克　党参15克　白术10克　炙甘草15克　当归10克　陈皮6克　升麻6克　柴胡12克　生姜9片　大枣6枚

【功效】补中益气，升阳举陷。

【主治】脾虚气陷证。饮食减少，体倦肢软，少气懒言，面色萎黄，大便稀溏，舌淡，脉虚；以及脱肛、子宫脱垂、久泻久痢，崩漏等。气虚发热证。身热自汗，渴喜热饮，气短乏力，舌淡，脉虚大无力。

【用法】水煎服。

3.当归补血汤《内外伤辨惑论》

【组成】黄芪30克　当归6克

【功效】补气生血。

【主治】血虚阳浮发热证。肌热面红，烦渴欲饮，脉洪大而虚，重按无力。妇人经期、产后血虚发热头痛；或疮疡溃后，久不愈合者。

【用法】水煎服。

4.泰山磐石散《古今医统大全》

【组成】人参3克　当归3克　白芍药3克　熟地黄3克　续断3克　黄芩3克　黄芪2克　白术2克　糯米6克　炙甘草2克　川芎2克　砂仁2克

【功效】益气健脾，养血安胎。

【主治】气血虚弱胎元不固证。症见妇人妊娠胎动不安，面色淡白，倦怠无力，不思饮食，舌淡，脉浮滑无力（或沉弱），或屡有堕胎史者。

【用法】水煎服。

5.内补黄芪汤《备急千金要方》

【组成】黄芪45克　当归45克　白芍45克　干地黄45克　半夏45克　茯苓30克　人参30克　肉桂30克　远志30克　麦冬30克　甘草30克　五味子30克　白术30克　泽泻30克　干姜60克　大枣30枚。

【功效】补益气血，养阴生肌。

【主治】痈疽溃后，气血皆虚。溃处作痛，倦怠懒言，神疲，寐少，自汗口干，间或发热经久不退，脉细弱，舌淡苔薄。

【用法】水煎服。

6.补阳还五汤《医林改错》

【组成】黄芪120克　当归尾6克　赤芍4.5克　地龙3克　川芎3克　红花3克　桃仁3克

【功效】补气活血，祛瘀通络。

【主治】中风之气虚血瘀证。半身不遂，口眼㖞斜，语言謇涩，口角流涎，小便频数或遗尿失禁，舌暗淡，苔白，脉缓无力。

【用法】水煎服。

7.三痹汤《校注妇人良方》

【组成】酒续断1.5克　盐杜仲1.5克　防风1.5克　桂心1.5克　细辛1.5克　人参1.5克　茯苓1.5克　当归1.5克　炒白芍1.5克　炒黄芪1.5克　牛膝1.5克　炙甘草1.5克　秦艽0.9克　生地黄0.9克　川芎0.9克　独活0.9克

【功效】补肝肾，益气血，祛风湿。

【主治】肝肾两亏，气血不足，血气凝滞，手足拘挛，风痹等。

【用法】加生姜，水煎服。

六、药膳

1.黄芪猴头汤《中国药膳学》

【材料】黄芪30克　猴头菌150克　嫩鸡肉250克　生姜15克　葱白20克

【做法】先将猴头菌洗净，温水发胀；锅烧热下入猪油，投入黄芪片、姜、葱、鸡肉块；共煸炒后，放入食盐、绍酒、发猴头菌的水和少量清汤；用武火烧沸后再用文火烧约1小时左右，然后下入猴头菌片再煮半小时，撒入胡椒面；先捞出鸡块放在碗底部，再捞出猴头菌片盖在上面；汤中下入小白菜心，略煮片刻舀入碗内即成。

【功效】补气升阳，益气固表。适用于体弱易感冒，心悸健忘。

2.芪杞炖乳鸽《大众药膳》

【材料】黄芪60克　枸杞子30克　乳鸽1只

【做法】先将乳鸽洗净，放入烧盅内，加水适量，再入黄芪片、枸杞子；将烧盅放入锅内，隔水炖熟即成。食用时，可加食盐、味精等调料。

【功效】补肝肾，益气固脱。适用于肾下垂、脱肛、子宫脱垂。

3.黄芪蒸鸡《随园食单》

【材料】嫩母鸡1只　黄芪30克　绍酒15克　胡椒粉20克

【做法】嫩母鸡宰杀后洗净，黄芪洗净，切片，装入鸡腹腔内。把鸡放入砂锅内，加入葱、姜、绍酒、清汤、精盐，用湿绵纸封口。上蒸笼用武火蒸，水沸后蒸约1.5~2小时，至鸡肉熟烂。出笼后去黄芪，再加入胡椒粉调味即成。

【功效】益气健脾，补虚生血。

4.黄芪山药煎《中国药膳学》

【材料】炙黄芪24克　怀山药50克　山萸肉9克

【做法】将3味加水同煎温服，每日1剂。

【功效】补益脾肾。适用于脾肾阳虚，水湿内停，头晕目眩，腰疼浮肿，四肢不温，或慢性肾炎蛋白尿等症。

5.固表粥《中医药膳学》

【材料】乌梅15克　黄芪20克　当归12克　粳米100克

【做法】乌梅、黄芪、当归放砂锅中加水煎开，再用小火慢煎成浓汁。取出药渣后再加水煮粳米成粥，加冰糖趁热食用。

【功效】适合过敏体质易发皮肤过敏者。

6.芪参羊肉羹《良药佳馔》

【材料】黄芪25克　党参25克　当归25克　羊肉500克　调料适量

【做法】前三味装入纱布袋，扎口，羊肉洗净，与药加水、黄酒、姜、盐同煮至熟烂，去药袋，入味精。食肉饮汤。

【功效】补益气血。适用于气血不足，面色萎黄，头晕目眩，心悸失眠，体倦乏力，妇女月经量少色淡，以及各种贫血症等。

山药

本品为薯蓣科植物薯蓣 *Dioscorea opposita* Thunb.的干燥根茎，主产于河南、江苏、湖南等地。冬季茎叶枯萎后采挖，切去根头，洗净，除去外皮和须根，干燥，或趁鲜切厚片，干燥；也有选择肥大顺直的干燥山药，置清水中，浸至无干心，闷透，切齐两端，用木板搓成圆柱状，晒干，打光，习称"光山药"。生用或麸炒用。

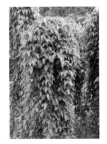

图19-9　薯蓣植物图

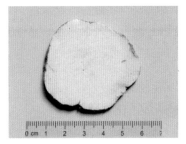

图19-10　山药药材图

一、性味归经

甘，平。入肺、脾、肾经。

二、功效

补脾养胃，生津益肺，补肾涩精。

三、性能特点

本品甘平，既能补脾、肺、肾之气，又能滋脾、肺、肾之阴，兼能收涩止泻、涩精止带，无论脾气虚弱，脾（胃）阴不足，肺气虚衰，肺阴虚亏，肾虚不固，均可用之。其平补气阴、不热不燥、补而不腻之性，是其所长。

四、用法用量

煎服，15~30克。麸炒可增强补脾止泻作用。

五、方剂

1.五味子丸《证治准绳·类方》

【组成】人参60克　五味子60克　炒补骨脂60克　白术60克　炒山药45克　茯苓45克　吴茱萸30克　巴戟天30克　面煨肉豆蔻30克　煅龙骨15克

【功效】温脾止泻。

【主治】脾胃虚寒泄泻。

【用法】上药研为细末，加酒湖成直径为6~8毫米的丸子。每服70丸，空腹时盐水送服。

2.肾气丸《金匮要略》

【组成】干地黄120克　山药60克　山茱萸60克　泽泻45克　茯苓45克　牡丹皮45克　桂枝15克　炮

附子15克

【功效】补肾助阳。

【主治】肾阳不足证。腰痛脚软，身半以下常有冷感，少腹拘急，小便不利，或小便反多，入夜尤甚，阳痿早泄，舌淡而胖，脉虚弱，尺部沉细或沉弱而迟，以及痰饮，水肿，消渴，脚气，转胞等。

【用法】上药研为细末，加炼蜜制成直径为6~8毫米的丸子。每服15丸（6克），加至25丸（10克），酒送服。或水煎服，用量按方比例酌减。

3.知柏地黄丸《中国药典》2020年版

【组成】知母40克　黄柏40克　熟地黄160克　制山茱萸80克　牡丹皮60克　山药80克　茯苓60克　泽泻60克

【功效】滋阴降火。

【主治】阴虚火旺，潮热盗汗，口干咽痛，耳鸣遗精，小便短赤。

【用法】上药研为细末，过筛，混匀。每100克细末用35~50克炼蜜加适量的水泛丸，干燥，制成水蜜丸；或加80~110克炼蜜制成小蜜丸或大蜜丸，即得，水蜜丸每次6克，小蜜丸每次9克，大蜜丸每次1丸，每日2次。

4.秘元煎《景岳全书》

【组成】制远志2.4克　炒山药6克　炒芡实6克　炒枣仁6克　金樱子6克　炒白术4.5克　茯苓4.5克　炙甘草3克　人参3~6克　五味子14粒

【功效】益气养心，健脾固涩。

【主治】遗精带浊、久遗无火，不痛而滑者。

【用法】水煎服。

5.定经汤《傅青主女科》

【组成】酒菟丝子30克　酒炒白芍30克　当归30克　熟地黄15克　炒山药15克　茯苓9克　焦芥穗6克　柴胡15克

【功效】舒肝补肾，养血调经

【主治】肝肾气郁，经来断续，或前或后，行而不畅，有块，色正常，少腹胀痛，或乳房胀痛连及两胁。

【用法】水煎服。

6.完带汤《傅青主女科》

【组成】炒白术30克　炒山药30克　人参6克　酒炒白芍15克　酒炒车前子9克　制苍术9克　甘草3克　陈皮1.5克　黑芥穗1.5克　柴胡1.8克

【功效】补脾疏肝，化湿止带。

【主治】脾虚肝郁，湿浊带下。带下色白，清稀如涕，面色㿠白，倦怠便溏，舌淡苔白，脉缓或濡弱。

【用法】水煎服。

六、药膳

1.山药炒肉片《中医药膳学》

【材料】鲜山药100克　猪瘦肉50克　生姜丝5克

【做法】将山药切片，与瘦肉片一起炒至将熟，然后加入姜丝，熟后即可服食。

【功效】健脾和胃，降逆止呕。适用于脾胃虚弱证，妊娠以后，恶心呕吐，口淡不食，神疲思睡，舌质淡，苔白而润，脉滑无力。

2.山药羊肉汤《中医药膳学》

【材料】羊肉500克　山药50克　生姜15克　葱白30克　胡椒6克　绍酒20克　食盐3克

【做法】将羊肉剔去筋膜，略划几刀，再入沸水锅余去血水。怀山药用清水闷透后，切成厚0.2厘米的片，与羊肉一起放入锅中，加入清水适量，投入生姜、葱白、胡椒、绍酒，先用武火烧沸后，打去浮沫，用小火炖至酥烂，捞出羊肉晾凉，将羊肉切片，装入碗中，再将原汤中生姜、葱白除去，稍加调味，连怀山药一起倒入羊肉碗内即成。

【功效】温阳补肾益血。适用于阳虚证，形寒肢冷，倦怠嗜卧，少气懒言，心悸自汗，腰背酸痛，小便清长，大便溏泻，或五更泄泻，舌质淡，舌苔白，脉虚弱。

3.山药鸡肫《家庭药膳》

【材料】鸡肫250克　鲜山药100克　青豆30克　生姜10克　葱10克　料酒15克　精盐2克　酱油5克　白糖3克　胡椒粉1克　味精1克　湿淀粉50克　香油3克　鸡汤50克　菜油500克

【做法】取新鲜鸡肫洗净，切成薄片；生姜洗净，不去皮，切成姜末；葱洗净，切成葱花，鲜山药洗净，煮熟，切成片。鸡肫片放碗内，加精盐、料酒、胡椒粉拌匀码上味。更用一碗放入酱油、白糖、味精、鸡汤、湿淀粉，勾兑成滋汁。把锅烧热，用油滑锅后注入菜油，待烧至六七成热时，下入肫片划散，再捞出用漏勺沥去油。锅内留底油约50毫升，下姜末，煸香后入青豆、山药片，翻炒数下，倒入兑好的滋汁勾芡翻匀，撒上葱花，淋上香油，起锅装盘即成。

【功效】健脾和胃，开胃进食，消食化积，固肠止泻。

4.山药冬瓜汤《中医药膳学》

【材料】山药50克　冬瓜150克　调料适量

【做法】山药、冬瓜置锅中慢火煲30分钟，调味后即可食用。

【功效】清暑益肺。适用于痰湿。

5.山药杏仁粥《家庭食疗手册》

【材料】山药500克　粟米500克　杏仁1000克

【做法】山药煮熟，烘干；粟米炒熟，共为面。杏仁去皮尖、炒熟，为面。每晨空腹时用白汤调杏仁面10克，山药、粟米面适量，入酥油少许。或将三料拌匀，用时取适量，用开水调糊亦可。做早点用。连服7~10天。

【功效】补脾益气，温中调肺。适用于脾肺不足之倦怠乏力，食少便溏寒饮咳嗽等症。

6.山药玉竹白鸽汤《补品补药与补益良方》

【材料】白鸽1只　山药15克　玉竹15克　麦冬15克

【做法】将白鸽取肉切小块，与后三者同加水煎汤至肉熟。饮汤食鸽肉。

【功效】养阴滋液止渴。适用于消渴饮水不知足者。

7.山药三七粥《常见病的饮食疗法》

【材料】山药粉100克　桂圆肉10克　炮姜炭6克　三七粉10克　红糖适量

【做法】桂圆、炮姜先煎30分钟，去姜渣，入山药粉、三七粉，文火共煮粥，调入红糖。每日1剂，分2~3次温服。

【功效】温中健脾止血。适用于脾胃虚寒之大便下血。

【注意】便血因热或湿热者不宜用。

～ಲ 甘草 ಲ～

本品为豆科植物甘草 *Glycyrrhiza uralensis* Fisch、胀果甘草 G. inflate Bat.，或光果甘草 G.glabra L.的干燥根和根茎，主产于内蒙古、新疆，甘肃等地。春、秋两季采挖，除去须根，晒干，切片，生用或蜜炙用。

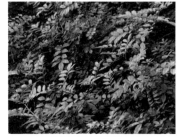

图19-11　甘草植物图

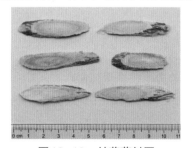

图19-12　甘草药材图

一、性味归经

甘，平。归心、肺、脾、胃经。

二、功效

补脾益气，清热解毒，去痰止咳，缓急止痛，调和诸药。

三、性能特点

本品生用甘平、炙用甘温，入心、肺、脾、胃经。具有补气、化痰解毒、缓急、和药等作用，故应用广泛。用治心气不足之心悸怔忡、脉结代，能补益心脾以复脉；用治脾胃虚弱，中气不足，能补脾而益气；用治肺失宣降之咳喘，能润肺而祛痰止咳；用治疮疡肿毒，食物药物中毒，能解疮毒、食毒和百药毒；用治腹痛挛急或四肢挛急，能缓解拘挛而止疼痛。又善和百药，如与热药同用能缓和其热，以防燥烈伤阴；与寒药同用能缓和其寒，以防伤及脾胃阳气；与寒热药同用，能调和药性以得其平；与峻烈药同用，又能缓和药物的作用等。

四、用法用量

煎服，2~10克。生用性微寒，可清热解毒；蜜炙药性微温，并可增强补益心脾之气和润肺止咳作用。

五、使用注意

不宜与海藻、京大戟、红大戟、芫花、甘遂同用。本品有助湿壅气之弊，湿盛胀满、水肿者不宜用。大剂量久服可导致水钠潴留，引起浮肿。

六、方剂

1.十全大补汤《太平惠民和剂局方》

【组成】人参 肉桂 川芎 酒地黄 茯苓 炒白术 炙甘草 黄芪 当归 白芍各等分

【功效】温补气血。

【主治】治诸虚不足，五劳七伤，不进饮食；久病虚损，时发潮热，气攻骨脊，拘急疼痛，夜梦遗精，面色萎黄，脚膝无力；一切病后，气不如旧；忧愁思虑伤动血气，喘嗽中满，脾肾气弱，五心烦闷等症。

【用法】上药研为粗末，每服6克，加生姜3片，枣子2个，水煎服，不拘时候温服。

2.人参蛤蚧散《杨氏家藏方》

【组成】蜜炙蛤蚧1对 人参15克 百部15克 款冬花15克 贝母15克 紫菀茸15克 阿胶0.3克 柴胡0.3克 肉桂0.3克 黄芪0.3克 炙甘草0.3克 醋鳖甲0.3克 杏仁0.3克 姜半夏0.3克

【功效】补肺益肾，止咳定喘。

【主治】肺肾气虚喘息、咳嗽。痰稠色黄，或咳吐脓血，胸中烦热，身体羸瘦，或遍身浮肿，脉浮虚。

【用法】上药研为细末，每日6~9克，茶水冲服。

3.止嗽散《医学心悟》

【组成】桔梗10克 荆芥10克 紫菀10克 百部10克 白前10克 甘草4克 陈皮5克

【功效】止咳化痰，疏表宣肺。

【主治】风邪犯肺之咳嗽。症见咳嗽咽痒，咳痰不爽，或微有恶风发热，舌苔薄白，脉浮缓。

【用法】上药研为细末，每服9克，饭后，睡前温水调服，或水煎服。

4.化斑汤《温病条辨》

【组成】石膏_{先煎}30克 知母12克 甘草9克 玄参9克 犀牛角6克 白粳米100毫升

【功效】清热解毒，凉血养阴。

【主治】太阴温病，不可发汗，发汗而汗不出，反发斑疹，或高热，口渴，发斑，谵语，舌绛，脉数等症。

【用法】水煎服。犀牛角用水牛角代替。

5.炙甘草汤《伤寒论》

【组成】炙甘草12克　生姜9克　桂枝9克　人参6克　生地黄50克　阿胶_{烊化}6克　麦冬10克　麻仁10克　大枣10枚

【功效】益气滋阴，通阳复脉。

【主治】阴血阳气虚弱，心脉失养证。脉结代，心动悸，虚羸少气，舌光少苔，或质干而瘦小者；虚劳肺痿。干咳无痰，或咳吐涎沫，量少，形瘦短气，虚烦不眠，自汗盗汗，咽干舌燥，大便干结，脉虚数。

【用法】水煎服。

6.半夏泻心汤《伤寒论》

【组成】半夏15克　黄芩9克　干姜9克　人参9克　炙甘草9克　黄连3克　大枣4枚

【功效】寒热平调，消痞散结。

【主治】寒热错杂之痞证。心下痞，但满而不痛，或呕吐，肠鸣下利，舌苔腻而微黄。

【用法】水煎服。

7.芍药甘草汤《伤寒论》

【组成】白芍12克　甘草12克

【功效】调和肝脾，缓急止痛。

【主治】伤寒伤阴，筋脉失濡，腿脚挛急，心烦，微恶寒，肝脾不和，脘腹疼痛。

【用法】水煎服。

七、药膳

1.甘草绿豆汤《上海常用中草药》

【材料】甘草15克　绿豆90克

【做法】水煎服。

【功效】解百药毒。适用于乌头及多种药物中毒。

2.甘草生姜黑豆汤《家庭食疗手册》

【材料】黑豆50克　甘草10克　生姜1片

【做法】水煎服。

【功效】壮肾利水。适用于肾虚烦热，小便涩少，色黄等症。

3.桔梗甘草茶《常见病验方研究参考资料》

【材料】桔梗100克　甘草100克

【做法】共为粗末，和匀过筛，分包，每包10克，用时沸水冲泡。代茶饮。每次1包。

【功效】宣肺化痰，利咽排脓。适用于支气管炎咳嗽。

4.陈草蜜膏《家庭药膳手册》

【材料】陈皮100克　甘草100克　蜂蜜适量

【做法】前2味洗净，加水浸泡发透，煎20分钟取汁，共取3次，合并药液，以小火煎熬浓缩成稠膏时，加蜂蜜1倍，至沸停火，待冷装瓶服用。每次1汤匙，每日2次。

【功效】补中益气，行气健脾。适用于胃、十二指肠溃疡。

⌒ 枣（大枣、酸枣、黑枣）⌒

大枣，本品为鼠李科植物枣 *Ziziphus jujuba* Mill.的干燥成熟果实，主产于河北、河南、山东等地，秋季果实成熟时采收，晒干，生用。

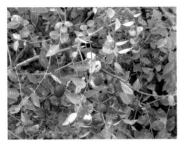

图19-13 枣树植物图

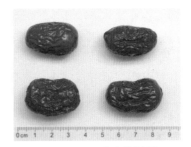

图19-14 大枣药材图

酸枣为鼠李科枣属植物 *Ziziphus jujuba* Mill. var. spinosa（Bunge）Hu ex H. F. Chow，是枣的变种。又名棘、棘子、野枣、山枣、葛针等，原产中国华北，中南各省亦有分布。

黑枣为柿树科植物君迁子 *Diospyros lotus* Linn 的干燥成熟果实，仅分布于中国北方地区，主要分为有核和无核两种（无核为人工嫁接品种）。

一、性味归经

甘，温，归脾、胃、心经。

二、功效

补中益气，养血安神。

三、性能特点

本品甘温，入脾胃经，具补中益气之功，但药力平和，多为调补脾胃的常用辅药。甘温，入心经，能养血安神，可治妇女阴血亏虚，情志抑郁，心神不安之脏躁证。

四、用法用量

煎服，6~15克。宜剪破入煎。

五、方剂

1.十枣汤《伤寒论》

【组成】芫花1.5克　甘遂1.5克　大戟1.5克　大枣10枚

【功效】攻逐水饮。

【主治】悬饮。咳唾胸胁引痛，心下痞硬，干呕短气，头痛目眩，胸背掣痛不得息，舌苔白滑，脉沉弦；水肿。一身悉肿，尤以身半以下肿甚，腹胀喘满，二便不利。

【用法】三味分别捣散为末，大枣煮汤。强壮人每服2克，体弱人每服1克，早起以枣汤冲服，若病不除，明日再加1克，晨枣汤冲服。服后食小米粥自养。

【注意】本方作用峻猛，只可暂用，不宜久服。若精神胃纳俱好，而水饮未尽去者，可再投本方；若泻后精神疲乏，食欲减退，则宜暂停攻逐；若患者体虚邪实，又非攻不可者，可用本方与健脾补益剂交替使用，或先攻后补，或先补后攻。一是三药为散，大枣煎汤送服；二是于清晨空腹服用，从小量开始，以免量大下多伤正，若服后下少，次日加量；三是服药得快利后，宜食糜粥以保养脾胃；四是年老体弱者慎用，孕妇忌服。

2.桂枝汤《伤寒论》

【组成】桂枝9克　白芍9克　炙甘草6克　生姜9克　大枣3克

【功效】解肌发表，调和营卫。

【主治】主治外感风寒表虚证。症见头痛发热，汗出恶风，鼻塞流清涕，恶心干呕，苔白不渴，脉浮缓或浮弱。

【用法】水煎服，服后饮少量热粥，以助药力，覆被取微汗。

3.**葛根汤**《伤寒论》

【组成】葛根60克　麻黄45克　桂枝6克　炙甘草6克　白芍6克　生姜45克　大枣12枚

【功效】发散风寒，舒筋止痉。

【主治】太阳病，项背强，无汗恶风；或太阳病无汗而小便反少，气上冲胸，口噤不得语，欲作刚痉者。

【用法】水煎服。

4.**吴茱萸汤**《伤寒论》

【组成】吴茱萸9克　人参9克　生姜18克　大枣12枚

【功效】温肝暖胃，降逆止呕。

【主治】肝胃虚寒，浊阴上逆证。食后泛泛欲吐，或呕吐酸水，或干呕，或吐清涎冷沫，胸满脘痛，巅顶头痛，畏寒肢冷，甚则伴手足逆冷，大便泄泻，烦躁不宁，舌淡苔白滑，脉沉弦或迟。

【用法】水煎服。

【注意】热呕吐、阴虚呕吐或肝阳上亢之头痛禁用此方。

5.**小建中汤**《伤寒论》

【组成】桂枝9克　白芍18克　生姜9克　大枣6枚　炙甘草6克　饴糖30克

【功效】温中补虚，和里缓急。

【主治】中焦虚寒，肝脾不和证。腹中拘急疼痛，喜温喜按，神疲乏力，虚怯少气；或心中悸动，虚烦不宁，面色无华；或伴四肢酸楚，手足烦热，咽干口燥。舌淡苔白，脉细弦。

【用法】水煎取汁，兑入饴糖，文火加热溶化，分两次温服。

【注意】呕吐或中满者不宜使用；阴虚火旺之胃脘疼痛忌用。

6.**甘麦大枣汤**《金匮要略》

【组成】甘草9克　小麦15克　大枣10枚

【功效】养心安神，和中缓急。

【主治】脏躁。症见精神恍惚，常悲伤欲哭，不能自主，心中烦乱，睡眠不安，甚则言行失常，呵欠频作，舌淡红苔少，脉细微数。

【用法】水煎服。

【注意】痰火内盛之癫狂证不宜使用。

7.**麦门冬汤**《金匮要略》

【组成】麦冬42克　人参9克　半夏6克　甘草6克　粳米3克　大枣4枚

【功效】清养肺胃，降逆下气。

【主治】虚热肺痿。咳嗽气喘，咽喉不利，咯痰不爽，或咳唾涎沫，口干咽燥，手足心热，舌红少苔，脉虚数；胃阴不足证。呕吐，纳少，呃逆，口渴咽干，舌红少苔，脉虚数。

【用法】水煎服。

六、药膳

1.**红枣山药粥**《中国药膳大观》

【材料】大枣15枚　山药250克　大米100克

【做法】先用开水浸大枣使之发胀后，去核切丁；山药去皮切丁；双丁加白糖渍半小时备用；大米熬成粥后，调入双丁煮焖20分钟即可。

【功效】补中益气，涩精止遗。适用于尿频、遗精、子宫脱垂。

2.**香酥红枣**《果品的药用和美食制作》

【材料】大枣30枚　甜豆沙馅75克　香酥粉75克　花生油适量

【做法】将大枣洗净，晾干，逐个捅去核，酿入豆沙馅备用；香酥粉放一盛器内，加少许水，调成糊状。锅置火上，放入花生油，烧至五成热，将酿好的大枣，逐个粘匀糊，下入锅内，炸至金黄色捞出，控净油，晾凉，装盘即可。

【功效】补脾和胃，益气生津，常食可抗衰老。

3.枣香肉皮冻《膳食保健》

【材料】红枣150克　猪肉皮500克　黄酒适量　调料适量

【做法】红枣洗净，煮5~10分钟，去皮、核、成枣泥；猪皮刮洗净，水焯5分钟，捞出切成小块，另放在新水中，加姜、酒，用文火煨至不成块形，调入枣泥、葱、酱油、白糖、味精等，再煮10分钟，冷后冻结切片。佐餐用。

【功效】养阴补血止血。适用于血小板减少性紫癜，衄血，血友病，消化道出血，冠心病，缺铁性贫血，进行性肌营养障碍等症。

4.大枣粥《圣济总录》

【材料】大枣7枚　青粱米60克

【做法】先用水煮枣，去滓取汁；后入米煮粥食之。

【功效】益气养血安神。适用于中风惊恐虚悸、四肢沉重。

5.红枣煨肘《家庭药膳手册》

【材料】猪肘1000克　冰糖150克　红枣1000克

【做法】将猪肘洗刮干净，红枣洗净，冰糖30克炒成深黄色糖汁。在沙锅底部垫几块猪骨，掺汤1500克，放入猪肘烧开，打去浮沫；再将红枣、冰糖汁及其余冰糖放入，用文火慢慢煨，至猪肘熟烂，黏稠、汁浓。单食或佐餐。

【功效】补脾益胃，滋阴养血。适用于脾胃虚弱，阴血不足，血小板减少者尤宜。健康人食用能防病强身。

6.红枣龟胶冻《常见病的饮食疗法》

【材料】生地黄50克　麦冬50克　阿胶50克　龟板胶50克　冰糖50克　黄酒20克　红枣100克

【做法】生地黄、麦冬、红枣水煎取浓汁500毫升，阿胶、龟板胶加水1000毫升，隔水蒸化，倾入药汁中，加入冰糖、黄酒，慢火收膏。每服20毫升，每日3次。

【功效】滋阴潜阳，养血止血。适用于阴血不足，骨蒸劳热，血小板减少性紫癜。脾胃虚寒泄泻，

【注意】外感实寒未清者不宜食用。

～⌒ 蜂蜜 ⌒～

本品为蜜蜂科昆虫中华蜜蜂 *Apis cerana* Fabricius.或意大利蜜蜂 *A. mellifera* Linnaeus.的所酿的蜜。中国各地均产。春至秋季采收，滤过。

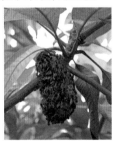

图19-15　蜂窝图

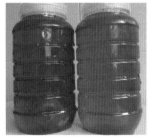

图19-16　蜂蜜药材图

一、性味归经

甘，平。归肺、脾、大肠经。

二、功效

补中，润燥，止痛，解毒；外用生肌敛疮。

三、性能特点

本品甘平，质润，入脾肺经，缓急止痛、润燥为其所长，即可用治脘腹作痛，又可用于肺燥干咳，肺虚久咳，还常用于体虚津枯，肠燥便秘。

四、用法用量

煎服或冲服，15~30克；外用适量。

五、使用注意

本品助湿壅中，又能润肠，故湿阻中满及便溏泄泻者慎用。

六、方剂

1.养金汤《杂病源流犀烛》

【组成】生地黄12克　沙参12克　麦冬12克　桑白皮12克　知母9克　杏仁9克　阿胶_{烊化}9克　蜂蜜20克

【功效】凉血润燥，补血。

【主治】喉燥痛，水涸火炎，肺金受克。

【用法】水煎服。

【注意】忌辛热收涩。

2.大乌头煎《金匮要略》

【组成】乌头5枚　蜂蜜400毫升

【功效】散寒止痛。

【主治】寒疝，绕脐腹痛，恶寒不欲食，发则冷汗出，手足厥冷，脉沉紧。

【用法】水煎乌头200毫升，再加蜂蜜400毫升煎至没有水汽，每服100~140毫升。

3.川贝杏仁饮《民间验方》

【组成】川贝6克　杏仁3克　蜂蜜适量

【功效】化痰镇咳。

【主治】百日咳痉咳期。

【用法】水煎服。

七、药膳

1.蜂蜜蒸梨《中国药膳学》

【材料】白梨1个　蜂蜜30克

【做法】梨挖去核，注入蜂蜜，置碗中，上笼蒸熟。每服1个，每日2次，连用数日。

【功效】滋阴润燥。适用于阴虚肺燥之干咳，久咳痰少，咽干口燥，手脚心热等症。

2.蜂蜜羊胆汁《疾病的食疗与验方》

【材料】鲜羊胆汁120克　蜂蜜250克

【做法】混匀蒸2小时，待冷，装瓶。每服15~20克，早晚各1次。

【功效】清肺化痰止咳。适用于痰热犯肺之呼吸急促，喉中痰鸣，痰黏难出等症。

3.蜂蜜饮《中国药膳学》

【材料】蜂蜜15克　青盐3克

【做法】开水冲调。每晨空腹饮。润燥滑肠。适用于习惯性便秘。

【功效】润燥滑肠。适用于习惯性便秘。

4.葱白阿胶煮蜜糖《仁斋直指方》

【材料】葱白5根　阿胶12克　蜂蜜8克

【做法】葱白洗净，切段加水煮沸，去葱白，加入阿胶、蜂蜜，溶化，温服。

【功效】润肠通便。适用于老人、虚人便秘。

5.蜂蜜蒸百合《食疗本草学》

【材料】百合120克 蜂蜜30克

【做法】两者拌和均匀，蒸令熟软。时含数片，咽津、嚼食。

【功效】补肺，润燥，清热。适用于肺热烦闷，或燥热咳嗽，咽喉干痛等症。

6.麻桃蜜糕《膳食保健》

【材料】黑芝麻100克 核桃仁150克 大米粉500克 糯米粉500克 蜂蜜200克 白糖100克 糖金橘饼2个

【做法】前2味分别炒香研碎，与二米粉拌匀；蜂蜜加糖、水150克调成糖水，拌入粉内和匀，用粗筛筛出面粉团，搓碎再筛，将米粉轻轻盛入糕模内，上面撒入切碎的橘饼，上屉武火蒸20~25分钟。随意服。

【功效】补中益气，滋养肝肾，润肠通便。适用于脾胃虚弱，食欲不振，倦怠乏力，自汗，消渴；病后体虚，腰膝酸软，眩晕耳鸣；妇女崩漏带下；神经衰弱，失眠多梦，健忘；习惯性便秘等症。

❧ 白扁豆 ❧

本品为豆科植物扁豆*Dolichos lablab* L.的干燥成熟种子。主产于江苏、河南、安徽等地。秋、冬两季果实成熟时采取，晒干，取出种子，再晒干。生用或炒用。

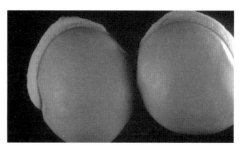

图19-17 白扁豆药材图

一、性味归经

甘，微温。归脾、胃经。

二、功效

健脾化湿，和中解暑，解毒。

三、性能特点

本品味甘微温气香，甘温补脾而不滋腻，芳香化湿而不燥烈，有健脾养胃，化湿和中，止泻止带之功，常用于脾虚湿盛，食少便溏，呕吐泄泻；亦可用治妇女脾虚湿盛，湿浊下注，白带过多。能补脾和胃，芳香化湿消暑，虽性偏温，但无温燥助热伤津之弊，故可治夏令外感于寒，内伤暑湿，恶寒发热，头重身倦，脘痞吐泻。

四、用法用量

煎服，9~15克。

五、使用注意

白扁豆含毒性蛋白，生用有毒，加热后毒性大大减弱，故生用研末服用宜慎。阴寒内盛者忌用。

六、方剂

1.参苓白术散《太平惠民和剂局方》

【组成】炒莲子肉500克 薏苡仁500克 砂仁500克 桔梗500克 炒白扁豆750克 茯苓1000克 人参1000克 炙甘草1000克 白术1000克 山药1000克

【功效】益气健脾，渗湿止泻。

【主治】脾虚湿盛证。饮食不化，胸脘痞闷，肠鸣泄泻，四肢乏力，形体消瘦，面色萎黄，舌淡苔白腻，脉虚缓。

【用法】上药研为细末，每服6克，枣汤送服。或加大枣3枚，水煎服，用量按原方比例酌减。儿童用量宜酌减。

2．六和汤《太平惠民和剂局方》

【组成】砂仁30克　姜半夏30克　杏仁30克　人参30克　炙甘草30克　茯苓60克　藿香60克　炒白扁豆60克　木瓜60克　香薷120克　姜厚朴120克

【功效】和中祛暑。

【主治】心脾不调，气不升降，霍乱转筋，呕吐泄泻，寒热交作，痰喘咳嗽，胸膈痞满；头目昏痛，肢体浮肿，嗜卧倦怠，小便赤涩；伤寒阴阳不分，冒暑伏热烦闷，或成痢疾。

【用法】上药研为粗末，每服12克，加生姜3片，大枣1枚，水煎服。

3．观音全蝎散《活幼口议》

【组成】黄芪0.3克　人参0.3克　木香3克　炙甘草3克　莲肉3克　炒白扁豆3克　茯苓3克　全蝎3克　羌活3克　防风3克　白芷3克　天麻6克

【功效】清神固气，补虚益脉，开胃止吐，生胃气，截风定痫。

【主治】婴孩小儿因吐而传慢惊风候。

【用法】上药研为细末，每服1.5~3克，加半个枣，水煎服。

4．缩脾饮《太平惠民和剂局方》

【组成】砂仁120克　乌梅120克　草果120克　炙甘草120克　葛根60克　白扁豆60克

【功效】温脾消暑，除烦止渴。

【主治】感受暑湿，湿伤脾胃。症见呕吐泄泻，烦躁口渴，以及暑月酒食所伤等。

【用法】上药研为粗末，每服12克，水煎冷服。

七、药膳

1．白扁豆粥《寿世青编》

【材料】白扁豆30克　绿豆50克

【做法】煮粥。空腹任意食。

【功效】清热，利湿，解毒。适用于霍乱吐泻兼解鱼毒及酒醉。

2．白扁豆黄连散《家庭饮食疗法》

【材料】白扁豆100克　川黄连粉10克

【做法】生白扁豆晒干研粉，与黄连粉混合拌匀。每服10克，粳米煮汁送服，每日2~3次。

【功效】和胃止呕，清热泻火。适用于妊娠恶阻，呕吐剧烈，吐物色黄酸苦，脘闷心烦，胁痛嗳气等症。

【注意】胃腑虚寒性呕吐不宜服用。

3．砂仁扁豆汁《中医营养学》

【材料】砂仁15克　白扁豆30克

【做法】砂仁研粉备用；白扁豆加水300毫升，煎煮取汁150毫升。每服砂仁粉3克，扁豆汤30毫升送服，每日3次。

【功效】健脾温中，和胃止呕，理气安胎。适用于妊娠胃虚呕吐，食入即吐，吐物清稀，脘腹胀闷等症。

【注意】胃热呕吐者不宜服用。

4．茄汁白扁豆《膳食保健》

【材料】白扁豆250克　番茄酱150克　精盐适量　白糖适量

【做法】将白扁豆于锅内干炒，待热时，入冷水浸没。至豆皮起皱，涨大，捞起沥干。锅内放25克植物油，倒番茄煸炒片刻，再放入扁豆，加盐、糖、水，文火煮致豆酥汁浓。随意服食。

【功效】健脾利湿。适用于妇女白带过多。

白扁豆花

本品为豆科植物扁豆*Dolichos lablab* L.的未完全开放的花。主产于浙江、安徽、河南等地。7~8月间在未完全开放时采收，去柄，晒干或阴干。

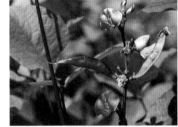

图19-18 扁豆花植物图

一、性味归经

甘，平。归脾、胃、大肠经。

二、功效

健脾和胃，消暑化湿。

三、性能特点

本品味甘平，入脾、胃、大肠经，能健脾和胃，消暑化湿，用于暑湿泄泻及带下。

四、用法用量

煎服，5~10克；或研末；或捣汁。

五、使用注意

阴虚血热者忌用。

六、方剂

1.黄金汤《杂症会心录》

【组成】黄土15克 炒扁豆12克 炒谷芽6克 茯苓3克 黑豆12克 甘草2.4克 炒白芍4.5克 生姜3片 金银花12克 炒五谷虫6克 白扁豆花10枚

【功效】解疫毒，救胃气。

【主治】痢疾。

【用法】水煎服。

2.清络饮《温病条辨》

【组成】荷叶6克 金银花6克 西瓜翠衣6克 白扁豆花1枚 丝瓜皮6克 淡竹叶6克

【功效】清透暑热。

【主治】暑温经发汗后，暑证悉减，但头微胀，目不了了，余邪未解者；或暑伤肺经气分之轻症。

【用法】水煎服。或煎汤代茶，预防暑病。

【注意】本方甘凉气清走上，对暑热挟湿，暑湿下注证不宜使用。

3.清络饮加甘桔甜杏仁麦冬汤《温病条辨》

【组成】荷叶边6克 金银花6克 西瓜翠衣6克 白扁豆花1枝 丝瓜皮6克 竹叶心6克 甘草3克 桔梗6克 甜杏仁6克 麦冬9克

【功效】清肺热，利肺气，保肺阴。

【主治】手太阴暑湿，但咳无痰，咳声清高者。

【用法】水煎服。

4.芳香逐秽汤《暑病证治要略》

【组成】广藿香4.5克 青蒿4.5克 佩兰4.5克 白蔻仁2.4克 薄荷后下2克 苦杏仁9克 郁金6克 白扁豆花4.5克 金银花6克 西瓜翠衣9克 荷花瓣2朵

【功效】清凉涤暑，芳香逐秽。

【主治】暑夹秽恶，伤子三焦气分，面垢，头胀痛，身热汗少，烦渴胸闷，腹痞哕逆，腹痛，溲赤短少，舌黄糙腻而燥，脉带涩。

【用法】水煎服。

七、药膳

1. 白扁豆花粥《常见病食疗食补大全》

【材料】白扁豆花10~15克　粳米100克

【做法】7~8月间，采摘未完全开放的白扁豆花晒干（鲜者剂量加至25克）；粳米煮稀粥，待粥熟时，放入扁豆花，文火煮至米花粥稠。每日2次，早晚温热服。

【功效】祛暑解表，和中化湿。适用于夏季感受暑湿，发热，胸闷，吐泻及赤白带下等症。

2. 扁豆花馄饨《家庭食疗手册》

【材料】白扁豆花适量　猪肉适量　面适量　调料适量

【做法】摘取正开之白扁豆花（勿洗），以滚水烫过，与猪肉、葱（1根）同剁为泥；用胡椒（7粒）炸油拌入，并加酱油汁适量，搅匀为馅；再用烫豆花汁和面，包作小馄饨，煮熟食。

【功效】温中暖胃，除湿止泻。适用于暑湿泻痢之症。

3. 加减三花茶《百病饮食自疗》

【材料】丝瓜花20朵　扁豆花20朵　南瓜花5朵　莲子心10克　鲜淡竹叶30根　鲜荷梗20克　乌梅10克　白糖适量

【做法】将上药共煎，沸后20分钟，取汁，去渣，调入白糖。代茶饮。

【功效】清热解暑。适用于暑伤心肾，心热烦躁，消渴欲饮不已等症。

〇 肉苁蓉 〇

本品为列当科多年生肉质寄生草本植物肉苁蓉 Cistanche deserticola Y.C.Ma或管花肉苁蓉 Cistanche tubulosa（Schenk）Wight的干燥带鳞叶的肉质茎。主产于内蒙古、甘肃、青海等地。春季苗刚出土或秋季冻土之前采。晒干，生用，或酒制用。

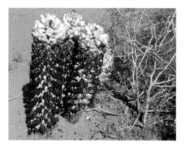
图19-19　肉苁蓉植物

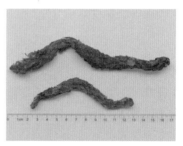
图19-20　肉苁蓉药材图

一、性味归经

甘，咸，温。归肾、大肠经。

二、功效

补肾阳，益精血，润肠通便。

三、性能特点

本品甘咸温质润，温而不燥，补而不腻，暖而不燥，滑而不泻，固有苁蓉（从容）之名；既补肾壮阳，又益精血，故可治肾阳不足，精血亏虚，所致的阳痿不孕、腰膝酸软、筋骨无力；治肠燥便秘，对老人、虚人见肾阳不足，精血亏虚者尤宜。

四、用法用量

煎服，6~10克。

五、使用注意

阴虚火旺，实热积滞及大便溏泻者忌用。

六、方剂

1.菟丝子散《太平圣惠方》

【组成】酒菟丝子60克　煅牡蛎30克　酒肉苁蓉60克　炮附子30克　五味子30克　鸡内金60克

【功效】温补固涩。

【主治】肾阳不足，下焦虚冷，小便多或不禁。

【用法】上药研为粗末。空腹时，粥饮送服，每服6克。

2.牛膝丸《圣济总录》

【组成】牛膝90克　巴戟天60克　炮附子60克　羌活45克　肉桂45克　五加皮45克　炙杜仲45克　炮姜45克

【功效】补肝肾，强筋骨，散寒止痛。

【主治】风冷腰脚疼痛，行步不能。

【用法】上药研为细末，加炼蜜制成直径为6~8毫米的丸子，每服30丸，饭前酒送服。

3.五味子丸《普济本事方》

【组成】五味子60克　肉桂30克　炒杏仁30克　青皮30克　细辛30克　人参30克　煨槟榔30克　炮姜15克　炮附子15克

【功效】温肺化饮。

【主治】肺气虚寒，痰饮咳喘。

【用法】上药研为细末，加炼蜜制成直径为6~8毫米的丸子，每服30~40丸，空腹时，温酒或米汤送服。

4.天雄丸《太平圣惠方》

【组成】炮天雄30克　石斛22.5克　五味子22.5克　巴戟30克　茯苓22.5克　熟地黄30克　远志22.5克　人参15克　炒补骨脂7.5克　蛇床子30克　泽泻22.5克　薯蓣22.5克　石南22.5克　萆薢22.5克　炮附子22.5克　沉香22.5克　石龙芮22.5克　肉桂22.5克　棘刺22.5克　黄芪22.5克　龙骨30克　酒菟丝子30克　炒杜仲22.5克　酒苁蓉22.5克

【功效】补肾壮阳，益精强骨。

【主治】肾气不足，体倦乏力，腰背强痛，脚膝酸软，耳目不聪，忽忽喜忘，悲恐不乐，足冷畏寒，小便失禁。

【用法】上药研为细末，加炼蜜制成直径为6~8毫米的丸子，空腹时，温酒送服，每服30丸，每日2次。

5.沉香丸《杨氏家藏方》

【组成】沉香30克　木香30克　青皮30克　草豆蔻30克　缩砂仁30克　炒川椒30克　肉桂30克　白豆蔻30克　白术60克　陈皮60克　炮姜60克　炒高良姜60克　炒香附60克　小麦60克　姜半夏60克　炮三棱120克　炮莪术120克　姜厚朴120克　吴茱萸120克

【功效】补养脾胃，助气消谷。

【主治】脾胃虚弱，食久不化，胸膈痞满，腹胁膨胀，噫醋吞酸，恶心呕逆，四肢倦怠，心腹疼痛，饮食减少，泄泻无度，及禀受怯弱，饮食易伤。

【用法】上药研为细末，加250克神曲末和生姜汁制成直径为6~8毫米的丸子，每服50丸，姜汤送服，不拘时候。

6.金锁正元丹《瑞竹堂方》

【组成】炒僵蚕15克　炒破故纸15克　龙骨15克　山茱萸15克　炒桑螵蛸15克　炮黑附子15克　酒苁蓉15克　酒制牛膝15克　酒菟丝子15克　炒韭子60克。

【功效】涩精补气，强健驻颜。

【主治】主男子五劳七伤，沉寒痼冷，四肢厥逆，阴盛身寒，脐腹久痛，脏腑软弱，困倦少力，饮食迟化。

【用法】上药研为细末，加炼蜜制成直径为6~8毫米的丸子，每服20~30丸，温酒送服，每日2次，常服有益，妇人亦可服。

7.锁阳固精丸《仙拈集》

【组成】沙苑子240克　山茱萸120克　芡实120克　莲须120克　覆盆子90克　菟丝子90克　枸杞子90克　续断90克

【功效】补肾涩精。

【主治】肾虚梦遗。

【用法】上药研为细末，加炼蜜制成直径6~8毫米的丸子。每服9克，空腹时盐水送服。

七、药膳

1.肉苁蓉粥《太平圣惠方》

【材料】肉苁蓉15克　精羊肉100克　炒鹿角胶10克　葱白7根　粳米100克

【做法】将羊肉洗净切碎，与苁蓉、葱白同煎，去渣后入粳米煮作粥。空腹食。

【功效】补肾助阳。适用于阳气衰乏，身体羸弱，畏寒肢冷，滑精，女子宫冷不孕等症。

2.苁蓉虾球《膳食保健》

【材料】虾仁250克　肉苁蓉10克　鸡蛋2个　面粉150克　植物油500克　发酵粉适量　调料适量

【做法】肉苁蓉以少许水煮20分钟，去渣取汁；鸡蛋磕入碗内搅匀，与药汁、面粉、姜汁、葱花、精盐、发酵粉搅成蛋粉糊；虾仁加黄酒、盐、味精略渍，拌入蛋粉糊中。锅置火上加植物油，烧至四成热时，用小汤匙舀起虾仁糊下锅内炸至金黄色食用。

【功效】补肾阳，益精血。适用于肾阳不足，腰膝酸软、冷痛，筋骨不健，阳痿，以及性机能减退等症。

3.苁蓉羊肉粥《药性论》

【材料】肉苁蓉30克　精羊肉250克　粳米100克

【做法】先将肉苁蓉水煮烂，细切，与羊肉、粳米同煮作粥，下葱、姜、蒜、酱、盐五味。随意食用。

【功效】温肾补虚，壮阳暖脾。适用于脾肾阳虚，劳伤精败，面色暗黑，肢冷畏凉等症。

4.羊脊骨羹《中医药膳学》

【材料】羊脊骨1具　肉苁蓉50克　荜茇10克　调料适量

【做法】将羊脊骨剁碎，肉苁蓉洗净切片，与荜茇共煮汁，滤去残渣后加入调料做羹食用。

【功效】补肾化气。适用于肾气亏虚证。

❀益智仁❀

本品为姜科多年生草本植物益智 *Alpinia oxyphylla* Miq 的干燥成熟果实。主产于海南、广东、广西等地。夏、秋间果实由绿变红时采收。晒干或低温干燥。生用，用时捣碎。

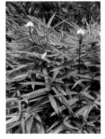

图19-21　益智植物图

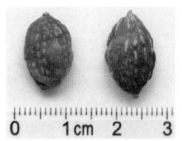

图19-22　益智仁药材图

一、性味归经

辛，温。归脾、肾经。

二、功效

暖肾固精缩尿，温脾止泻摄唾。

三、性能特点

本品辛温气香，入脾、肾经。善温脾肾而兼收涩之性，为温脾止泻摄唾，暖肾固精缩尿之常用药。尤以脾肾虚寒，口多唾涎为必用，盖脾主涎，肾主唾，脾肾虚寒得除，则唾涎自然可摄。

四、用法用量

煎服，3~10克。

五、使用注意

阴虚火旺及大便秘结者忌服。

六、方剂

1. 补肾安胎饮《中医妇科治疗学》

【组成】南沙参12克 白术6克 杜仲12克 续断12克 狗脊6克 制益智仁6克 阿胶珠6克 蕲艾9克 菟丝子9克 故纸6克

【功效】固肾安胎。

【主治】肾虚胎动不安。时或阴道出血，腹胀腰酸特甚，两腿软弱，头眩耳鸣，小便频数失禁，尺脉微弱而滑，或仅虚大。

【用法】水煎服。

2. 巩堤丸《景岳全书》

【组成】熟地黄60克 酒菟丝子60克 炒白术60克 五味子30克 酒炒益智仁30克 酒炒补骨脂30克 制附子30克 茯苓30克 炒韭子30克

【功效】温补固摄。

【主治】命门火衰，小便不禁等证。

【用法】上药研为细末，加山药糊制成直径为6~8毫米的丸子。每服百余丸，空腹时温水或温酒送服。

3. 缩泉丸《中国药典》2020年版

【组成】山药300克 盐炒益智仁300克 乌药300克

【功效】补肾缩尿。

【主治】主治肾虚所致的小便频数、夜间遗尿。

【用法】上药研为细末，加水泛制成丸子。口服，每服3~6克，每日3次。

4. 温经化气汤《医方囊秘》

【组成】党参18克 焦白术15克 炮姜9克 附子12克 吴茱萸3克 补骨脂6克 益智仁9克 砂仁3克 白豆蔻3克 粳米3克

【功效】温阳祛寒，理气止痛。

【主治】脾胃虚寒，胃脘疼痛，以及五更泄泻。

【用法】水煎服。

5. 开阳汤《医醇賸义》

【组成】附子先煎2.4克 补骨脂4.5克 益智仁3克 当归6克 杜仲6克 乌药3克 木香1.5克 陈皮3克 青皮3克 茯苓6克 生姜3片

【功效】温肾助阳，行气止痛。

【主治】少腹厥痛。

【用法】水煎服。

6.夜尿警觉汤《中西医结合儿科试用新方》

【组成】益智仁12克　麻黄9克　石菖蒲9克　桑螵蛸15克

【功效】固精缩尿。

【主治】小儿遗尿症。

【用法】水煎服。根据年龄酌情增减。

7.草薢分清饮《丹溪心法》

【组成】益智仁9克　川草薢9克　石菖蒲9克　乌药9克

【功效】温暖下元，利湿化浊。

【主治】虚寒白浊。小便频数，白如米泔，凝如膏糊，舌淡苔白，脉沉。

【用法】水煎服，盐送服。

七、药膳

1.益智仁猪脬汤《百病饮食自疗》

【材料】益智仁30克　桑螵蛸15克　猪脬1具

【做法】前2药洗净，用纱布包好，与洗净的猪脬同放沙锅内炖熟，弃药包，调入盐。食肉饮汤。每日1剂，1周为1个疗程。

【功效】温肾缩尿。适用于肾阳不足之遗尿，夜尿，小便失禁，肢冷畏寒，腰酸膝软，或小便清长等症。

2.益智仁粥《常见病食疗食补大全》

【材料】益智仁5克　糯米50克　食盐少许

【做法】益智仁研细末；糯米加水煮稀粥，调入益智仁末，加食盐少许，稍煮片刻，待粥稠停火。早晚温热食。

【功效】暖肾固精缩尿，温脾止泻摄唾。适用于脾寒泄泻，腹中冷痛，遗精，阳痿，早泄，尿频，夜多小便和多唾流涎等症。

【注意】属温热者或阴虚血热者忌服。

3.四味猪脬汤《百病饮食自疗》

【材料】益智仁30克　芡实30克　山药30克　莲米30克　猪脬1具

【做法】莲米去芯；益智仁水煎去渣取汁，入芡实、山药、莲米浸泡2小时，装入洗净的猪脬内，扎口，用沙锅文火炖熟，入盐调味。食肉、药，饮汤。

【功效】温肾缩泉。适用于肾阳不足，小儿夜间遗尿或不禁，肢冷畏寒，小便清长，智力迟钝等症。

❧ 杜仲叶 ❧

本品为杜仲科落叶乔木植物杜仲*Eucommia ulmoides* OliV.的干燥树叶。主产于陕西、甘肃、河南、湖北、四川、贵州等地。

杜仲为杜仲科落叶乔木植物杜仲*Eucommia ulmoides* OliV.的干燥树皮。4~6月剥取，刮去粗皮，堆置"发汗"至内皮呈紫褐色，晒干。切块或切丝，生用或盐水炒用。传统用杜仲树皮入药。杜仲叶入药亦可。

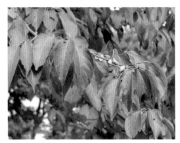

图19-23　杜仲植物图

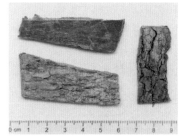

图19-24　杜仲药材图

一、性味归经

甘，温。归肝、肾经。

二、功效

补肝肾，强筋骨，安胎。

三、性能特点

本品甘、温，入肝、肾经，善补肝肾，肝充则筋健，肾充则骨强，故为治肾虚腰痛要药；又能补益肝肾，调理冲任，固经安胎，用于肝肾不足，冲任不固，妊娠漏血，胎动不安；亦可用于肝肾不足之头晕目眩。

四、用法用量

煎服，6~10克。

五、注意事项

阴虚火旺者慎用。

六、方剂

1.舒筋活血汤《伤科补要》

【组成】羌活6克　防风9克　荆芥6克　独活9克　当归12克　续断12克　青皮5克　牛膝9克　五加皮9克　杜仲9克　红花6克　枳壳6克

【功效】舒筋活络。

【主治】筋络、筋膜、筋腱损伤；为伤筋中期及脱臼复位后调理之剂。

【用法】水煎服。

2.谷灵丸《医方类聚》

【组成】黄芪30克　人参30克　牛膝30克　当归30克　附子1个　地黄15克　杜仲9克　苍术9克　白术9克　肉桂9克　枸杞子9克　茯苓15克

【功效】调气血，长精神。

【主治】妇人气弱血虚，血海虚竭，肌肉不长，形容瘦瘁。

【用法】上药研为细末，加酒制成糊丸，人参汤送服。

3.固元饮《古方汇精》

【组成】生地黄12克　川芎1.8克　当归身6克　续断6克　茯苓6克　炒白芍4.5克　制杜仲4.5克　丹参4.5克　焦白术3.9克　炙甘草1.2克

【功效】安胎。

【主治】妊娠3个月后，胎动下血，或因倾跌欲坠胎者。

【用法】水煎服，加淡酒半小杯和服；如胎死腹中，去川断，加炙龟甲9克，血余炭1.5克，芒硝1.8克，水煎服。

4.龟鹿饮《辨证录》

【组成】熟地黄60克　山茱萸30克　金钗石斛9克　牛膝9克　虎骨9克　龟膏9克　杜仲9克　山药15克　鹿角胶烊化15克　菟丝子15克　白术15克

【功效】补肾精。

【主治】立而行房，伤骨耗髓，两足无力，面黄体瘦，口臭肢热，盗汗骨蒸。

【用法】水煎服。

5.护胎饮《古方汇精》

【组成】川芎1.8克　当归身3克　炒白芍3克　茯苓3克　蜜炙党参9克　熟地黄9克　焦白术4.5

克 制杜仲4.5克 续断4.5克 炙甘草1.5克 牡丹皮2.4克 淮药6克 姜皮0.3克 大枣2枚。

【功效】固气安胎。

【主治】经虚胎漏。

【用法】水煎服。

七、药膳

1.杜仲杞鹑汤《食疗本草学》

【材料】鹌鹑1只 枸杞子30克 杜仲15克

【做法】三味水煎取汁。饮汤食鹑。

【功效】补肝肾,健筋骨,强腰膝。适用于肝肾虚弱,腰膝酸软或疼痛等。

2.杜仲龟肉汤《补品补药与补益良方》

【材料】杜仲10~15克 龟肉100克

【做法】先水煎杜仲,去渣取汁,入龟肉煮熟。饮汤食肉。

【功效】补肝肾,强腰膝。用于肝肾不足,腰膝酸痛,乏力,眩晕,小便频数等症。

3.杜仲川断煲鸡蛋《补品补药与补益良方》

【材料】川杜仲12克 川断12克 鸡蛋2个

【做法】水煎。蛋熟后去壳,饮汤食蛋。

【功效】补肝肾,强筋骨,养血安胎。适用于腰酸膝软,胎动不安等症。

4.杜仲煲猪肚《回生录》

【材料】杜仲50克 猪肚200克

【做法】猪肚用盐、水里外搓洗干净,切块,与杜仲加水炖汤,至猪肚烂熟,加入适量调料,食用。

【功效】补肝肾,强筋骨,健脾胃,益精血。适用于肝肾不足,腰膝酸痛,小便频数清长,遗精阳痿,虚劳羸弱,及慢性腰肌劳损等症。

5.杜仲羊肾汤《鸡峰普济方》

【材料】杜仲10克 羊肾2枚

【做法】羊肾去脂膜洗净切碎,与杜仲同入沙锅炖至熟透后,去药渣,调味。空腹食。

【功效】温阳固精,补肝肾,强筋骨。适用于肾虚腰痛,阳痿,遗精,胎动不安等症。

6.杜仲腰花《中国药膳学》

【材料】猪腰子250克 炙杜仲12克 黄酒25克 调料适量

【做法】猪肾剖为两半,割去臊腺筋膜,切成腰花。杜仲水熬浓汁(约50毫升)。将腰花放碗中,加白糖、杜仲汁、黄酒、干淀粉、盐搅匀。武火将锅烧热,加猪油、植物油,放入花椒、腰花、葱、姜、蒜,快速炒散。再加醋、酱油、白糖、味精,翻炒。

【功效】补肝肾,强筋骨,降血压。适用于肝肾不足,筋骨羸弱,腰膝酸软,步履不健,头晕耳鸣,高血压等症。

7.羊肾黑豆杜仲汤《中医药膳学》

【材料】羊肾1对 黑豆60克 杜仲15克 生姜9克 石菖蒲10克

【做法】先将破开洗净的羊骨用开水泡2~3分钟后待用;煮黑豆、杜仲、菖蒲,30分钟后加入羊肾,熟后食用,分2次服。

【功效】补肾填精。适用于肾精亏损证。

当归

本品为伞形科多年生草本植物当归 *Angelica sinensis* (Oliv.) Diele 的干燥根。主产于甘肃、四川、陕西等地。产于甘肃岷县(古称秦州)者,质量好,习称"秦归"。秋末采挖。生用或酒炒用。

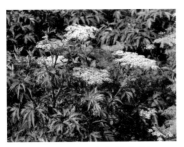

图19-25　当归植物图

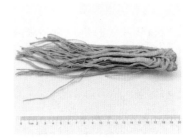

图19-26　当归药材图

一、性味归经

甘、辛，温。归肝、心、脾经。

二、功效

补血活血，调经止痛，润肠通便。

三、性能特点

本品甘辛温质润，入肝、心、脾经。具有良好的补血、活血、止痛作用。其味甘而重，故专能补血，其气轻而辛，故又能行血，补中有动，行中有补，诚血中之气药亦血中圣药也，适用于血虚诸症。并善调经，又善止痛，尚能散寒，故不特血虚或血滞的月经不调、经闭、痛经等证持为要药，而虚寒腹痛、风湿痹痛、跌打损伤、痈疽疮疡等证，亦因其活血、止痛、温散寒滞之功而可获良效。此外，既补血，又质地油润，故又常治血虚肠燥便秘。

四、用法用量

煎服，6~12克。酒炒可增强活血通经之力。

五、使用注意

湿热中阻、肺热痰火、阴虚阳亢等不宜应用；又因润燥滑肠，大便溏泻者慎用。

六、方剂

1.当归建中汤《千金翼方》
【组成】当归60克　肉桂45克　炙甘草30克　白芍90克　饴糖90克　生姜45克　大枣20枚
【功效】温中补虚，和里缓急。
【主治】产后虚羸不足，腹中时痛，少气，或小腹拘急，痛引腰背，不能饮食。
【用法】水煎服。

2.四物汤《太平惠民和剂局方》
【组成】熟地黄12克　当归10克　白芍12克　川芎8克
【功效】补血调血。
【主治】营血亏虚证、冲任虚损证、产后恶露不下，结生瘕聚，少腹坚痛。
【用法】水煎服。

3.槐角丸《太平惠民和剂局方》
【组成】槐角480克　地榆240克　当归240克　防风240克　黄芩240克　枳壳240克
【功效】止痒痛，消肿聚，驱湿毒。清肠疏风，凉血止血。
【主治】五种肠风泻血。粪前有血名外痔，粪后有血名内痔，大肠不收名脱肛，谷道四面胬肉如奶，名举痔，头上有乳名瘘；及肠风疮内小虫，里急下脓血。
【用法】上药研为细末，加酒制成直径6~8毫米的糊丸。每服39丸，米饮送服。

4.地榆散《伤寒温疫条辨》

【组成】当归12克　白芍12克　薤白12克　地榆6克　黄芩6克　黄连6克　炒栀子6克　犀牛角6克

【功效】整肠止痢。

【主治】伤寒温病，热毒不解，日晡壮热，腹痛，便利脓血，甚如烂瓜肉及屋漏水者。

【用法】水煎服，犀牛角汁送服。

5.宣郁通经汤《傅青主女科》

【组成】炒白芍15克　当归15克　牡丹皮15克　炒山栀子9克　炒白芥子6克　柴胡3克　酒炒香附3克　醋炒郁金3克　酒炒黄芩3克　甘草3克

【功效】补肝血，解肝郁，利肝气，降肝火。

【主治】妇人经前腹疼数日，而后经水行，经来多紫黑块。

【用法】水煎服。

6.济川煎《景岳全书》

【组成】当归9~15克　牛膝6克　肉苁蓉6~9克　泽泻4.5克　升麻1.5~3克　枳壳3克

【功效】温肾益精，润肠通便。

【主治】肾阳虚弱，精津不足证。大便秘结，小便清长，腰膝酸软，头目眩晕，舌淡苔白，脉沉迟。

【用法】水煎服。

七、药膳

1.归芪蒸鸡《民间食疗方》

【材料】炙黄芪100克　当归20克　嫩母鸡1只

【做法】嫩鸡宰杀洗净，把当归、黄芪装于鸡腹内，姜、葱布于鸡腹上，注入适量清水，加入食盐、绍酒、胡椒粉，上笼蒸约2小时后，取出去封口纸，去姜、葱，加适量味精调味，装盘即成。

【功效】益气补血。

2.当归生姜羊肉汤《金匮要略》

【材料】当归30克　生姜30克　羊肉500克

【做法】羊肉去骨，剔去筋膜，入沸水锅内焯去血水，捞出晾凉，切成5厘米长、2厘米宽、1厘米厚的条；沙锅内放清水，下入羊肉，放当归、生姜，武火烧沸，去浮沫，文火炖1.5小时至羊肉熟烂。食肉饮汤。

【功效】补虚温中散寒。适用于产后血虚有寒而见腹中冷痛，或虚寒痛经。

3.当归猪胫骨汤《补品补药与补益良方》

【材料】当归15~20克　猪胫骨500克

【做法】二味共煮1小时。加盐少许调味，取汤温服。

【功效】补肝肾，强筋骨，养阴血。适用于肝肾虚损，筋骨酸痛，贫血等。

4.当归杞子汤《中国药膳学》

【材料】当归15克　枸杞子15克　制首乌15克　鸡肉250克

【做法】上3药与鸡肉共煮。食肉饮汤。

【功效】补虚弱，养阴血。适用于阴血不足，头晕眼花，须发早白等症。

5.当归甲鱼《良药佳馐》

【材料】当归100克　甲鱼1500克　猪肉50克　冬笋20克　冬菇10克　葱10克　姜10克　蒜10克　青蒜10克

【做法】甲鱼杀后用开水烫洗干净，去内脏、剁块；将当归装入纱布袋内，扎口，与猪肉、笋、菇、葱、姜、蒜同入锅中，加水炖熟，去当归；将甲鱼、猪肉取出，临吃时蒸热；用原汁调好味，勾芡撒上青蒜，浇在甲鱼、猪肉上。吃肉、笋、菇，饮汤。

【功效】滋阴补血。适用于肝肾阴虚，妇女贫血，头晕眼花，经闭及阴虚发热等症。

6.当归牛肉胶《疾病的食疗与验方》

【材料】当归250克　牛肉2000克

【做法】当归洗净，牛肉洗净切块，同放入大砂锅中，加清水浸没，武火烧开，加黄酒4匙，文火炖5小时至肉烂，捞出当归不用，牛肉捣碎散于汤中，文火煨1小时，至肉汁变浓成胶。冷却装瓶，每隔3~4日蒸1次。每日2~3次，每次1~2匙，饭后冲服，2个月为1个疗程。

【功效】健脾暖胃，补血活血，温中止痛。适用于脾胃虚寒，脘腹冷痛，妇女虚寒腹痛，月经不调，产后血虚腹部冷痛等症。

〇 阿胶 〇

本品为马科动物驴*Equus asinus* L.的干燥皮或鲜皮经煎煮、浓缩制成的固体胶。主产于山东、浙江等地。以山东省东阿县的产品最著名。捣成碎块或以蛤粉炒成阿胶珠用。

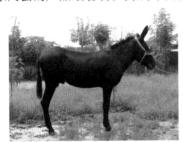

图19-27　驴动物图

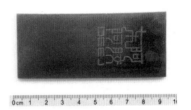

图19-28　阿胶药材图

一、性味归经

甘，平。归肺、肝、肾经。

二、功效

补血滋阴，润燥，止血。

三、性能特点

本品甘平，质地滋润，入肺、肝、肾经。为补血、止血、滋阴要药，且具清肺润燥之功。治血虚眩晕、心悸，或阴虚心烦、失眠，用之能补血滋阴；治咯血、吐血、衄血、便血、尿血、崩漏等多种出血证，用之有良好的止血作用，特别对失血而兼见阴虚、血虚者尤宜，用蛤粉烫制成珠后，其止血作用尤佳；治虚劳咳喘，或阴虚燥咳，用之能滋阴清肺润燥而平咳喘。

四、用法用量

烊化兑服，3~9克。

五、使用注意

脾胃虚弱便溏者慎用。

六、方剂

1.黄连阿胶汤《伤寒论》

【组成】黄连12克　黄芩6克　白芍6克　阿胶烊化9克　鸡子黄2枚

【功效】扶阴散热。

【主治】少阴病，心中烦，不得卧；邪火内攻，热伤阴血，下利脓血。

【用法】上药入水煎后去滓，再入鸡子黄混匀，每次温服200毫升。

2.猪苓汤《伤寒论》

【组成】猪苓10克　茯苓10克　泽泻10克　滑石10克　阿胶烊化10克

【功效】利水，养阴，清热。

【主治】水热互结证。症见发热，水热互结，阴亏津伤，发热心烦，渴欲饮水，小便不利，或兼有咳嗽、呕恶下利，或尿血、血淋属阴虚有热者。

【用法】水煎服。

【注意】阳明病，汗出多而渴者，虽渴而里无热者不可服用；忌醋物。

3.寿胎丸《医学衷中参西录》

【组成】川续断60克　桑寄生60克　菟丝子120克　阿胶60克

【功效】补肾安胎。

【主治】肾虚滑胎，及妊娠下血，胎动不安，胎萎不长者。

【用法】将前三味研为细末，加水化阿胶制成丸子，每丸重0.3克。每服20丸，开水送服。

4.补肺阿胶汤《小儿药证直诀》

【组成】阿胶烊化45克　牛蒡子7.5克　炙甘草7.5克　马兜铃15克　杏仁7个　糯米30克

【功效】养阴补肺，镇咳止血。

【主治】肺虚有热证。症见咳嗽气喘，咽喉干燥，咳痰不多，或痰中带血，舌红少苔，脉细数。

【用法】上药研为细末，每服6克，水煎服。

【注意】肺虚无热，或外有表寒、内有痰浊者，不宜服用。

5.黄土汤《金匮要略》

【组成】灶心黄土120克　干地黄45克　附子45克　阿胶烊化45克　白术45克　黄芩45克　甘草45克

【功效】温阳健脾，养血止血。

【主治】阳虚出血。症见大便下血，或吐血、衄血，或妇人崩漏，血色黯淡，四肢不温，面色萎黄，舌淡苔白，脉沉细无力。

【用法】水煎服。

【注意】热证所致便血或崩漏患者不宜使用。

6.胶艾汤《金匮要略》

【组成】熟地黄12克　当归9克　芍药12克　甘草6克　川芎6克　艾叶9克　阿胶烊化9克

【功效】补血止血，调经安胎。

【主治】妇人冲任虚损证。症见月经过多，日久不尽，或妊娠下血，或半产后下血不绝，舌淡，脉细。

【用法】水煎服。

七、药膳

1.阿胶葱白煮蜜糖《中国药膳学》

【材料】阿胶6克　葱白3根　蜂蜜2匙

【做法】用水1碗煮葱白，沸后捞出，加入阿胶、蜂蜜炖化。饭前温服。

【功效】滋阴补血。适用于产后阴血亏虚，便秘，老人血虚便秘等症。

2.阿胶龙骨粥《太平圣惠方》

【材料】阿胶15克　龙骨15克　艾叶6克　糯米50~100克

【做法】先将龙骨及艾叶去渣取汁，后入糯米煮粥，候熟，将捣碎的阿胶放入粥中，搅匀令烊化、空腹服。

【功效】养血，止血，安胎。适用于血虚失养，冲任虚寒而致妊娠胎动下血。

3.阿胶白皮粥《养生康复粥谱》

【材料】阿胶15克　桑白皮15克　糯米100克　红糖8克

【做法】将桑白皮水煎取汁2次；米淘净入锅内加水煮10分钟，倒入药汁、阿胶，粥熟入红糖食。

【功效】补血滋阴，润燥清肺。适用于血虚，阴虚久咳咯血，月经过少，崩漏，胎动，便血等症。

4.马齿苋阿胶汤《肿瘤的诊断与防治白血病》

【材料】马齿苋60克　阿胶10克

【做法】马齿苋洗净，水煎取汁，阿胶烊化兑入。每服20毫升，每日2~3次。

【功效】清热解毒，滋养补虚。适用于急慢性白血病有肠道感染，低热贫血者。

5.阿胶羊肝《中医饮食疗法》

【材料】阿胶15克　鲜羊肝500克　水发银耳3克　青椒片3克　白糖5克

【做法】将阿胶和白糖蒸化；羊肝切成片，加入干淀粉搅拌均匀；盐、酱油、味精、胡椒粉、淀粉勾兑成汁；大火煸炒羊肝片，滑开滑透，倒入漏勺内沥去油。炒锅内留少许底油，投入姜葱炸锅，加入青椒、银耳，烹入绍酒，倒入滑好的肝片、阿胶汁，翻炒几下，再把兑好的芡汁泼入锅内，翻炒均匀，加香油即成。

【功效】滋养润燥，补血养肝。

龙眼肉

本品为无患子科常绿乔木植物龙眼 *Dimocarpus longan* Lour. 的假种皮。主产于广东、福建、台湾、广西等地。夏、秋二季采收成熟果实，干燥，除去壳、核，晒至不黏。

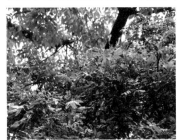

图19-29　龙眼植物图

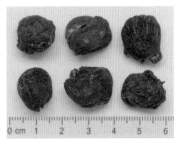

图19-30　龙眼肉药材图

一、性味归经

甘。温。归心、脾经。

二、功效

补益心脾，养血安神。

三、性能特点

本品甘温，入心、脾经，善补益心脾，养血安神，既不滋腻，又不壅滞，为药食两用之滋补佳品，适用于思虑过度，劳伤心脾所致的气血不足、心悸怔忡、健忘失眠、血虚萎黄之证。

四、用法用量

煎服，9~15克。

五、使用注意

内有郁火，痰饮气滞，湿阻中满者忌服。

六、方剂

1.归脾汤《正体类要》

【组成】白术3克　当归3克　白茯苓3克　黄芪3克　龙眼肉3克　远志3克　酸枣仁3克　人参3克　木香1.5克　炙甘草1克

【功效】益气补血，健脾养心。

【主治】心脾气血两虚证。心悸怔忡，健忘失眠，盗汗，体倦食少，面色萎黄，舌淡，苔薄白，脉细弱。脾不统血证。便血，皮下紫癜，妇女崩漏，月经超前，量多色淡，或淋漓不止，舌淡，脉细弱。

【用法】水煎服。

2．加味补血汤《医学衷中参西录》

【组成】黄芪30克　当归15克　龙眼肉15克　鹿角胶_{烊化}9克　丹参9克　乳香9克　没药9克　甘松6克

【功效】补气生血，化痰通络。

【主治】身形软弱，肢体渐觉不遂，或头重目眩，或神昏健忘，或觉脑际紧缩作疼，甚或昏仆，移时苏醒，致成偏枯，或全身痿废，脉象迟弱，偏虚寒者。

【用法】水煎服。

3．定心汤《医学衷中参西录》

【组成】龙眼肉30克　炒酸枣仁15克　山茱萸15克　炒柏子仁12克　龙骨_{先煎}12克　牡蛎_{先煎}12克　乳香3克　没药3克

【功效】养心神，调气血，安魂魄。

【主治】心虚怔忪。

【用法】水煎服。

4．安魂汤《医学衷中参西录》

【组成】龙眼肉18克　炒酸枣仁12克　龙骨_{先煎}15克　牡蛎_{先煎}15克　清半夏9克　茯苓9克　生赭石_{先煎}12克

【功效】养心安神，化痰镇静。

【主治】心中气血虚损，兼心下停有痰饮，致惊悸不眠，舌质淡，苔薄腻，脉细滑者。

【用法】水煎服。

5．扶中汤《医学衷中参西录》

【组成】炒白术30克　山药30克　龙眼肉30克

【功效】益气补血，健脾止泻。

【主治】泄泻久不止，气血俱虚，身体羸弱，将成劳瘵之候。

【用法】水煎服。

七、药膳

1．龙眼丹参汤《实用中医学》

【材料】龙眼肉30克　远志15克　丹参15克　红糖适量

【做法】水煎，加红糖调服，每日2次。

【功效】益心脾，活血化瘀。适用于心脾两虚，气滞血瘀，心悸气短，食少便溏，面唇青紫，胸痛头晕等症。现多用于冠心病出现慢性心功能不全者。可常服。

2．龙眼参蜜膏《滋补保健药膳食谱》

【材料】党参250克　沙参120克　龙眼肉120克　蜂蜜适量

【做法】将党参、沙参切片。与龙眼肉同入13倍量水中，煮沸1小时，过滤药液；加6倍量水，再煮沸30分钟，过滤药液；合并2次药液，文火浓缩至稀流膏状；另取蜂蜜加热后过滤，并继续加热至沸，向稀流膏中缓缓倒入等量蜂蜜，边搅边加热。煮沸。每服10~15毫升，每日2次，温开水冲服。

【功效】补元气，清肺热。适用于体质虚弱，消瘦烦渴，声音嘶哑，身倦乏力等症。

3．龙眼红枣木耳羹《膳食保健》

【材料】龙眼肉15克　红枣15克　黑木耳25克　冰糖适量

【做法】木耳冷水浸发1夜，加水文火焖煮1小时后，再加龙眼肉、红枣焖至稠烂，调入冰糖至溶食用。

【功效】益气养血。适用于妇女体虚，带下色白，及贫血等症。

4．龙眼枸子桑椹汤《补品补药与补益良方》

【材料】龙眼肉15~20克　枸杞子15克　桑椹15克

【做法】水煎服。

【功效】益心肾，养头目。适用于经常头晕目眩，心悸健忘等症。

5.龙眼枸杞粥《养生食疗菜谱》

【材料】龙眼肉15克　枸杞子10克　红枣4个　粳米100克

【做法】桂圆肉、枸杞子、大枣、粳米分别洗净。沙锅置中火上，掺清水，加粳米煮开10分钟后加桂圆肉、枸杞子、大枣煮稀粥。早晚各1次，空腹食。

【功效】养心，安神，健脾，补血。适用于心血不足引起心悸怔忡，失眠健忘，纳差浮肿，自汗盗汗等症。

6.龙眼莲子粥《中国药膳学》

【材料】龙眼肉5克　莲子肉10克　大米100克

【做法】3味煮粥服食。

【功效】健脾养心，益气补血。现多用治贫血。

玉竹

本品为百合科植物玉竹Polygonatum odoratum（Mill.）Druce的干燥根茎。主产于湖南、河南、江苏等地。秋季采挖，洗净，晒至柔软后，反复揉搓，晾晒至无硬心，晒干；或蒸透后，揉至半透明，晒干。切厚片或段用。

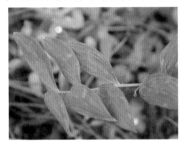

图19-31　玉竹植物图

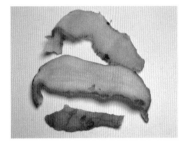

图19-32　玉竹药材图

一、性味归经

甘、微寒。归肺、胃经。

二、功效

养阴润燥，生津止渴。

三、性能特点

本品甘微寒质润，入肺、胃经，养肺胃之阴而不滋腻，清热而不甚寒凉，为治肺胃阴虚之燥咳、烦热口渴等的缓和清润之品；又治阴虚外感，配解表药同用，有养阴而不恋邪的特点。

四、用法用量

煎服，6~12克。

五、方剂

1.沙参麦冬汤《温病条辨》

【组成】沙参9克　玉竹6克　甘草3克　桑叶4.5克　生扁豆4.5克　天花粉4.5克　麦冬9克

【功效】甘寒生津，清养肺胃。

【主治】燥伤肺胃或肺胃阴津不足，咽干口渴，或热，或干咳少痰。现用于气管炎、肺结核、胸膜炎、慢性咽炎等属于肺胃阴伤者。

【用法】水煎服。

2.益胃汤《温病条辨》

【组成】沙参9克　麦冬15克　生地黄15克　炒玉竹4.5克　冰糖3克

【功效】养阴益胃。

【主治】阳明温病，胃阴损伤证。食欲不振，口干咽燥，舌红少苔，脉细数者。

【用法】水煎服。

3.加减葳蕤汤《重订通俗伤寒论》

【组成】玉竹9克　葱白6克　桔梗5克　白薇3克　淡豆豉9克　薄荷_{后下}5克　炙甘草1.5克　红枣2枚

【功效】滋阴解表。

【主治】素体阴虚，外感风热证。头痛身热，微恶风寒，无汗或有汗不多，咳嗽，心烦，口渴，咽干，舌红，脉数。

【用法】水煎服。

4.葳蕤汤《杂病源流犀烛》

【组成】玉竹3克　茯苓3克　枣仁3克　石膏_{先煎}3克　人参2.1克

【功效】养阴理虚。

【主治】病后多寐，身犹灼热，余邪末清，正气未复。

【用法】水煎服。

六、药膳

1.玉竹乌梅茶《中国药膳学》

【材料】玉竹9克　北沙参9克　石斛9克　麦冬9克　乌梅5枚　冰糖适量

【做法】上药共研粗末，水煎，取汁，加冰糖合溶。代茶饮。

【功效】清热滋阴。适用于上中消及热病伤阴烦渴，夏季汗多口渴等症。

2.玉竹油豆腐嵌肉《膳食保健》

【材料】玉竹30克　猪夹心肉250克　油豆腐500克　调料适量

【做法】猪肉剁泥，加葱、姜、末、黄酒、酱油、精盐、白糖、味精调味，加水、生粉搅打成肉浆；油豆腐开一小口，嵌入肉浆后合口；玉竹加水煮沸20分钟后取汁，加入嵌肉油豆腐，用文火焖煮40分钟。

【功效】润肺生津。适用于肺燥干咳，烦热口渴等症。

3.玉竹薄荷饮《中国药膳学》

【材料】玉竹3克　薄荷叶2片　生姜1片　白蜜适量

【做法】水煎取汁，临卧饮服。

【功效】凉血止血，滋阴补虚。适用于劳伤吐血，及崩漏等症。

❧ 黄精 ❧

本品为百合科植物滇黄精 *Polygonatum kingianum* Coll.et Hemsl.、黄精 *Polygonatum sibiricum* Red.或多花黄精 *Polygonatum cyrtonema* Hua 的干燥根茎。按形状不同，习称"大黄精""鸡头黄精""姜形黄精"。主产于河北、云南、贵州等地。春、秋两季采挖，除去须根，洗净，置沸水中略烫或蒸至透心，干燥，切厚片用。

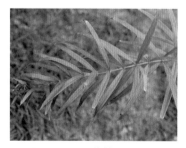

图19-33　黄精植物图

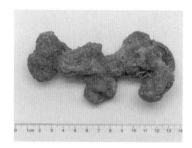

图19-34　黄精药材图

一、性味归经

甘、平。归脾、肺、肾经。

二、功效

补气养阴，健脾，润肺，益肾。

三、性能特点

本品甘平质滋润，入脾、肺、肾经。既能滋肾阴、润肺燥，又能补脾阴，益脾气。治阴虚燥咳，劳嗽久咳，用之能滋肾阴、润肺燥而止咳；治脾胃虚弱之证，能补气而益阴；治肾精亏虚，腰膝酸软，头晕之证，用之能补肾而益精；治肾精亏虚，阴液不足之消渴证，用之又有补虚而止渴之效。因性质平和，作用缓慢，故多作久服滋补之品。

四、用法用量

煎服，9~15克。熬膏或入丸、散服。

五、使用注意

痰湿壅滞，中寒便溏、气滞腹胀者不宜服用。

六、方剂

1.二精丸《奇效良方》

【组成】黄精1000克　枸杞子1000克

【功效】助气固精，保镇丹田，活血驻颜，长生不老。

【主治】老年人阴虚不足，头晕耳鸣，口干烦躁。

【用法】上药研为细末，加炼蜜制成直径6~8毫米的丸子。每服30~50丸，空腹温酒送服。

2.九转黄精丹《全国中药成药处方集》

【组成】当归10千克　黄精10千克

【功效】补血益气。

【主治】身体衰弱，面黄肌瘦，饮食减少。

【用法】上药用黄酒10千克浸透蒸黑，再研为细末，加炼蜜制成丸子。每服9克，温水送服。

3.黄精丸《中药部颁标准》

【组成】黄精250克　当归250克

【功效】补气养血。

【主治】用于气血两亏，身体虚弱，腰腿无力，倦怠少食。

【用法】以上二味，黄精用黄酒100克蒸48小时，取出，低温干燥。另取黑豆25克加水煎煮二次，每次3~4小时，合并煎液，滤过，滤液浓缩至适量，浓缩液用当归吸尽，取出，低温干燥，加入黄精，粉碎成细粉，过筛，混匀。每100克粉末加炼蜜60~70克，制成大蜜丸，即得。口服，每次1丸，每日2次。

4.先天大造丸《外科正宗》

【组成】紫河车1个　人参60克　白术60克　当归身60克　茯苓60克　菟丝子60克　枸杞子60克　黄精60克　肉苁蓉60克　何首乌60克　川牛膝60克　淫羊藿60克　黑枣肉60克　炒补骨脂30克　骨碎补30克　巴戟天30克　远志30克　木香15克　青盐15克　丁香9克　熟地黄120克

【功效】补肾阳，祛风湿，益精填髓。

【主治】风寒湿毒袭于经络，初起皮色不变，漫肿无头，或阴虚外寒侵入，初起筋骨疼痛，日久遂成肿痛，溃后脓水清稀，久而不愈，渐成漏证者。

【用法】上药研为细末，加炼蜜制成直径6~8毫米的丸子，每服70丸，空腹温酒送服。

5.黄精煎《圣济总录》

【组成】黄精6000克　白蜜2500克　生地黄2500克

【功效】滋阴补肾，清热凉血。

【主治】大风癞病，面赤疹起，手足挛急，身发疮痍，及指节已落者。

【用法】上述药研烂，加6升水绞碎取汁，再加蜜搅匀，煎之成稠状。温酒调服，每服6~9克。

七、药膳

1.黄精冰糖煎《中国药膳学》

【材料】黄精30克　冰糖30克

【做法】黄精洗净，与冰糖加水，用文火同煎1小时。饮汤食黄精，早晚分服。

【功效】益气养阴，润肺补虚。适用于肺阴虚，低热不退，干咳少痰，痰中带血等症。

2.黄精煲猪胰《滋补中药保健菜谱》

【材料】黄精30克　玉竹15克　猪胰1副　调料适量

【做法】猪胰刮去油膜，洗净，放入瓦煲中，加黄精、玉竹、葱、姜、水煲熟，加味精调味。

【功效】滋阴补脾，降血糖。适用于糖尿病，心脏病，消化功能减弱者食用。

3.黄精当归鸡蛋《中国药膳学》

【材料】黄精20克　当归12克　鸡蛋2个

【做法】鸡蛋洗净，放两味药加水同煮，蛋熟后，去壳，再入锅煮至剩1碗汤。饮汤食蛋。

【功效】益气养血。适用于气血不足，体质虚弱，面色无华，头晕心悸，气短乏力等症。

百合

本品为百合科植物卷丹 *Lilium lancifolium* Thund、百合 *Lilium brownii* F. E. Brown var. *viridulum* Baker或细叶百合 *Lilium pumilum* DC.的干燥肉质鳞叶。全国大部分地区均产，以湖南、浙江产者为多。秋季采挖。洗净，剥取鳞叶，置沸水中略烫，干燥，生用或蜜炙用。

一、性味归经

甘，寒。归肺、心经。

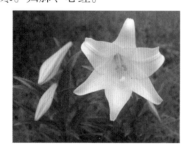

图19-35　百合植物图

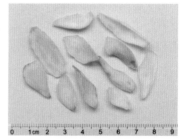

图19-36　百合药材图

二、功效

养阴润肺，清心安神。

三、性能特点

本品甘微寒而质润，入肺、心经，即能养阴润肺止咳，又善清心安神，适用于肺燥或阴虚之久咳、痰中带血等，尤以治热病余热未清之心烦失眠为常用。

四、用法用量

内服：6~12克；水煎服，蒸食、煮粥食或拌蜜蒸食。外用：捣敷。

五、使用注意

脾肾虚寒，便溏者不宜用。

六、方剂

1.百合固金汤《慎斋遗书》

【组成】熟地黄9克　生地黄9克　当归9克　白芍3克　甘草3克　桔梗2.4克　玄参2.4克　贝母4.5克　麦冬4.5克　百合4.5克

【功效】滋养肺肾，止咳化痰。

【主治】肺肾阴亏，虚火上炎证。咳嗽气喘，痰中带血，咽喉燥痛，头晕目眩，午后潮热，舌红少苔，脉细数。

【用法】水煎服。

2.百合汤《时方歌括》

【组成】百合30克　乌药9克

【功效】养阴清心，行气止痛。

【主治】心痛，心胸或脘腹胀痛，虚烦惊悸，失眠多梦，舌红苔白，脉弦，气痛。

【用法】水煎服。

3.百合地黄汤《金匮要略》

【组成】百合7枚　生地黄汁200毫升

【功效】养阴清热，补益心肺。

【主治】百合病之心肺阴虚内热证。症见神志恍惚，意欲饮食复不能食，时而欲食，时而恶食；沉默寡言，欲卧不能卧，欲行不能行，如有神灵；如寒无寒，如热无热，口苦，小便赤，舌红少苔，脉微细。

【用法】水煎服。

4.百合知母汤《金匮要略》

【组成】百合7枚　知母9克

【功效】清热补虚，养阴润燥。

【主治】百合病心肺阴虚内热证。百合病，发汗后，心烦口渴者。

【用法】水煎服。

5.补肺百合汤《家庭治病新书》

【组成】北沙参9克　百合9克　诃子3克　陈皮3克　罂粟壳4.5克　紫菀4.5克　马兜铃4.5克　知母4.5克　生地黄9克　木香2.4克　甘草2.4克　乌梅1个

【功效】养阴润肺，止咳平喘。

【主治】痰壅气喘，不得卧者。

【用法】水煎服。

七、药膳

1.小麦百合生地汤《疾病的食疗与验方》

【材料】小麦30克　百合15克　生龙齿15克　生地黄15~18克

【做法】小麦用布包好，与余药同煎汤取汁。每日1剂，2煎分2次服。

【功效】养心阴，安心神。适用于心阴不足之心烦不安、失眠等症。

2.百合鸡子黄汤《金匮要略》

【材料】百合45克　鸡蛋1枚

【做法】百合浸1宿，出白沫捞出，用清水煮；将鸡蛋打开，去清，将黄倒入百合汤内，搅匀再煮，入白糖调味。

【功效】滋养心肺而安神。适用于大病后气阴两伤，心神不宁，百合病，妇女癔病，神经性呕吐等。

3.百合杏仁粥《实用中医营养学》

【材料】鲜百合50克　杏仁10克　粳米50克　白糖适量

【做法】杏仁用温水浸泡，去皮尖，捣碎，与百合、粳米煮粥，加白糖适量。早晚食。

【功效】润肺止咳，养心安神。适用于病后虚热，干咳少痰，虚烦不眠等症。

【注意】风寒咳嗽，脾胃虚者不宜服。

4.百合芦笋汤《膳食保健》

【材料】鲜百合100克　清水芦笋1瓶　精盐适量　味精适量

【做法】百合瓣成瓣，撕去内膜，用盐捏后洗净，加水煮七分熟，加入切段之芦笋，调味。

【功效】清心安神，润肺止咳。适用于心烦不寐，惊悸，咳嗽，咽干等症。

5.冰糖百合龙齿饮《中医药膳学》

【材料】鲜百合20克　龙齿30克　冰糖适量

【做法】先将百合洗净，后与龙齿、冰糖一起用文火煮汁，到百合熟烂为止，取汤汁代茶饮服。

【功效】宁心安神。适用于惊恐不安证。

∽ 铁皮石斛 ∾

本品为兰科植物铁皮石斛 *Dendrobium officinale* Kimura et Migo 的干燥茎。分布于安徽西、浙江、福建、广西、四川、云南。11月至翌年3月采收，除去杂质，剪去部分须根，边加热边扭成螺旋形或弹簧状，烘干；或切成段，干燥或低温烘干，前者习称"铁皮枫斗"（耳环石斛）；后者习称"铁皮石斛"。

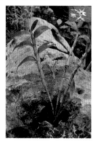

图19-37　铁皮石斛植物图

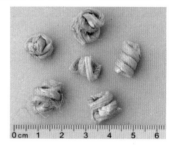

图19-38　铁皮石斛药材图

一、性味归经

甘，微寒；归胃、肾经。

二、功效

益胃生津，滋阴清热。

三、性能特点

本品甘而微寒，质滋润，入胃、肾经，功善养胃阴、生津液、退虚热，鲜品作用强，为治疗胃阴不足之佳品，兼虚热证尤宜。且能滋肾阴而养肝明目、强筋骨，常用治疗肾虚目暗、视力减退，或腰膝软弱之证。

四、用法用量

煎服，6~12克，鲜品15~30克，干品入汤剂宜先煎。

五、使用注意

本品能敛邪，故温热病不宜早用；又能助湿，若湿温病尚未化燥伤津者，以及脾胃虚寒大便溏薄、舌苔厚腻者均忌用之。

六、方剂

1.石斛夜光丸《原机启微》

【组成】天冬60克 人参60克 茯苓60克 炒五味子15克 蒺藜15克 石斛15克 肉苁蓉15克 川芎15克 炙甘草15克 炒枳壳15克 青葙子15克 防风15克 黄连15克 犀牛角15克 羚羊角15克 菊花21克 酒菟丝子21克 山药21克 枸杞子21克 牛膝22.5克 杏仁22.5克 麦冬30克 熟地黄30克 生地黄30克 决明子24克

【功效】滋补肝肾，清热明目。

【主治】肝肾两亏，瞳神散大，视物昏花，复视，及目内障，晶体呈淡绿色或淡白色。

【用法】上药研为细末，加炼蜜制成直径6~8毫米的丸子，每服30~50丸，温酒或盐汤送服。

2.安肾丸《太平惠民和剂局方》

【组成】肉桂480克 炮川乌480克 麸炒桃仁1440克 炒蒺藜1440克 巴戟天1440克 山药1440克 茯苓1440克 酒苁蓉1440克 炙石斛1440克 草薢1440克 白术1440克 补骨脂1440克

【功效】壮阳益肾。

【主治】肾经积冷，下元虚惫，目暗耳鸣，四肢无力，夜梦遗精，小便频数，脐腹撮痛，食少体瘦，惊恐健忘，大便溏泄。

【用法】上药研为细末，加炼蜜制成直径6~8毫米的丸子，每服30丸，空腹时温酒或盐汤送服。

3.肉苁蓉丸《圣济总录》

【组成】酒苁蓉30克 炙獭肝1具 柴胡0.9克 秦艽0.9克 巴戟天30克 黄芪30克 人参15克 茯苓0.9克 熟地黄15克 泽泻0.9克 炮附子0.9克 远志30克 山芋15克 炒蒺藜15克 石斛0.9克 姜厚朴15克 五味子15克 肉桂15克 炒桃仁15克 丁香15克 木香15克 当归0.9克 白芍15克 陈橘皮15克 赤石脂15克 槟榔15克 白术15克 炮姜15克 炒郁李仁15克 炙甘草15克 牡丹皮15克 蜀椒15克 山茱萸15克 川芎15克 煅牡蛎15克

【功效】补骨髓。

【主治】寒湿骨痹。

【用法】上药研为细末，加炼蜜制成直径6~8毫米的丸子，每服30丸，温酒送服，每日3次，不拘时候。

4.石斛浸酒《太平圣惠方》

【组成】石斛300克 牛膝250克 杜仲120克 丹参120克 生地黄500克

【功效】利关节，坚筋骨，养阴生津。

【主治】风痹脚弱，腰髋冷疼。

【用法】用酒浸泡，每服10毫升，每日2~3次。

5.清化饮《罗氏会约医镜》

【组成】白芍60克 麦冬60克 牡丹皮60~90克 茯苓60~90克 黄芩60~90克 生地黄60~90克 蒺藜9~15克 石斛3克 炒苍耳子6~9克

【功效】清热滋阴。

【主治】湿热上蒸，津汁溶溢而下，离经腐散，致鼻流臭涕。

【用法】水煎服。

6.石斛清胃散《张氏医通》

【组成】石斛10克 茯苓10克 橘皮10克 枳壳10克 扁豆10克 藿香10克 牡丹皮10克 赤芍10克 甘草5克

【功效】养胃津，益脾气。

【主治】麻疹后呕吐，胃虚不食，热滞。

【用法】加1片生姜，水煎服。

七、药膳

1.石斛玉竹甘蔗饮《补品补药与补益良方》

【材料】鲜石斛15~18克　玉竹12克　甘蔗汁200克

【做法】水煎，沸30分钟后取汁。代茶饮。

【功效】清热滋阴。适用于热伤津液之口渴等症。为夏季清凉饮料。

2.石斛粥《常见病食疗食补大全》

【材料】鲜石斛30克　北粳米50克　冰糖适量

【做法】鲜石斛水煮取汁（石斛久煮方可出效），与粳米、冰糖同入沙锅内煮粥。每日2次，稍温顿服。

【功效】滋阴清热。适用于热病津伤，心烦口渴；病后津亏，虚热不退；胃虚隐痛而兼干呕，舌光苔少等症。

【注意】凡津液未伤者不宜服食。

3.石斛玉竹粥《常见病食疗食补大全》

【材料】石斛12克　玉竹9克　大枣5枚　粳米60克

【做法】将石斛、玉竹煎汤，去渣后入大枣、粳米煮粥。每日1剂，连服7~8剂。

【功效】益胃生津，滋阴清热。适用于胃热阴虚所致的慢性胃炎。

❧ 枸杞子 ❧

本品为茄科植物宁夏枸杞 *Lycium barbarum* L.的干燥成熟果实。主产于宁夏、甘肃、新疆等地。夏、秋两季果实呈红色时采收，热风烘干，除去果梗，或晾至皮皱后，晒干，除去果梗。生用。

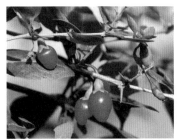

图19-39　枸杞植物图

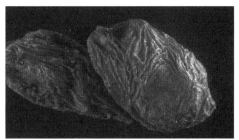

图19-40　枸杞子药材图

一、性味归经

甘、平。归肝、肾经。

二、功效

滋补肝肾，益精明目。

三、性能特点

本品甘平质滋润，入肝、肾经。为滋补肝肾、养血补精、明目之良药，善治肝肾不足之头晕目眩、腰膝酸软、视力减退、遗精及消渴等证；且能滋阴润肺而止咳，用治肺肾阴虚之虚劳咳嗽。

四、用法用量

6~12克；熬膏、浸酒或入丸、散。

五、使用注意

脾虚便溏者不宜用。

六、方剂

1.左归丸《景岳全书》

【组成】熟地黄240克　山药120克　山茱萸120克　枸杞子120克　川牛膝90克　菟丝子120克　鹿角胶120克　龟板胶120克

【功效】滋阴益肾，益精填髓。

【主治】真阴不足证。症见头晕目眩，腰酸腿软，遗精滑泄，自汗盗汗，口燥舌干，舌红少苔，脉细。

【用法】上药研为细末，先将熟地黄蒸烂杵膏，加蜜炼制成直径为6~8毫米的丸子。每服百余丸，食前开水或淡盐汤送服。

【注意】久服常服易滞脾碍胃，故脾虚泄泻者慎用。

2.大补元煎《景岳全书》

【组成】人参10克　炒山药6克　熟地黄6~9克　杜仲6克　当归6~9克　山茱萸3克　枸杞子6~9克　炙甘草3~6克

【功效】救本培元，大补气血。

【主治】气血大亏，精神失守之危剧病证。

【用法】水煎服。

3.大营煎《景岳全书》

【组成】当归6~15克　熟地黄9~21克　枸杞子6克　炙甘草3~6克　杜仲6克　牛膝4.5克　肉桂3~6克

【功效】滋阴补血，温经止痛。

【主治】真阴精血亏损，及妇人经迟血少，腰膝筋骨疼痛，或气血虚寒，心腹疼痛等症。

【用法】水煎服。

4.七宝美髯丹《积善堂方》

【组成】制何首乌1000克　茯苓1000克　牛膝240克　当归240克　枸杞子240克　菟丝子240克　补骨脂120克

【功效】补益肝肾，乌发壮骨。

【主治】肝肾不足证。须发早白，脱发，齿牙动摇，腰膝酸软，梦遗滑精，肾虚不育等。

【用法】上药研为细末，加炼蜜制成直径约3厘米的丸子，每服5克，清晨温酒送服，午时姜汤送服，卧时盐汤送服。

5.青葙子丸《太平圣惠方》

【组成】青葙子30克　甜瓜子仁30克　菟丝子30克　白蒺藜30克　面曲30克　乌梅丸30克　棒心30克　蔓菁子30克　决明子30克　牡荆子30克　茺蔚子30克　枸杞子30克　萤火虫30克　地肤子30克　柏子仁30克　大黄30克　蕤仁60克　细辛60克

【功效】清肝明目。

【主治】肝风多泪，眼目昏暗。

【用法】上药研为细末，加炼蜜制成直径为6~8毫米的丸子。每服20丸，温酒送服。

6.五子衍宗丸《证治准绳》

【组成】枸杞子250克　五味子30克　覆盆子125克　车前子60克　菟丝子250克

【功效】补肾益精。

【主治】肾精不足证。久不生育，遗精早泄，头晕耳鸣，腰膝酸软，或须发早白，牙齿动摇，舌淡红，脉细。

【用法】上药研为细末，加炼蜜制成直径为6~8毫米的丸子。每服20丸，温酒送服。

7.柏子养心丸《体仁汇编》

【组成】柏子仁120克　枸杞子90克　麦冬30克　当归30克　石菖蒲30克　茯神30克　玄参60克　熟

地黄60克　甘草15克

【功效】养心安神，补肾滋阴。

【主治】营血不足，心肾失调，精神恍惚，怔忡惊悸，夜睡多梦，健忘盗汗。

【用法】上药研为细末，加炼蜜制成直径为6~8毫米的丸子。每服20丸，温酒送服。

七、药膳

1.红杞田七鸡《中国药膳学》

【材料】枸杞子15克　三七10克　肥母鸡1只　绍酒30克　味精0.5克　胡椒粉5克　生姜20克　葱白30克　精盐10克

【做法】整鸡入沸水中略焯片刻，捞出用凉水冲洗后，沥干水。将枸杞子、田七片、姜片、葱段塞于鸡腹内。鸡置炖盅内，注入清汤，下入胡椒粉、绍酒；田七粉撒于鸡脯肉上。用湿绵纸封紧炖盅口，上笼旺火蒸约2小时。鸡熟后，揭去绵纸，取出鸡，去枸杞子、田七片，加入味精调味，即成。

【功效】补虚，益血，养营。

2.枸杞核桃炖羊肉《中医药膳学》

【材料】羊肉125克　枸杞子10克　核桃仁15克　生姜2~3片　调料适量

【做法】将原料放入炖锅，加水至淹没之。用文火炖2~3小时即可食用。每周2~3次，以冬天进食为佳，连服3~4周。

【功效】补肾益脑，通脉祛瘀。适用于肾虚神衰证。

3.枸杞决明汤《常见病食疗食补大全》

【材料】沙参15克　牛膝9克　枸杞子15克　决明子9克　蜂蜜适量

【做法】将前4味药煎汤后，冲入蜂蜜调服。每日1剂，连服数剂。

【功效】滋阴清热，养肝明目。适用于青光眼病程日久，眼胀头痛不堪，兼有腰酸失眠，潮热盗汗，视力低下等症。

4.枸杞苦瓜粥《常见病食疗食补大全》

【材料】枸杞子30克　苦瓜子9克　羊肾1只　羊肉100克　葱白适量　食盐适量　大米50克

【做法】将羊肉切碎；羊肾剖洗干净，去筋膜、切丝。将枸杞子、苦瓜子煎汤去渣，入大米、羊肾、羊肉煮作粥，熟后加葱、盐等调味服食。作早晚餐食。

【功效】适用于阴虚火旺所致的阳痿。

5.枸杞炖兔肉《中国药膳学》

【材料】枸杞子15克　兔肉250克

【做法】加水适量，文火炖至烂熟后，加盐调味。饮汤食肉，每日1次。

【功效】补益肝肾，健脾滋阴。适用于消渴证属肝肾不足者。

【注意】肺胃燥热之消渴不宜服用。

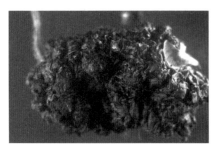

图19-41　桑椹药材图

桑椹

本品为桑科植物桑 *Morus alba* L.的干燥果穗。主产于江苏、浙江、湖南等地。4~6月果实变红时采收，晒干，或略蒸后晒干。

一、性味归经

甘、酸，寒。归心、肝、肾经。

二、功效

滋阴补血，生津润燥。

三、性能特点

本品甘寒质润，入肝、肾经，既能滋阴补血，又能生津止渴、润肠通便，用治阴血亏虚之眩晕、目暗耳鸣、须发早白、肠燥便秘及津伤口渴、消渴等证。

四、用法用量

9~15克，水煎服，熬膏，浸酒，入丸、散，或生用。

五、使用注意

1. 桑椹中含有溶血性过敏物质，过量食用后容易发生溶血性肠炎。

2. 桑椹中含有较多的鞣酸，会影响人体对钙、铁、锌的吸收，所以儿童不宜多吃，脾虚腹泻者也不宜吃。

3. 桑椹有黑白两种，鲜食以紫黑色为补益上品。未成熟的不能吃。

4. 熬桑椹膏时忌用铁器。

5. 桑椹含糖量高，糖尿病患者应忌食。

六、方剂

1. 生发汤《邹云翔医案》

【组成】制何首乌15克　砂仁1克　熟地黄9克　墨旱莲9克　女贞子9克　枸杞子9克　豨莶草9克　黑芝麻9克　党参9克　炙黄芪9克　全当归9克　白芍9克　阿胶烊化9克　桂圆肉9克　陈皮4.5克　炙甘草3克　红枣5个

【功效】益肝肾，补气血。

【主治】肝肾两虚、气血双亏所致的脱发。症见头发日渐脱落，色黄而不泽，伴有头昏，便秘，饮食睡眠尚好，舌苔薄白，脉象虚细。

【用法】水煎服。

2. 滋肾复明汤《张皆春眼科证治》

【组成】熟地黄15克　枸杞子9克　桑椹12克　菟丝子9克　女贞子9克　车前子9克　肉苁蓉9克　青盐少许

【功效】滋补肾阴。

【主治】肾精亏虚，视物不见，眼内干涩，头晕耳鸣，腰痠遗精，脉细弱者。

【用法】水煎服。

3. 山精丸《杂病源流犀烛》

【组成】苍术1000克　桑椹1000克　枸杞子500克　地骨皮500克

【功效】燥湿健脾，化痰和阴。

【主治】湿痰内阻，身重而软，倦怠困弱者。

【用法】先将桑椹取汁浸苍术晒干，再浸再晒，依法9次，后与其他药研为细末，加炼蜜制成直径6~8毫米的丸子。每服100丸，温水送服。或水煎服，各药用量按常规剂量酌定。

七、药膳

1. 锁阳桑椹蜜糖水《中国药膳学》

【材料】锁阳15克　桑椹15克　蜂蜜30克

【做法】锁阳切片，与桑椹水煎取汁，入蜂蜜搅匀。分2次服。

【功效】补肾壮阳，润肠通便。适用于肾虚阳痿、遗精、腰膝酸软；老年阴虚气弱之便秘。

2. 桑椹芝麻糕《中国药膳学》

【材料】桑椹30克　黑芝麻60克　麻仁10克　糯米粉700克　白糖30克　粳米粉300克

【做法】黑芝麻用文火炒香；桑椹洗净，与麻仁同放锅内，水煎20分钟取汁，倒入盛糯米粉、粳米粉、白糖的盆内，揉成面团，做成糕。再在每块糕上撒上黑芝麻，上笼蒸20分钟。早晚餐温热食。

【功效】补肝肾，健脾胃。适用于年老体虚，肠燥便秘，脾胃虚弱，食少乏力等症。

3.桑椹冰糖汤《疾病的食疗与验方》

【材料】鲜熟桑椹50~70克　冰糖适量

【做法】桑椹水煎，调入冰糖。饮汤食桑椹。

【功效】滋养肝肾。适用于肝肾阴虚所致之头晕、失眠、健忘、便秘等症。尤宜于神经衰弱兼便秘者。

4.桑椹苁蓉汤《补品补药与补益良方》

【材料】桑椹30克　肉苁蓉15~30克　黑芝麻15克　炒枳壳9克

【做法】水煎1小时取汁服。

【功效】滋阴润肠，理气通下。适用于阴虚血少之便秘症。

5.桑椹里脊《养生食疗菜谱》

【材料】里脊肉300克　鸡蛋2个　山萸肉3克　菜油70克　女贞子3克　细干淀粉80克　旱莲草3克　熟猪油40克　桑椹子5克　精盐1克　绍酒10克　酱油10克　白糖50克　醋25克　蒜25克　姜15克　麻油1克　葱花25克

【做法】将猪里脊肉用力拍松，切成宽、厚0.6厘米，长约2厘米的条。姜、葱、蒜洗净，切成粒，称七味中药去净灰渣，烘干研成细末。将精盐、酱油各1克，中药粉与肉条调拌均匀，再拌湿淀粉。另将酱油、白糖、葱、鲜汤、湿淀粉兑成汁。炒锅置旺火上，下菜油烧至七成热，分散投入肉条，炸成金黄色，表面发脆时捞起，滗去炸油，另放熟猪油、姜、蒜米炒香，烹入滋汁搅匀，放入里脊肉，醋簸匀，淋上麻油入盘。

【功效】滋补肝肾，益血。适用于肝肾阴虚所致的头晕、眼花、视力下降、耳鸣、须发早白、腰膝酸软等症。

∽ 黑芝麻 ∾

本品为脂麻科植物脂麻 *Sesamum indicum* L.的干燥成熟种子。我国各地均有栽培。秋季果实成熟时采割植株，晒干，打下种子，除去杂质，再晒干。生用或炒用。

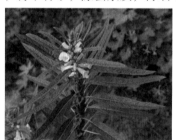

图19-42　芝麻植物图

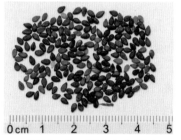

图19-43　黑芝麻药材图

一、性味归经

甘，平。归肝、肾、大肠经。

二、功效

补肝肾，益精血，润肠燥。

三、性能特点

本品甘平，补肝肾，益精血，有乌发明目之功，故常用于肝肾不足，精血亏虚引起的须发早白、腰膝酸软、头晕耳鸣及视物昏花、目暗不明。且药性平和，味香可口，为食疗佳品。

四、用法用量

水煎汤，9~15克；或入丸、散。外用适量，捣敷或煎水洗浴。内服宜炒熟用。

五、使用注意

脾虚大便溏泄者忌用。

六、方剂

1.佝偻汤《中医临证撮要》

【组成】怀山药15克　牡蛎15克　生龟板15克　黑芝麻15克　怀牛膝9克　熟地黄9克　茯苓9克　制何首乌12克　山萸肉6克　白术6克　西党参6克　全当归6克　益智仁3克　红枣3枚

【功效】补肝肾，调脾胃。

【主治】佝偻病。症见头项软弱，口软唇弛，咀嚼无力，手足握举站立行走均弛有时肌肉痉挛，唇、舌淡，舌苔白，脉细弱。

【用法】上药研为细末，每早晚开水冲调4.5克，同时服用炙黄芪9克，大红枣5枚，浓煎，连汤带枣一次服完，每日1次。

2.延寿丹《世补斋医书》

【组成】制何首乌2160克　豨莶草500克　桑椹子500克　黑芝麻500克　金樱子500克　旱莲草500克　菟丝子500克　杜仲240克　牛膝240克　女贞子240克　桑叶240克　金银藤120克　生地黄120克

【功效】补肝肾，益精血，强筋骨，乌须发。

【主治】肝肾不足，耳鸣重听，头晕眼花，四肢酸麻，腰膝无力，夜尿频多，须发早白。

【用法】上药研为细末，加炼蜜制成丸子，每服9克。

3.乌发丸《中药部颁标准》

【组成】地黄100克　墨旱莲50克　制何首乌100克　黑豆50克　女贞子50克　黑芝麻50克

【功效】滋阴健脑，凉血乌发。

【主治】早年白发症。

【用法】上药研为细末，每100克细末加65~85克炼蜜制成质量为9克的大蜜丸。每服9克。或水煎服，用量酌减。

4.保肺散《李聪甫医论》

【组成】北沙参12克　茯苓9克　百合9克　玉竹9克　黑芝麻9克　炙紫菀9克　蒸百部9克　桔梗6克　陈皮5克　甘草3克　薄荷2克

【功效】滋阴润肺，止咳化痰。

【主治】虚痨。症见咳嗽吐血，或痰带血丝，头昏身倦，胸痛背胀，潮热自汗，喉燥咽干等。

【用法】上药研为细末。每服6克，米汁或白糖开水送服。

5.养心定悸膏《中国药典》2020年版

【组成】地黄120克　麦冬60克　红参20克　大枣60克　阿胶20克　黑芝麻50克　桂枝30克　生姜30克　炙甘草40克

【功效】养血益气，复脉定悸。

【主治】主治气虚血少，心悸气短，心律不齐，盗汗失眠，咽干舌燥，大便干结。

【用法】本品为棕褐色的黏稠液体，口服。每次15~20克，每日2次。

七、药膳

1.蜂蜜芝麻膏《疾病的食疗与验方》

【材料】蜂蜜180克　黑芝麻30克

【做法】黑芝麻研粉，调入蜂蜜，蒸熟。每日2次，代点心服。

【功效】补虚润肠通便。适用于半身不遂患者大便秘结者。

2.黑芝麻核桃仁粥《常见病食疗食补大全》

【材料】黑芝麻50克　核桃仁100克　大米适量

【做法】黑芝麻、核桃仁捣碎，大米淘净，共加水煮粥。随意食。

【功效】适用于继发性脑萎缩症。

3.乌发汤《华夏药膳保健顾问》

【材料】熟地黄30克　山药30克　丹皮15克　枣皮20克　泽泻15克　制首乌50克　当归6克　红花6克　菟丝子30克　天麻15克　侧柏10克　黑豆60克　胡桃肉5个　黑芝麻50克　羊肉5000克　羊头4个，羊骨2000克　白胡椒15克　生姜30克　葱50克

【做法】用纱布袋装入全部药物，袋口扎紧待用；羊肉、羊骨、羊头清洗干净，放入锅中，加入药包、葱、姜、白胡椒及适量清水。先用温火煮沸，打去浮沫，捞出羊肉切片，再放入锅中，用文火炖1.5小时。待羊肉熟烂，捞出药包不用，可加味精、食盐调味，全汤即成。

【功效】滋补肝肾，养血润燥，乌须黑发。

第二十章
收涩药

收涩药是以收敛固涩为主要功效，用于治疗各种滑脱病证的药物。本类药物可分为固表止汗药、敛肺涩肠药、固精缩尿止带药三类。滑脱病证的根本原因是正气虚弱，而收涩药偏重于治病之标，目的在于及时敛其耗散，防止因滑脱不禁而导致正气衰竭，变生他证，故临床运用时多需配伍相应的补虚药，以治其正虚之本。如气虚自汗、阴虚盗汗者，应分别配伍补气固表药、滋阴降火药；脾肾阳虚之久泻、久痢者，应配伍温补脾肾药；肾虚遗精滑精、遗尿尿频者，根据阴虚、阳虚不同，当选择配伍补肾滋阴药或温肾壮阳之品；冲任不固，崩漏不止者，当配伍补肝肾，固冲任药；肺肾虚损，久咳虚喘者，宜配伍补肺益肾纳气药等。总之，应根据具体证候，寻求根本，适当配伍，标本兼治，才能取得较好的疗效。但本类药物为酸涩之品，有敛邪之弊，故表邪未解，实邪未尽，如外邪犯肺之咳嗽，里热蒸迫之多汗，湿热积滞之泻痢，温热下注之尿频或带下，热扰精室之遗精等皆不宜用，以免"闭门留寇"。

乌梅

本品为蔷薇科落叶乔木植物梅 *Prunus mume*（Sieb.）Sieb.et Zucc.的近成熟果实，主产于浙江，福建、云南等地，夏季果实近成熟时采收。低温烘干后闷至皱皮，色变黑时即成，去核生用或炒炭用。

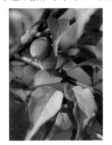

图20-1　梅树植物图

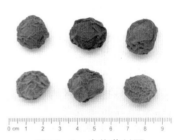

图20-2　乌梅药材图

一、性味归经

酸、涩，平，归肝，脾、肺、大肠经。

二、功效

敛肺，涩肠，生津，安蛔。

三、性能特点

本品酸涩之味浓厚，药性平和，归肝、脾、肺、大肠经。善敛肺、涩肠，肺虚久咳、久泻久痢均可选用；且味极酸，善生津止渴，用治虚热消渴；因"蛔虫得酸则静"，又为安蛔止痛之良药，用治蛔厥证。

四、用法用量

煎服，6~12克，大剂量可用至30克。外用适量，捣烂或炒炭研末外敷。止泻止血宜炒炭用。

五、使用注意

外有表邪或内有实热积滞者均不宜服。

六、方剂

1.乌梅丸《伤寒论》

【组成】乌梅300枚　细辛90克　炮附子90克　桂枝90克　人参90克　黄柏90克　干姜300克　黄连240克　当归60克　炒川椒60克

【功效】安蛔止痛。

【主治】蛔厥，烦闷呕吐，甚则吐蛔，时发时止，得食即呕，手足厥冷，腹痛时作，及久痢不止，属寒热错杂者；近代也用于胆道蛔虫症。

【用法】先将乌梅用醋浸一晚，去壳，蒸熟捣烂，其余药研为细末，加炼蜜制成直径6~8毫米的丸子，饭前每服10~20丸，每日三次。

2.玉锁丹《杨氏家藏方》

【组成】鸡头肉末30克　莲花蕊末30克　龙骨30克　乌梅肉30克

【功效】补脾固肾，涩精止遗。

【主治】梦遗漏精。

【用法】上药研为细末，加山药糊制成直径约为3厘米的丸子。每服1丸，空腹时温酒或盐汤送服。

3.如圣散《圣济总录》

【组成】棕榈30克　乌梅肉30克　炮姜45克

【功效】温经止血。

【主治】主治冲任虚寒，崩漏下血，淋漓不断，血色淡而无血块者。

【用法】上药研为细末，每服6克，空腹或饭前乌梅酒调服。

4.祛风清热化湿汤《中西医眼科临证备要》

【组成】麻黄3克　羌活10克　防风10克　桑白皮10克　黄芩10克　赤芍10克　藿香10克　苦参10克　乌梅10克　生石膏10克　地肤子10克　甘草5克

【功效】清热除湿，祛风止痒。

【主治】风邪夹湿型时复目痒。

【用法】水煎服。

5.养胃增液汤《中医儿科学》

【组成】石斛12克　乌梅12克　北沙参9克　玉竹10克　白芍10克　甘草6克

【功效】养胃育阴。

【主治】小儿厌食。口干多饮而不喜进食，皮肤干燥，大便干结，舌苔光剥，或舌红少津，脉细。

【用法】水煎服。

七、药膳

1.乌梅白糖汤《中国药膳学》

【材料】乌梅5~10枚　白糖50~100克

【做法】煎汤。代茶饮。

【功效】生津止渴，养阴敛汗。适用于温病口渴，及夏季烦热，汗出，口渴等症。

2.乌梅虎杖蜜《疾病的食疗与验方》

【材料】乌梅250克　虎杖500克　蜂蜜1000克

【做法】乌梅、虎杖洗净，水浸1小时，再用瓦罐，加水适量，文火慢煎1小时，滤出头汁500毫升，加水再煎，滤出二汁300毫升；将药汁与蜂蜜同入锅中，文火煎5分钟，冷却装瓶。每服1汤匙，饭后开水冲服，每日2次，3个月为1疗程。

【功效】清热解毒，利胆止痛。适用于慢性胆囊炎，右上腹疼痛或不适等症。

3.乌梅清暑饮《百病饮食自疗》

【材料】乌梅15克　石斛10克　莲子心6克　淡竹叶30根　西瓜翠衣30克　冰糖适量

【做法】石斛入砂锅先煎，后下诸药共煎取汁，去渣，调入冰糖令溶化。代茶频频饮。

【功效】清热生津。适用于心热烦躁，消渴欲饮不已，舌红绛，苔黄燥。

4.乌梅麦冬汤《食疗本草学》

【材料】乌梅30克　麦冬15克

【做法】加水煎汤，徐徐饮服。

【功效】涩肠止泻，生津止渴。适用于泻痢而口干渴，或无泻痢而口干渴等症。

5.乌梅金樱膏《家庭药膳手册》

【材料】乌梅500克　金樱子500克

【做法】将二者洗净后捣碎，加水2500毫升，用沙锅微火熬成250毫升。每服5毫升，每日3次，连服7天。

【功效】益肾固经。适用于月经过多，无瘀块等症。

～◎ 肉豆蔻 ◎～

本品为肉豆蔻科常绿乔木植物肉豆蔻 *Myristica fragrans* Houtt的成熟种仁。主产于马来西亚、印度尼西亚，我国广东、广西、云南等省。冬、春两季果实成熟时采收。除去皮核后，干燥，煨制去油用。

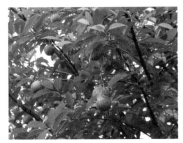

图20-3　肉豆蔻植物图

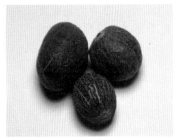

图20-4　肉豆蔻药材图

一、性味归经

辛，温。归脾、胃、大肠经。

二、功效

温中行气，涩肠止泻。

三、性能特点

本品辛香温燥而涩，涩中有行，有涩不滞的特点，善暖脾胃、固大肠，为治疗虚寒性泻痢要药，尤善治脾肾阳虚，五更泄泻；还常用于胃寒气滞之脘腹胀痛。

四、用法用量

煎服，3~10克；入丸散服，每次0.5~1克。内服需煨熟去油用。

五、使用注意

湿热泻痢者忌用。

六、方剂

1.真人养脏汤《太平惠民和剂局方》

【组成】人参18克　当归18克　白术18克　面煨肉豆蔻15克　肉桂24克　炙甘草24克　白芍48克　木香42克　诃子36克　蜜炙罂粟壳108克

【功效】涩肠止泻，温中补虚。

【主治】久泻久痢。症见泻痢无度，滑脱不禁，甚至脱肛坠下，脐腹疼痛，不思饮食，舌淡苔白，脉迟细。

【用法】水煎煮。

2.四神丸《证治准绳》

【组成】补骨脂120克　肉豆蔻60克　吴茱萸30克　五味子60克　生姜120克　红枣50枚

【功效】温肾暖脾，固涩止泻。

【主治】脾肾虚寒之肾泄证。症见五更泄泻，或大便不实，饮食不思，神疲乏力，舌淡苔薄白，脉沉迟无力。

【用法】上药研为细末，姜、枣先煎，取枣肉，共制成直径6~8毫米的丸子。每服9~12克，每日2次。或水煎服，用量按原方比例酌减。

3.健脾丸《证治准绳》

【组成】白术15克　木香6克　黄连6克　茯苓10克　人参9克　神曲6克　陈皮6克砂仁6克　麦芽6克　山楂6克　山药6克　肉豆蔻6克　甘草6克

【功效】健脾和胃，消食止泻。

【主治】脾虚食积证。食少难消，脘腹痞闷，大便溏薄，倦怠乏力，苔腻微黄，脉虚弱。

【用法】上药研为细末，制成直径3~4毫米的丸子，空腹时米汤送服，每服6~9克，每日2次。

4.肥儿丸《太平惠民和剂局方》

【组成】炒神曲300克　黄连300克　面煨肉豆蔻150克　使君子150克　炒麦芽150克　槟榔20个　木香60克

【功效】健脾消食，清热驱虫。

【主治】小儿疳积。症见消化不良，面黄体瘦，肚腹胀满，发热口臭，大便溏薄，以及虫积腹痛。

【用法】上药研为细末，加猪胆汁制成直径2~3毫米的丸子，每服30丸，空腹时温水送服。

5.枣肉豆蔻丸《魏氏家藏方》

【组成】钟乳粉12克　丁香60克　人参60克　面煨肉豆蔻60克　茯苓60克

【功效】补脾止泻。

【主治】脾虚泄泻。

【用法】上药研为细末，加枣肉制成直径6~8毫米的丸子，每服30丸，温水送服，不拘时候。

七、药膳

1.豆蔻粥《圣济总录》

【材料】肉豆蔻1枚　粳米100克

【做法】肉豆蔻去壳，研末。粳米煮粥，熟后下肉豆蔻末，搅匀顿服。

【功效】温中，理气止痛。适用于脾胃虚寒，脘腹冷痛，大便溏泄，呕逆不下食。

2.烤五香鹅《疾病的食疗与验方》

【材料】肥鹅肉750克　干姜6克　吴茱萸3克　肉豆蔻3克　肉桂2克　丁香1克　调料适量

【做法】将鹅肉切块，5味药共研细末，涂在鹅肉块表面，放入调好的酱油、黄酒、白糖、味精中。浸泡2~3小时后，入烤箱内，以文火烤15分钟左右。翻过来再烤15分钟左右。

【功效】温补脾肾，固涩止泻。适用于脾胃阳虚的腹痛肠鸣，五更泄泻，腹冷喜暖，喜食温热，体倦神疲，四肢逆冷等症。

3.肉豆蔻陈皮烧鲫鱼（《中国药膳大辞典》）

【材料】鲫鱼400克　肉豆蔻6克　陈皮6克　延胡索6克　姜10克　大葱5克

【做法】鲫鱼去鳞、鳃、内脏后洗净，再入沸水锅中略焯，以去腥味，捞出。将葱白、生姜洗净，葱切段，姜切片。将肉豆蔻、延胡索、陈皮放入鱼腹内。锅烧热，倒入鸡清汤，加入葱、姜、精盐、鲫鱼、酱油、料酒、白糖、猪油煮沸，用小火煮出香味时，加入味精，用湿淀粉勾薄芡即成。

【功效】行气化瘀止痛。

芡实

本品为睡莲科一年生大型水生草本植物芡 *Euryale ferox* Salisb. 的成熟种仁。主产于湖南、江西、安徽、山东等地。秋末冬初采收成熟果实，除去果皮，取出种仁，再除去硬壳，晒干。捣碎生用或炒用。

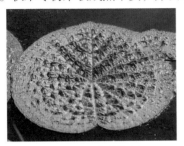

图20-5　芡植物图

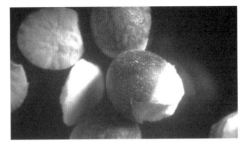

图20-6　芡实药材图

一、性味归经

甘、涩、平。归脾、肾经。

二、功效

益肾固精，健脾止泻，除湿止带。

三、性能特点

本品甘涩性平，主归脾、肾经，补中兼涩，既益肾健脾，又固精、止步、止泻，作用与莲子相似，用于肾虚遗精遗尿、脾肾两虚带下、脾虚食少泄泻等。然本品益脾肾固涩之中，又能除湿止带，故为治疗虚、实带下之佳品。

四、用法用量

煎服，9~15克。

五、使用注意

性涩敛，大小便不利者不宜用。

六、方剂

1.易黄汤《傅青主女科》

【组成】炒山药30克　炒芡实30克　盐炙黄柏6克　酒炙车前子3克　白果12克

【功效】固肾止带，清热祛湿。

【主治】肾虚湿热带下。带下黏稠量多，色黄如浓茶汁，其气腥秽，舌红，苔黄腻者。

【用法】水煎服。

2.金锁固精丸《医方集解》

【组成】炒沙苑子60克　芡实60克　莲须60克　煅龙骨30克　煅牡蛎30克

【功效】补肾涩精。

【主治】肾虚不固之遗精。真元亏损，遗精滑泄，腰疼耳鸣，四肢酸软，神疲乏力，舌淡苔白，脉细弱。

【用法】上药研为细末，加莲子粉制成糊丸，每服9克，淡盐汤或开水送服；亦可作汤剂，加入莲子肉适量，水煎服。

3.水陆二仙丹《洪氏集验方》

【组成】金樱子12克　芡实12克

【功效】补肾固精，缩尿止带。

【主治】肾虚引起的男子遗精白浊，妇女白带，小儿遗尿，尿频。

【用法】将芡实连壳研为细末；金樱子去刺捣碎，蒸熟，用所蒸汤淋二三遍，再取金樱子汁入银铫内慢火熬成稀膏，与芡实细末制成6~8毫米的丸子，每服6克，盐水送服。

七、药膳

1.芡莲猪尾《强身食制》

【材料】猪尾1条　芡实45克　莲子45克　红枣5枚

【做法】猪尾洗净，斩成段；莲子洗净，去皮、心；红枣洗净，去核。诸药下锅，加水3碗，烧沸后，文火共炖2小时，调味。可单食或佐餐。

【功效】健脾补肾。适用于脾肾两虚，食少体倦，腹胀便溏，或小便不利，肢体浮肿，梦遗滑精等症。

2.芡实乌龟汤《常见慢性病食物疗养法》

【材料】芡实60克　乌龟1000克　精盐适量　黄酒适量

【做法】芡实洗净，冷水浸泡片刻，沥干；乌龟宰杀后，从侧面剖开，去内脏，洗净。2味同入沙锅内，加冷水浸泡。旺火烧沸，加盐1匙，黄酒2匙，小火慢炖3~4小时，至龟甲散开，龟肉酥烂。每次1小碗，每日2次。饭前空腹食和睡前食。芡实要细嚼成糊，慢慢咽下为佳。

【功效】补脾益肾，滋阴固涩。适用于久痢下血，脱肛出血等症。

3.芡实白果粥《食医心鉴》

【材料】芡实30克　白果10枚　糯米30克

【做法】煮粥。每日1次，10日为1疗程。间歇服2~4个疗程。

【功效】健脾补肾，固涩敛精。适用于肾虚遗精，小便失禁，白带久泄等症。

4.芡实黄芪煲大肠《疾病的食疗与验方》

【材料】猪大肠1付　芡实30克　黄芪30克

【做法】诸味洗净，煲汤，佐膳。

【功效】健脾益气，升阳固脱。适用于大便溏泄脱肛。

5.芡实金樱粥《养生康复粥谱》

【材料】粳米100克　芡实20克　金樱子15克　白糖20克

【做法】金樱子去内核，与芡实同入沙锅水煎，去渣取汁，入米煮粥，粥熟加白糖食。

【功效】补肾固精，健脾止泻。适用于肾虚遗精，遗尿，白带过多，脾虚泄泻等症。

山茱萸

本品为山茱萸科落叶灌木或乔木植物山茱萸 Cornus officinalis Sieb.et Zucc.的成熟果肉。主产于浙江、安徽、河南等地。秋末冬初采收。用文火烘焙或置沸水中略烫，及时挤出果核。晒干或烘干用。

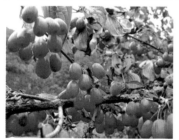

图20-7　山茱萸植物图

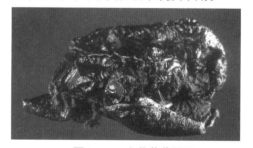

图20-8　山茱萸药材图

一、性味归经

酸、涩，微温。归肝、肾经。

二、功效

益气补肾，收敛固涩。

三、性能特点

本品酸微温，质润，其性温而不燥，补而不峻，既益肾精，又助肾阳，为平补阴阳之要药，肝肾阴虚证、肾阳亏虚证均可配伍用之；本品补益之中又具封藏之功，可固精止遗、固冲止血、敛汗固脱，常用于肾虚精关不固之遗精滑精、膀胱失约之遗尿尿频；肝肾亏损冲任不固之崩漏及月经过多、久病体虚欲脱等证，可谓补敛俱佳之品。

四、用法用量

煎服，6~12克。急救固脱20~30克。

五、使用注意

素有湿热而致小便淋涩者，不宜应用。

六、方剂

1.地黄饮子《圣济总录》

【组成】熟地黄12克　巴戟天15克　炒山茱萸15克　石斛15克　酒苁蓉15克　炮附子15克　五味子15克　官桂15克　茯苓15克　麦冬15克　石菖蒲15克　远志15克

【功效】滋肾阴，补肾阳，开窍化痰。

【主治】下元虚衰，痰浊上泛之喑痱证。舌强不能言，足废不能用，口干不欲饮，足冷面赤，脉沉细弱。

【用法】加3片生姜，2枚大枣，水煎服。

2.加味地黄丸《寿世保元》

【组成】熟地黄120克　山药60克　牡丹皮45克　茯苓30克　酒制山茱萸60克　炒破故纸60克　益智仁30克　人参30克　肉桂1.5克

【功效】补肾助阳，固摄止遗。

【主治】肾气膀胱俱虚，冷气乘之，不能约制，遗尿不禁，或睡中自出者。

【用法】上药研为细末，加炼蜜制成直径为6~8毫米的丸子。每服用100丸，空腹时用盐水送服。

3.右归饮《景岳全书》

【组成】熟地黄6~9克　炒山药6克　山茱萸3克　枸杞子6克　炙甘草3~6克　姜杜仲6克　肉桂3~6克　制附子3~9克

【功效】温补肾阳。

【主治】肾阳不足，阳衰阴胜，腰膝痠痛，神疲乏力，畏寒肢冷，咳喘，泄泻，脉弱；以及产妇虚火不归元而发热者。

【用法】水煎服，空腹时温服。

4.左慈丸《饲鹤亭集方》

【组成】熟地黄120克　山茱萸60克　山药60克　茯苓45克　牡丹皮45克　泽泻45克　磁石90克　柴胡33克

【功效】补肝肾，聪耳窍。

【主治】肝肾阴亏，头晕目眩，耳鸣耳聋。

【用法】上药研为细末，加炼蜜制成丸子，每服用9克，盐水送服。

5. 补肝汤《三因极一病证方论》

【组成】山茱萸30克　炙甘草30克　肉桂30克　细辛60克　茯苓60克　麸炒桃仁60克　柏子仁60克　防风60克　炙乌头15克

【功效】暖肝补虚。

【主治】主肝经虚寒，胁满筋急，不得太息，寒热腹满，不欲饮食，悒悒不乐，肢冷腹痛，目视琉琉，或左胁偏痛，筋痿脚弱。

【用法】加5片生姜，3枚大枣，水煎服，空腹时服用。

6. 化石汤《辨证录》

【组成】熟地黄60克　茯苓30克　薏苡仁15克　山茱萸30克　泽泻15克　麦冬15克　玄参30克

【功效】补肾滋阴，利水化石。

【主治】肾火煎熬而成砂石淋。

【用法】水煎服。

7. 灭火汤《辨证录》

【组成】玄参90克　沙参60克　白芥子90克　茯苓30克　熟地黄30克　山茱萸15克　麦冬15克　五味子3克

【功效】滋水救火。

【主治】头面肿痛，口渴心烦，一旦卒中，手足抽搐，言语不出，口眼喎斜。

【用法】水煎服。

七、药膳

1. 山萸胡桃猪腰《中国药膳学》

【材料】山萸肉10克　胡桃肉15克　猪腰子2个

【做法】猪腰子剖开，去臊腺，洗净。药装于肾中，扎紧，煮熟。每日1剂，分2次，温热服食。

【功效】补肾涩精。适用于肾虚腰痛，遗精等症。

2. 山药萸肉粥《百病饮食自疗》

【材料】山药60克　山萸肉20克　粳米100克

【做法】前两者煎取浓汁，与粳米同煮成稀粥。每日1剂，分2次服。5~7天为1疗程。

【功效】益阴固肾。适用于下消见小便频数量多，混浊如脂膏，口干舌燥，尿甜等症。

3. 地黄煮鹌鹑蛋《中医药膳学》

【材料】熟地黄20克　枸杞子30克　山萸肉30克　怀山药30克　鹌鹑蛋20个　调料适量

【做法】先将鹌鹑蛋煮至八成熟，去壳，然后再与熟地黄、怀山药、枸杞子、山萸肉及调料同入砂锅内，加水适量煮15分钟左右即成，每日早、晚各吃蛋2个。

【功效】滋肝补肾。适用于肝肾亏损证。

❥覆盆子❧

本品为蔷薇科落叶灌木植物华东覆盆子 *Rubus chingii* Hu 的未成熟果实。主产于浙江、福建等地。夏初果实含青时采收。沸水略烫，晒干生用。

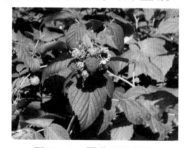

图20-9　覆盆子植物图

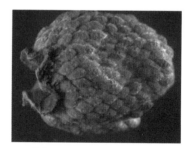

图20-10　覆盆子药材图

一、性味归经

甘、酸，温。入肝、肾、膀胱经。

二、功效

益肾固精缩尿，养肝明目。

三、性能特点

本品酸甘微温，入肝、肾、膀胱经，为能涩能补之品。既能固精缩尿，又可补益肝肾，用治肾虚遗精滑精、遗尿尿频、阳痿不孕等证；还能滋养肝肾，明目，治疗肝肾不足，目暗不明者。

四、用法用量

煎服，6~12克。

五、使用注意

肾虚有火，小便短涩者慎用。

六、方剂

1.五子衍宗丸《摄生众妙方》

【组成】菟丝子240克　五味子30克　枸杞子240克　覆盆子120克　车前子60克

【功效】填精补髓，疏利肾气。

【主治】治肾虚遗精，阳痿早泄，小便后余沥不清，久不生育，及气血两虚，须发早白。

【用法】上药研为细末，加炼蜜制成直径6~8毫米的丸子，每服9~12克。

2.四二五合方《刘奉五妇科经验》

【组成】当归9克　川芎3克　白芍9克　熟地黄12克　覆盆子9克　菟丝子9克　五味子9克　车前子9克　牛膝12克　枸杞子15克　仙茅9克　仙灵脾12克

【功效】养血益阴，补肾填精。

【主治】血虚肾亏。

【用法】水煎服。

3.秘传十子丸《摄生众妙方》

【组成】覆盆子240克　枸杞子240克　槐角子240克　桑椹240克　女贞子240克　没石子120克　蛇床子120克　菟丝子120克　五味子120克　柏子仁120克

【功效】添精补髓，调和阴阳。

【主治】男子肾精不坚，女子肝血不足，及五劳七伤，心神恍惚，梦遗鬼交，五痔七疝，诸般损疾。

【用法】上药研为细末，水泛制成丸子，每服6~9克。

七、药膳

1.白果膀胱汤《家庭食疗手册》

【材料】白果5枚　覆盆子10~15克　猪膀胱150~250克

【做法】白果炒热去壳；猪膀胱洗净切小块；二者与覆盆子加水共煮汤，加盐调味服食。

【功效】补肝肾，缩小便。适用于肾虚小便频数，或小儿夜尿多，遗尿等症。

2.雀儿药粥《太平圣惠方》

【材料】麻雀（现用鸽子代替）5只　菟丝子15克　覆盆子15克　五味子10克　枸杞子15克　粳米100克　黄酒适量　葱白2茎　生姜3片　盐少许

【做法】先将诸药同煮，去渣取汁，再将雀肉用酒炒然后与粳米、药汁加适量水一同煮粥，欲熟时，加入葱白、生姜及盐，煮成稀粥服食。

【功效】壮阳气，补精血，暖腰膝。适用于肾虚阳弱而致腰膝酸痛，阳痿早泄，头晕，眼花，耳鸣耳聋，遗精多尿，妇女带下。

3.益肾明目酒（《中国药膳大辞典》）

【材料】覆盆子50克　巴戟天35克　肉苁蓉35克　远志35克　川牛膝35克　五味子35克　续断35克　山萸肉30克　醇酒1000毫升

【做法】上药共捣为粗末，用白布袋盛，置于净器中注酒浸，密封口，春夏5日，秋冬7日，然后添冷开水1000毫升，合匀备用。每次空腹温饮10~15毫升，早晚各1次。

【功效】适用于肝肾虚损，耳聋目昏，腰酸腿困，神疲力衰。

❀ 莲子 ❀

本品为睡莲科多年水生草本植物莲*Nelumbo nucifera* Gaertn.的干燥成熟种子。主产于福建、湖南、江苏等地池沼湖塘中，秋季采收。晒干。生用。

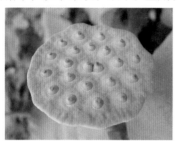

图20-11　莲蓬植物图

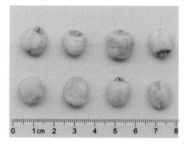

图20-12　莲子药材图

一、性味归经

甘、涩，平。归脾、肾、心经。

二、功效

补脾止泻，止带，益肾涩精，养心安神。

三、性能特点

本品甘可补益，涩可固涩，又性平力缓，为药食两用、补涩兼施之佳品。入脾、肾经，补益脾肾又止泻、固精、止带，用于脾虚食少泄泻、肾虚遗精滑精带下；又入心经，养心血，益肾气，交通心肾而有安神之功，用于心肾不交之虚烦、心悸、失眠。

四、用法用量

煎服，6~15克，去心打碎用。

五、使用注意

大便燥结者不宜使用。

六、方剂

1.启脾散《成方便读》

【组成】党参90克　白术90克　莲子肉90克　山楂炭60克　五谷虫炭60克　陈皮30克　砂仁30克

【功效】健脾消积。

【主治】小儿因病致虚，食少形羸，将成疳疾，或禀赋素亏，脾胃虚弱，常易生病者。

【用法】上药研末。每服6克，温开水送服。

2.资生丸《中药部颁标准》

【组成】炒党参600克　茯苓300克　炙甘草100克　山药300克　炒白术600克　炒白扁豆200克　芡实300克　莲子200克　山楂炭400克　六神曲400克　焦麦芽300克　薏苡仁600克　陈皮400克　黄连70克　泽泻70克　豆蔻70克　广藿香100克　桔梗100克

【功效】健脾开胃，消食止泻。

【主治】用于脾虚不适，胃虚不纳，神倦力乏，腹满泄泻。

【用法】山药、白扁豆、芡实、莲子、六神曲、麦芽、薏苡仁、豆蔻及甘草50克粉碎成细粉，剩余甘草加水煎煮二次，滤过，合并滤液，浓缩成相对密度大于1.30的稠膏；其余党参等九味粉碎成粗粉，照流浸膏剂与浸膏剂项下的渗漉法，白术、广藿香、陈皮以及党参以70%乙醇为溶剂，黄连、茯苓、山渣、泽泻及桔梗以45%乙醇为溶剂，进行渗漉。分别收集漉液，减压浓缩成相对密度为1.30~1.35（20℃）的稠膏。将上述各膏、粉合并，混匀，加炼蜜适量，制丸，烘干，打光，即得。每服10丸，每日3次。

3.益中气汤《蒲辅周医疗经验》

【组成】人参2克　枸杞子2克　葡萄干2克　莲子肉9克　山药9克　肉苁蓉12克　火麻仁12克　橘红3克　大枣2枚　胡桃肉2枚

【功效】益中气，滋肝肾。

【主治】脱肛，证属老年中气不足、肝肾阴虚。症见纳食较少，形瘦，精神不好，睡眠较差，有时脱肛，舌红、无苔，脉弦缓。

【用法】水煎服。

4.清心莲子饮《太平惠民和剂局方》

【组成】黄芩9克　麦门冬9克　地骨皮9克　车前子9克　莲子9克　茯苓9克　黄芪9克　人参6克　甘草4.5克

【功效】清心利水，益气养阴。

【主治】虚火淋浊证，小便淋沥，浑浊，尿时刺痛，遇劳即发，或有遗精，五心烦热，四肢倦怠，口苦咽干，或口舌生疮，或白浊带下，舌红，苔黄，脉数。

【用法】水煎服。

七、药膳

1.药膳八宝饭《家庭中医食疗法》

【材料】大枣100克　松仁20克　桂皮粉5克　糯米1000克　板栗150克　核桃50克　莲子50克　红糖300克　麻油50克　蜂蜜50克

【做法】红糖加适量水煮化，加入蜂蜜、麻油拌和均匀，再将糯米、板栗、桂皮粉、核桃仁、大枣、莲子、松仁加入搅拌均匀，上蒸笼蒸约50分钟，熟后关火，再焖10分钟即成。

【功效】延年益寿，润肠通便。

2.莲子芡实糯米鸡《补品补药与补益良方》

【材料】乌骨鸡1只　白莲子15~20克　芡实15克　糯米150克

【做法】乌骨鸡去毛和内脏；白莲子去芯。莲子、芡实、糯米洗净同放入鸡腹中，用线把腹部切口缝好，放入锅内水煮，待鸡肉烂熟后，取出药渣，饮汤食鸡肉。

【功效】补益脾肾，固精止带。适用于脾肾两虚的白带、白浊、遗精等症。

3.莲子枸杞酿猪肠《中国药膳学》

【材料】莲子30克　枸杞子30克　猪小肠2小段　鸡蛋2个

【做法】小肠洗净；莲子浸后去皮、芯；枸杞子浸洗净。莲子、枸杞子与打破的鸡蛋混匀，灌入猪肠内，两端扎紧，加清水1000克煮至肠熟，切片。佐餐温热食。连用7~10次。

【功效】温肾止带。适用于肾虚带下，淋漓不止，腰酸如折，小腹冷痛，小便清长等症。

4.莲子猪心《百病饮食自疗》

【材料】莲子15克　猪心1具

【做法】莲子浸后去皮、芯。猪心洗净，竹片刮开，放莲子，扎口，置沙锅内煮至猪心熟烂，调入少许盐和味精。食猪心、莲子饮汤。

【功效】养心安神，健脾补肾。适用于青少年膳食保健。

【注意】外感表证初起及便秘、疟疾、痔疮、疳积等不宜用。

5.莲子孩儿饼《食用菌饮食疗法》

【材料】油面200克　水面300克　莲子150克　猪肉150克　香菇25克　韭菜适量　食盐适量　味精适量

【做法】猪肉切细丝，莲子煮至八成熟，拌在一起，加韭菜末、香菇末、味精、食盐等拌馅备用。分别和好油面团和水面团，擀面片。水面片在下，铺上馅料，上覆油面片，对折后切去两头，再切为若干10厘米长、4厘米宽的块，入热油锅中炸熟。佐餐食。

【功效】清心祛火。

⌒荷叶⌒

本品为睡莲科多年生草本挺水植物莲*Nelumbo nucifera* Gaertn的干燥叶片，夏、秋二季采收，晒至七八成干时，除去叶柄，折成半圆形或折扇形，干燥。

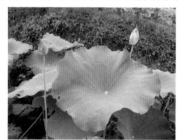

图20-13　莲植物图

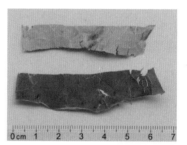

图20-14　荷叶药材图

一、性味归经

苦、涩，平。归肝、脾、胃经。

二、功效

清暑化湿，升阳止血。

三、性能特点

本品其气清芳，鲜者善清夏季之暑邪以化秽浊，在热解暑剂中常相配伍，如鲜荷叶包六一散、鲜荷叶包甘露消毒丹煎服、鲜荷叶梗米煮饭等，均取其清暑利湿之效，干者为升发脾胃清阳之良品，炒炭并有止血之功，有止血不留瘀的优点。

四、用法用量

煎服，3~10克；荷叶炭3~6克。

五、方剂

1.柴胡达原饮《重订通俗伤寒论》

【组成】柴胡4.5克　枳壳4.5克　厚朴4.5克　青皮4.5克　炙甘草2.1克　黄芩4.5克　桔梗3克　草果1.8克　槟榔6克　荷叶梗16厘米

【功效】和中化湿，祛痰止疟。

【主治】痰疟。痰湿阻于膜原，胸膈搭满，心烦懊憹，头眩口腻，咳痰不爽。间日发疟，舌苔厚如积粉，扪之糙涩，脉弦而滑。

【用法】水煎服。

2. 二冬汤《医学心悟》

【组成】天冬6克　麦冬9克　天花粉3克　黄芩3克　知母3克　甘草1.5克　人参1.5克　荷叶3克

【功效】养阴清热，生津止渴。

【主治】上消，渴而多饮；肺热咳嗽，痰少等症。

【用法】水煎服。

3. 启膈散《医学心悟》

【组成】沙参9克　丹参9　茯苓3克　川贝母4.5克　郁金1.5克　砂仁1.2克　荷叶蒂2个　杵头糠1.5克

【功效】润燥解郁，化痰降逆。

【主治】噎膈。咽下梗塞，食入即吐，或朝食暮吐，胃脘胀痛，舌绛少津，大便干结者。

【用法】水煎服。

4. 四生丸《妇人大全良方》

【组成】荷叶9克　艾叶9克　侧柏叶12克　生地黄15克

【功效】凉血止血。

【主治】血热妄行之上部出血证。血色鲜红，舌红，脉数。

【用法】上药研为细末，制成直径为3厘米的丸子，每服用12克。

六、药膳

1. 荷叶凤脯《中国药膳学》

【材料】鸡肉500克　鲜荷叶4张　蘑菇100克　火腿肉60克　白糖5克　味精5克　胡椒粉5克　麻油10克　黄油30克　玉米粉25克　葱末30克　姜末20克　鸡油50克　盐6克

【做法】鸡肉、火腿肉、蘑菇分别切成薄片，蘑菇片放沸水内氽透晾凉；荷叶洗净，用沸水烫一下。去掉蒂梗，共切成20个三角形。鸡肉片、蘑菇片放盘内，加上述10种材料搅拌均匀，分放在三角形荷叶上，各加1片火腿肉，包成长方形包，整齐排列在盘内，上笼蒸2小时取出。早晚餐服食。

【功效】补益强身，解暑利湿。适用于虚劳羸瘦及脾虚湿困之食欲不振，腹胀便溏等症。

2. 荷叶米粉肉《滋补保健药膳食谱》

【材料】五花猪肉500克　炒米粉125克　鲜荷叶3张　酱油50克　料酒50克　白糖50克　味精0.25克　花椒15粒

【做法】五花肉切成长7.5~10厘米、宽1~6厘米的块，加诸料拌匀后，腌半小时，再加入炒米粉拌匀。把荷叶洗净，每张切成4小块，在每块荷叶上放1块肉（连诸调料）包好，共12包，置盘内，上笼蒸熟。

【功效】清热解暑，升运脾阳，益气补中。适用于脾胃虚弱或暑湿所伤之食欲不振，脘腹胀满，泄泻等症。

3. 荷叶乳鸽片《滋补中药保健菜谱》

【材料】乳鸽4只　白糖少许　鲜荷叶1张　麻油少许　冬菇60克　熟瘦火腿15克　蚝油6克　姜片5片　湿淀粉10克　熟猪油30克　盐少许　胡椒粉适量

【做法】肉桂、益智捣细，共炖至猪膍熟烂。食膍饮汤。

【功效】补阳散寒，缩尿。适用于肾阳不足或下体受凉而致小便频数，遗尿，小便失禁，尿色清白者。

4. 荷叶减肥茶《华夏药膳保健顾问》

【材料】荷叶60克　山楂10克　薏苡仁10克　橘皮5克

【做法】嫩荷叶洗净，晒干研为细末。其余备药亦焙干研成细末，混合均匀。沸水泡茶约30分钟后即可饮用。

【功效】理气行水，降脂减肥。适用于单纯性肥胖、高脂血症，也可作为糖尿病、脂肪肝、胆石症等病症的日常饮料。

5. 荷叶冬瓜汤《饮食疗法》

【材料】嫩荷叶1张　鲜冬瓜500克　食盐少许

【做法】荷叶洗净、煎碎；冬瓜洗净切片，加水1000毫升同煮汤。弃荷叶，加盐调味。每日1剂，分2次吃瓜饮汤。

【功效】清热解暑，生津止渴，利水消肿。适用于小儿夏季热，口渴心烦，水肿，高血脂等。

❥ 枳椇子 ❧

本品为鼠李科枳椇属植物北枳椇 *Hovenia dulcis* Thunnb.、枳椇 *Hovenia acerba* Lindl. 和毛果枳椇 *Hovenia trichocarpa* Chun et Tsiang的成熟种子。10–11月果实成熟时连肉质花序轴一并摘下，晒干，取出种子，晒干。

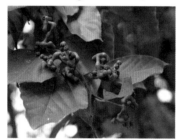

图20-15　枳椇植物图

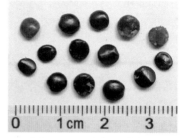

图20-16　枳椇子药材图

一、性味归经

甘、酸，平。归心、脾经。

二、功效

解酒毒，止渴除烦，止呕，利大小便。

三、性能特点

本品主头风，小腹拘急；止渴除烦，润五脏，利大小便，去膈上热，功用如蜜。治一切左瘫右痪，风湿麻木，能解酒毒；或泡酒服之，亦能舒筋络。小儿服之，化虫，养脾。

四、用法用量

煎服，6~15克；或泡酒服。

五、使用注意

脾胃虚寒者禁服；多食发蛔虫；多食损齿。

六、方剂

1. 枳椇子丸《世医得效方》

【组成】枳椇子60克　麝香3克

【功效】解酒毒，消烦渴。

【主治】饮酒过多，又受酷热，津枯血涩，小便并多，肌肉消铄，专嗜冷物寒浆。

【用法】上药研为细末，加面糊制成直径6~8毫米的丸子。每服用30丸，空腹时盐汤送服。

2. 活血除风汤《眼科临症笔记》

【组成】当归12克　川芎6克　赤芍9克　生地黄9克　麦冬9克　茺蔚子15克　羌活9克　金银花9克　木贼6克　炒僵蚕6克　胡黄连9克　枳椇子9克　甘草3克　薄荷6克

【功效】活血除风。

【主治】重帘障症。从风轮上边生出白膜一块，下侵瞳神，大小眦略赤，不酸疼流泪，只觉昏涩羞明。

【用法】水煎服。

七、药膳

1.枳椇蔗梨浆《食疗本草学》

【材料】枳椇子120克　梨120克　甘蔗250克

【做法】上药分别绞取汁液后，混匀。时时饮用，或每服半茶杯。

【功效】养阴润肺，止咳化痰。适用于阴虚肺燥，咳嗽痰少，咽喉干燥等症。

2.枳椇子甘蔗煲猪心肺《饮食疗法》

【材料】枳椇子30克　甘蔗500克　猪心150克　猪肺100克

【做法】将甘蔗切成小段，劈开，猪心、猪肺洗净切小块，四者加水适量，煮汤服食。

【功效】补中益气，补肺润燥。适用于肺结核咳嗽痰中带血，小儿疳积黄瘦，秋冬肺燥咳嗽等症。

3.枳椇橘皮竹茹汤《食疗本草学》

【材料】枳椇子30~60克　橘皮15克　竹茹15克

【做法】水煎取汁。慢慢饮服。

【功效】解酒除烦，和胃止呕。适用于饮酒过度，心烦口渴，呕逆不食等症。

主要参考文献

［1］唐德才，吴庆光.中药学[M].北京：人民卫生出版社，2017.

［2］邓中甲.方剂学[M].北京：中国中医药出版社，2004.

［3］国家药典委员会.中华人民共和国药典[S].一部.北京：中国医药科技出版社，2020.

［4］何清湖，潘远根.中医药膳学[M].北京：中国中医药出版社，2015.

［5］王者悦.中国药膳大辞典[M].北京：中医古籍出版社，2017.

［6］丁涛.中草药不良反应及防治[M].北京:中国中医药出版社,1992.

［7］刘勇，肖伟，肖培根，等."药食同源"的诠释及其现实意义[J].中国现代中药，2015.12,17(12):1250-1279.

［8］范文昌，任冬梅，梅全喜，等.《肘后备急方》中"药食同源"与药膳食疗之探讨[J].亚太传统医药，2016.6,12（12）：48-51.

［9］单峰，黄璐琦，郭娟，等.药食同源的历史和发展概况[J].生命科学，2015.8,27（8）：1061-1069.